DROEMER

Über die Autorin:
Kristina Engel wurde in Lübeck geboren und wuchs in Hamburg auf. Sie lebte viele Jahre in Lüneburg und arbeitete dort als Lokalredakteurin sowie als Kundenberaterin für eine große Parfümeriekette. Sport wurde in ihrer Familie stets großgeschrieben, und auf fröhlichen Festen gaben mehrere Generationen von Frauen ihre geheimen Schönheitstipps weiter.

KRISTINA ENGEL

Die schönsten Jahre unseres Lebens

Roman

DROEMER

Besuchen Sie uns im Internet:
www.droemer.de

Aus Verantwortung für die Umwelt hat sich die Verlagsgruppe Droemer Knaur zu einer nachhaltigen Buchproduktion verpflichtet. Der bewusste Umgang mit unseren Ressourcen, der Schutz unseres Klimas und der Natur gehören zu unseren obersten Unternehmenszielen. Gemeinsam mit unseren Partnern und Lieferanten setzen wir uns für eine klimaneutrale Buchproduktion ein, die den Erwerb von Klimazertifikaten zur Kompensation des CO_2-Ausstoßes einschließt. Weitere Informationen finden Sie unter: www.klimaneutralerverlag.de

FSC www.fsc.org
MIX
Papier aus verantwortungsvollen Quellen
FSC® C014496

Originalausgabe Februar 2023
Droemer Taschenbuch

Ein Imprint der Verlagsgruppe
Droemer Knaur GmbH & Co. KG, München

Redaktion: Heike Fischer
Covergestaltung: SO YEAH DESIGN, Gabi Braun
Coverabbildung: © Collage unter Verwendung von Motiven von SSPL/UIG / Bridgeman Images und shutterstock.com
Satz: Adobe InDesign im Verlag
Druck und Bindung: GGP Media GmbH, Pößneck
ISBN 978-3-426-30899-8

2 4 5 3 1

Für meine Mutter Christa Kanitz (1928–2015).
Wir reisten ein Dutzend Jahre nach meiner Heldin Lili nach San Francisco und waren begeistert von dieser faszinierenden, lauten, bunten und weltoffenen Stadt (und insgeheim erleichtert, als wir zurück in der beschaulichen Lüneburger Heide waren).
Muttis Lieblingsbemerkung lautete:
»Gucke mal!« Ich höre sie bis heute.

1. KAPITEL

Lüneburg, Juli 1968

Lili zeigte nach vorn. »Guck mal, die Bank ist frei!«

»Na und?«, fragte John. »Müssen wir deshalb jetzt so hetzen?«

»Ach, komm. Sei kein Spielverderber.«

»Meinetwegen.«

Das klang nicht sonderlich begeistert, aber Lili war kaum überrascht. John war schon seit Wochen schlecht gelaunt. Sie hatte sich beinahe an sein mürrisches Gesicht gewöhnt.

Sogar ihrer Großmutter Margarethe war bereits aufgefallen, dass ihr Freund sich anders benahm als sonst.

»Was ist deinem Schatz denn über die Leber gelaufen?«, hatte sie erst gestern gefragt. »Ich habe ihn heute früh zufällig auf dem Markt getroffen, und er hat kaum die Zähne für ein ›Moin‹ auseinandergekriegt. Man könnte meinen, der will sich scheiden lassen, dabei seid ihr noch nicht mal verlobt.«

Nach einem Blick in Lilis plötzlich kalkweiß gewordenes Gesicht hatte sie eine Hand gehoben und so getan, als wollte sie sich selbst ohrfeigen.

»Verzeih mir, Liebchen. Du weißt, ich rede immer, wie mir der Schnabel gewachsen ist. War nicht böse gemeint. Aber wenn ich du wäre, würde ich der Sache mal auf den Grund gehen. So eine schlechte Laune passt nicht zu deinem Sonnenschein. Irgendwas hat der Junge, und du solltest das ruckizucki herausfinden. Überraschungen, die von Männern kommen, sind selten erfreulich.«

Woraufhin sich Margarethes Freund Wilfried mächtig aufgeregt hatte und mit vielen schmatzenden Küssen beruhigt werden musste.

Lili hatte es darauf vorgezogen, schnell zu verschwinden. Sie gab es nicht gern zu, aber ihre Oma, die mit ihrem Liebhaber in wilder Ehe zusammenlebte, war ihr ein bisschen peinlich.

Margarethes Worte waren ihr jedoch nicht mehr aus dem Kopf gegangen, und so hatte sie sich an diesem herrlichen Sommertag vorgenommen, Johns Geheimnis zu lüften. Es war der letzte Sonntag im Juli, und von St. Johannis hatten die Kirchenglocken zum Gottesdienst gerufen, als sie ihr Elternhaus in der Papenstraße verlassen hatte, um John abzuholen. Im Gegensatz zu ihr lebte er nicht mehr zu Hause, sondern teilte sich mit zwei Arbeitskollegen eine kleine Wohnung an der Heiligengeiststraße.

Lili hatte nur den lang gestreckten Platz Am Sande mit seinen Backsteinhäusern und schmucken Treppengiebeln entlanggehen müssen und war schon nach zehn Minuten bei John angekommen.

Ihr Freund hatte ziemlich verschlafen gewirkt, war dann aber bereit gewesen, mit ihr zu einem Spaziergang aufzubrechen. Während sie gemeinsam den Weg zurück und dann weiter bis ins Wasserviertel gegangen waren, hatten sie beide geschwiegen. Aber es war nicht ihr übliches einvernehmliches Schweigen gewesen. Lili hatte ganz genau gespürt, wie angespannt John war.

Als sie nun auf der Lünertorstraße die Ilmenau überquerten und Lilis Ziel am alten Hafen ansteuerten, hielt sie es kaum noch aus. So nervös war sie, dass sie den Grund für dieses Treffen nur noch vergessen wollte.

Doch dann warf sie ihm einen Seitenblick zu und hätte am liebsten gekichert. John und sie gaben ein seltsames Paar ab.

Früher waren sie beinahe gleich groß gewesen. Man hätte sie sogar für Geschwister halten können, weil sie beide dunkles Haar und braune Augen hatten und zudem ähnlich mager waren. Aber damals waren sie erst dreizehn gewesen.

In den darauffolgenden Jahren war John in die Höhe geschossen. Inzwischen maß er über einen Meter neunzig. Lili hingegen war wie ihre Mutter Anne von kleiner Statur. Heute reichte sie ihrem Freund gerade noch einmal bis zur Schulter. Und während John dünn und schlaksig geblieben war, hatte Lili frauliche Formen entwickelt.

»Was ist so lustig?«, fragte er.

Lili gluckste. »Ich habe mir nur überlegt, ob du noch größer werden willst. Dann müsste ich mich nämlich auf einen Stuhl stellen, wenn ich dich küssen will.«

Seine Mundwinkel zuckten, das sah sie ganz genau. Trotzdem blieb er ernst. »Mit zweiundzwanzig wachsen wir nicht mehr.«

»Es war nur Spaß.«

»Manchmal glaube ich, dir wär's am liebsten, wenn wir für alle Zeiten Jugendliche bleiben würden.«

Lili starrte ihn an. Auf einmal fühlte sie Wut in sich aufsteigen. Sie hatte nicht nur das Aussehen, sondern auch das Temperament ihrer Mutter geerbt. »Das ist gemein. Und das stimmt auch überhaupt nicht. Ich bin genauso erwachsen wie du und ...«

»... lebst noch immer wie ein Kind bei Mama und Papa«, fiel John ihr ins Wort.

Es klang abfällig, dabei war es völlig normal, dass junge Leute so lange im Elternhaus wohnen blieben, bis sie heirateten oder zum Studium in eine andere Stadt zogen. Daran hatten auch die aufgeklärten Sechzigerjahre nichts geändert. Zumindest nicht auf dem Land oder in Kleinstädten wie Lüneburg. Mochten in Westberlin die Hippies in ihren Kommunen die freie Liebe propagieren, ging es anderswo doch nach wie vor sehr viel gesitteter zu.

John Wagner war da eine Ausnahme, und es hatte ziemlich viel Gerede in der Stadt gegeben, als er mit seinen Kumpels zusammengezogen war. Aber er hatte sich wenig darum geschert, wie ihm überhaupt die Meinung anderer Leute nicht besonders wichtig war. Dabei hatte er so gar nichts von einem Revoluzzer an sich, sondern war ein wohlerzogener junger Mann mit höflichen Umgangsformen.

Während Lili wartete, dass ihre Wut verrauchte, betrachtete sie ihn unauffällig.

Wie gut er aussah! Sie konnte sich nie an ihm sattsehen. Sein schmales und zugleich kantiges Gesicht mit der kräftigen Nase gab ihm eine gewisse Ähnlichkeit mit einem stolzen Indianer. Das schwarze, glatte Haar trug er nicht lang, wie viele seiner Altersgenossen, aber auch nicht ganz kurz. Es reichte ihm bis zum Kragen, und sobald es länger wurde, ließ er es sich von Margarethe höchstpersönlich kürzen. Auch seine Kleidung entsprach nicht der lässigen Mode. Seine Jeans waren sauber und anscheinend sogar gebügelt, das hellblaue Hemd hatte einen gestärkten Kragen, und der dunkle Baumwollpulli über seinen Schultern duftete nach Feinwaschmittel.

Lili vermutete, dass seine Mutter Franziska sich nach wie vor um seine Sachen kümmerte, aber das würde John vermutlich niemals zugeben. Als Jugendlicher hatte er sich gern rebellisch gegeben, und eine schwarze Lederjacke war damals sein liebstes Kleidungsstück gewesen. Doch diese Zeiten waren definitiv vorbei.

Ganz besonders liebte sie seine Hände. Sie waren stark und dennoch feingliedrig. Seit er als Kfz-Mechaniker in einer Autowerkstatt an der Hamburger Straße arbeitete, kämpfte er einen aussichtslosen Kampf gegen die Spuren von Schmieröl unter seinen Fingernägeln. Aber Lili machten die schwarzen Ränder nichts aus. Sie liebte John auch dafür, dass er hart arbeitete und keine »Flausen im Kopf« hatte, wie es ihre andere Oma Luise ausgedrückt hätte.

»Fertig mit der Prüfung?«, fragte er. Ihm entging selten etwas.

Sie waren stehen geblieben und hatten beide die Arme vor der Brust gekreuzt.

»Tut mir leid«, fügte er hinzu. »Ich wollte nicht fies werden. Ich weiß ja, warum du noch zu Hause wohnst.«

Lili hob die schmalen Schultern.

»Glaub mir, ich würde auch gern ein unabhängiges Leben führen. Aber solange Mama mich braucht, bleibe ich eben da.«

Es war nicht die ganze Wahrheit, und das wusste sie auch.

»Ich verstehe das, Darling. Wirklich.«

Sie schmolz dahin. Wenn er sie *Darling* nannte, flog ihm ihr Herz zu, und sie vergaß jede Missstimmung.

Sein Blick wurde zärtlich. »Hübsch siehst du heute aus. Sogar noch hübscher als sonst.«

Schon strahlte sie ihn an. Es war lange her, dass John ihr ein Kompliment gemacht hatte. Aber bevor sie aus dem Haus gegangen war, hatte sie sich tatsächlich besonders viel Mühe gegeben. Sie hatte ein weißes Minikleid gewählt, das den leichten Braunton ihrer Haut betonte und ihre Beine länger wirken ließ. Die Füße steckten in hochhackigen Riemchensandalen, ihr lockiges Haar fiel frei über die Schultern. An Make-up hatte Lili gespart. Nur ein dunkler schmaler Strich mit dem Eyeliner und etwas Mascara betonten ihre Augen.

John mochte es nicht, wenn sie sich zu stark anmalte. Da war er ähnlich konservativ eingestellt wie Lilis Vater Benno, der seine Frau Anne auch am liebsten ohne Schminke im Gesicht sah.

Fast hätte sie schon wieder gekichert. Ihren sanftmütigen, liebenswerten John mit ihrem Holzkopp von Vater zu vergleichen, war einfach zu lustig – wobei die Bezeichnung *Holzkopp* auf

Margarethes Konto ging. Die liebte ihren Sohn zwar heiß und innig, hatte sich in großen Familienkrisen jedoch stets auf die Seite von Lilis Mutter geschlagen.

Johns Stimme holte sie aus ihren Überlegungen.

»Jetzt ist die Bank besetzt.« Er deutete in Richtung des Alten Krans.

Lili schaute ebenfalls dorthin.

»Wie schade!«

»Halb so wild.«

Sie drehte sich wieder zu ihm um. »Aber diese Holzbank ist was Besonderes. Du weißt doch, dass meine Eltern sich im Krieg genau dort kennengelernt haben.«

Er wirkte gelangweilt. »Klar. Hast du mir schon tausend Mal erzählt.«

»Sie bringt Glück.«

John grinste schief. »Es ist nur eine Bank vor einem historischen Kran, der früher das Salz der Stadt auf die Frachtkähne geladen hat.«

»Sei nicht so unromantisch!« Lili funkelte John an. »Da hat eine große Liebesgeschichte begonnen, und vor sieben Jahren hat Mama wiederum auf genau dieser Bank Papa verraten, dass sie noch ein Kind erwartet.«

»Als ob sie mit dir und Leo nicht schon genug zu tun gehabt hätte«, spottete John.

Leo war Lilis Zwillingsbruder, obwohl sie niemand, der sie zum ersten Mal sah, jemals für Geschwister gehalten hätte. Er hatte die riesenhafte Größe, die breite Statur, die weizenblonden Haare und die hellblauen Augen von seinem Vater geerbt. Äußerlich hätten die Zwillinge unterschiedlicher nicht sein können, doch im Innern hielt sie ein besonderes Band zusammen.

»Mia war ein ungeplanter Nachzügler«, sagte Lili leise. Mochte sie sich auch mit Leo besonders verbunden fühlen, ihre sechsjährige Schwester liebte sie aus tiefstem Herzen.

John legte ihr zwei Finger unters Kinn und hob es sanft an. »Und du hängst sehr an ihr. Aber ihr habt viel Kummer mit ihr.«

»Das ist nicht ihre Schuld!«

Lili entwand sich seinem leichten Griff und ging weiter.

Warum hatte sie jetzt von Mia anfangen müssen? Sie wollte heute doch über ihn reden und nicht über ihre kleine Schwester.

»Stopp!«

John zog sie zurück, als sie schon halb auf der Fahrbahn war. Ein dunkelgrünes Auto rauschte an ihnen vorbei. Lili schnappte nach Luft und sah, wie der Fahrer hinter dem Steuer wütend die Faust hob.

»Opel Kadett mit Fließheck«, sagte John fachkundig. »Also, wenn schon, dann soll mein Schatz wenigstens von einem Mercedes-Benz Cabrio angefahren werden.«

Ihr war auf einmal nach Lachen und Weinen gleichzeitig zumute, und weil sie sich für keines von beiden entscheiden konnte, flüchtete sie sich in seine Arme.

»Ist schon gut«, sagte er zärtlich und fuhr ihr übers Haar. »Ich passe auf dich auf.«

Lili seufzte leise in sein Hemd. Sie war hin- und hergerissen. Zwar liebte sie es, in John immer einen Beschützer an ihrer Seite zu haben, doch manchmal fand sie seine Art auch erdrückend.

Eine vernünftige Stimme in ihrem Kopf erklärte ihr, dass sie in dieser speziellen Situation ohne Johns Eingreifen unter die Räder gekommen wäre, aber sie hörte nicht hin.

Ich kann selbst auf mich aufpassen, dachte sie.

Oma Margarethe besaß natürlich auch zu diesem Thema eine klare Meinung. »Das liegt daran, Liebchen, dass du dich nicht entscheiden kannst«, pflegte sie zu sagen. »Einerseits willst du eine befreite, junge Frau sein, die im Leben Karriere macht und von anderen unabhängig ist. Andererseits hast du aber ziemlich viel Schiss davor und brauchst deinen Johnnyboy als Krücke.«

Wenn Lili dann dagegen protestierte, lachte ihre flotte Großmutter nur und erklärte ihr, dass sich in den Zwanzigerjahren, als sie selbst noch jung gewesen war, die Frauen schon einmal aufgemacht hätten, die alten Ordnungen zu durchbrechen.

»Die meisten von uns sind danach wieder brav zurück in den Schoß ihrer Familien gekehrt. Der Schreihals in Berlin war ja ziemlich deutlich, was unsere Rolle in der Familie betraf. Aber eine kleine Minderheit, und so auch meine Wenigkeit, hat sich ein bisschen was von diesem ehemaligen Freiheitsgefühl bewahrt. Du, Liebchen, musst noch herausfinden, *was du* wirklich erreichen möchtest und *wie du* wirklich sein willst.«

Lili war ein bisschen beleidigt gewesen, denn sie glaubte sehr wohl, ihre Ziele im Leben zu kennen. Außerdem fand sie es albern, genau wie ihre Mutter Anne *Liebchen* genannt zu werden. Aber sie konnte Margarethe nie lange böse sein. Ihre Oma war ihr Lieblingsmensch Nummer drei in der Familie. Sie kam gleich nach Mia und Leo.

Und weil sie jetzt prompt Margarethes rundes lachendes Gesicht vor sich sah, löste sie sich von John und streckte den Rücken durch.

»Und wo gehen wir nun hin?«

Er schaute sich um. »Laufen wir halt wieder zum Stintmarkt und setzen uns auf die Steintreppe zum Wasser runter. Da ist es auch nett. Außerdem hast du auf diese Weise deine geliebte Bank im Blick, und wenn sie frei wird, können wir ja schnell rüberschwimmen.«

»Witzbold.«

Er grinste. »Ich mein's nur gut.«

Weil ihr keine bessere Lösung einfiel und weil sie wirklich dringend mit ihm reden musste, folgte sie ihm zurück über die

Lünertorstraße. Sie hoffte nur, dass weder ihr Vater noch ihr Bruder an diesem Sonntag in der Nähe wären. Die Tischlerwerkstatt der Familie Jensen befand sich in einem der schmalen mittelalterlichen Häuser am Stintmarkt. Früher waren hier wesentlich mehr Handwerker angesiedelt gewesen, zusammen mit Fischern und Händlern. Doch mittlerweile waren viele in Viertel abgewandert, wo die Mieten günstiger waren. Aber am Stintmarkt, benannt nach den kleinen, silbernen Fischen, die früher tonnenweise aus der Ilmenau gezogen worden waren, wurde noch immer hart gearbeitet. Es gab Stimmen, die dafür waren, an diesem idyllischen Flecken inmitten der Stadt Kneipen und Cafés anzusiedeln. Das Restaurant »Schallander« lockte bereits viele Gäste an und würde vermutlich bald Nachahmer finden.

Die Tischlerei Jensen gehörte zu den alteingesessenen Betrieben, aber Lilis Vater dachte gar nicht daran, von hier wegzugehen.

Leo hatte eine andere Meinung dazu. Um effizienter zu wirtschaften, bräuchten sie eine moderne Werkstatt, behauptete er. Es kam vor, dass Vater und Sohn sich während der Arbeit so laut über dieses Thema stritten, dass Passanten stehen blieben und Nachbarn herüberkamen und um Ruhe baten.

Dann fiel ihr wieder ein, was sie in der Nacht zuvor entdeckt hatte: Leo war gar nicht in Lüneburg oder zumindest nicht zu Hause in seinem Bett gewesen. Also hätte sich höchstens ihr Vater in der Werkstatt aufhalten können, und wenn Benno Jensen allein an einer Kinderwiege oder an einer Kommode arbeitete, war er mit sich und der Welt im Reinen.

John nahm ihre Hand, als sie zum Fluss hinunterstiegen, und diesmal war sie für seinen Beschützerinstinkt dankbar. Die Steinstufen waren glitschig, und ihre Sandalen hatten gefährlich hohe Absätze.

Sie kamen an einer kleinen Gruppe Hippies vorbei. Die drei

Mädchen und zwei Jungs schienen zu glauben, die Treppe gehöre ihnen allein, denn sie fläzten sich entspannt in der Morgensonne, und John und Lili mussten sich regelrecht an ihnen vorbeidrängen.

John hatte nur einen abfälligen Blick für sie übrig. »Die verwechseln Lüneburg mit San Francisco.«

Lili fand, die jungen Leute sahen noch nicht mal wie echte Hippies aus. Zwar trugen die Mädchen wallende Blumenkleider und die Jungs übergroße gebatikte Hemden über ziemlich schmutzigen Jeans, aber sie wirkten wie Kinder, die sich für den Karneval verkleidet hatten.

»Möchte mal sehen, ob sie es wagen, einen Joint zu rauchen«, fuhr John fort.

»Niemals. Und schon gar nicht an einem Sonntagmorgen, an dem bald die ersten Kirchgänger vorbeikommen. Außerdem kenne ich den einen Jungen. Sein Vater arbeitet bei Karstadt Am Markt. Das sind alles ganz brave, bürgerliche Leute.«

Sie waren jetzt unten am Wasser angekommen, und John legte seinen Pullover auf die letzte Stufe, damit Lili sich daraufsetzen konnte.

Erneut war sie unschlüssig, ob sie sein Verhalten mochte oder nicht, doch die Vernunft siegte. Ihr Minikleid wäre ohne Unterlage bestimmt ruiniert worden.

Sie lehnte sich sachte an ihren Freund und blickte über den Hafen hinüber zum wuchtigen Holzkran und dann weiter zur prächtigen hohen Fachwerkfassade der Lüner Mühle.

Dann holte sie tief Luft. Der Zeitpunkt war gekommen. Lili wollte endlich verstehen, warum John seit Wochen so anders war. Aber auf einmal fehlte ihr der Mut dazu. Sie stieß den Atem wieder aus, schloss die Augen und ließ sich von der Morgensonne wärmen.

2. KAPITEL

Erst als sie merkte, dass sie kurz davor war, einzunicken, öffnete Lili die Augen wieder. Sie unterdrückte ein Gähnen und streckte sich.

Gestern Abend war es spät geworden. Zunächst hatte sie auf Mia aufgepasst, damit ihre Eltern mal ein paar Stunden für sich haben konnten, dann war sie noch rüber zu Oma Margarethe gelaufen, um mit ihr die gemeinsamen Pläne zu besprechen. Seit Wochen brüteten Großmutter und Enkelin darüber, und nun waren sie fast so weit, den großen Schritt zu wagen.

Margarethe Jensen lebte in einem mehrstöckigen Eckhaus zwischen Am Sande und Am Berge, schräg gegenüber der Johanniskirche. Ihre Wohnung lag direkt über ihrem Friseursalon, und Lili war den kurzen Weg zu ihr schon ihre ganze Kindheit hindurch gegangen. Diesmal jedoch hatte ihre Oma nicht über das Geschäft, sondern über John reden wollen.

Sie war zwar ein bisschen verrückt, aber eben auch eine kluge und lebenserfahrene Frau, deren Rat für Lili stets wichtig gewesen war.

Lange hatten sie gerätselt, warum John sich seit Wochen so merkwürdig benahm – fast als wäre er gar nicht richtig da. Dazu kam noch seine schlechte Laune, die nicht zu ihm passen wollte.

Als Margarethes Freund Wilfried später hinzugekommen war, hatte Lili sich auf den Heimweg in die Papenstraße gemacht. Sie mochte ihn recht gern, aber wenn die beiden sich vor ihren Augen abküssten, suchte sie lieber das Weite.

An Schlaf war jedoch nicht zu denken gewesen. Oben in der Mansarde, in der Leo und sie jeweils ein kleines Zimmer bewohnten, hatte sie sich ruhelos hin und her gewälzt. Gegen zwei Uhr morgens war sie sogar zu Leo hinübergegangen. Vielleicht, so hatte sie gehofft, wusste ihr Bruder ja, was mit John los war. Aber dessen Zimmer war leer gewesen.

Leo fuhr fast jeden Samstagabend nach Hamburg, um sich dort mit neuen Freunden zu treffen, die weder Lili noch John je zu Gesicht bekommen hatten. Anne machte sich deshalb zunehmend Sorgen, und Benno schimpfte über die *Gammler,* mit denen sich sein Sohn neuerdings herumtrieb. Was nur ein weiterer Streitpunkt zwischen Vater und Sohn war.

Lili seufzte. Manchmal hatte sie das Gefühl, dass sie zu sehr von ihrer eigenen Familie in Anspruch genommen wurde, um sich um ihr eigenes Leben zu kümmern. Schon seit sie denken konnte, hatte sie versucht, zwischen ihrem Zwillingsbruder und den Eltern zu vermitteln.

Vielleicht lag es daran, dass sie die Erstgeborene war. Sie wusste es nicht genau. Doch diese Rolle der Schlichterin hatte sie schon immer übernommen – obwohl es zwischen ihr und Leo in der Kindheit auch heftig gekracht hatte. Wenn es darauf angekommen war, hatten sie jedoch zusammengehalten, und Lili hatte Leo gegenüber den Erwachsenen verteidigt.

Erst gegen Morgen war sie schließlich zur Ruhe gekommen, aber schon nach ein paar Stunden wieder aufgestanden.

Als sie jetzt Johns finsteres Gesicht betrachtete, kam ihr eine Frage in den Sinn, mit der sie das Gespräch vielleicht am unverfänglichsten einleiten konnte.

»Warum hattest du gestern Abend eigentlich keine Zeit für mich?«

Er zuckte zusammen. Offenbar war er mit seinen Gedanken ganz weit weg gewesen.

»Ich dachte, du wärst eingeschlafen.«

»Bin ich nicht. Also? Wir verbringen den Samstagabend immer gemeinsam. Warum nicht gestern?«

Sie unternahmen selten etwas Kostspieliges. Zwar verdienten sie beide gut, aber sie sparten ihr Geld lieber für die Zukunft. Also besuchten sie keine Restaurants, sondern gingen höchstens mal ins Kino und später ein Eis essen. Am liebsten bei »Galeazzi«. Die italienische Eisdiele an der Roten Straße war schon als Jugendliche ihr Treffpunkt gewesen, und Lili erinnerte sich gern an die Zeit, in der ihre Liebe füreinander erwacht war.

So jung waren sie damals gewesen! Noch keine fünfzehn. Und nur langsam hatten sie begriffen, dass aus der Freundschaft, die sie beide verband, mehr geworden war. In aller Unschuld hatten sie die ersten sanften Küsse getauscht, die ein bisschen nach Schokoladeneis schmeckten und ein bisschen nach großem Abenteuer – während Leo ihnen einen Vogel zeigte, ansonsten aber gutmütig der neuen Entwicklung zusah.

Freunde waren sie alle drei trotzdem geblieben, und sie hatten stets ihre Wünsche und Träume miteinander geteilt.

Bis heute.

John ließ sich mit der Antwort so viel Zeit, dass Lili schon glaubte, er wolle gar nicht mehr mit ihr reden. Endlich sagte er doch noch: »Du hast mir erzählt, dass du deine kleine Schwester hütest. Schon vergessen?«

»Na und? Ab zehn Uhr wäre ich frei gewesen. Mama und Papa lassen es nie spät werden. Sie gehen ja nur was essen und sind meistens nach zwei Stunden wieder da.«

»Weil sie dir nicht vertrauen.«

»Doch, das tun sie sehr wohl. Aber besonders Mama sorgt sich halt sehr, und … Moment mal!«

Sie stand auf und stemmte die Fäuste in die Hüften.

»Du willst nur ablenken.«

Er musste jetzt den Kopf in den Nacken legen und zu ihr hochsehen.

»Pass bloß auf, dass du nicht ins Wasser fällst.«

»John! Warum hattest du gestern keine Zeit für mich?«

Auf einmal kam ihr ein schrecklicher Gedanke.

Ihr wurde schwindelig, und sie setzte sich lieber schnell wieder hin.

In ihren Augen sammelten sich Tränen, aber Lili blinzelte sie weg.

Ich bin eine Jensen, sagte sie sich. *Wir sind starke Frauen! Wir lassen uns nicht so leicht unterkriegen!*

Sie traute ihrer Stimme nicht, als sie wieder sprach, doch zu ihrer Erleichterung klang sie fest und entschlossen: »Wenn es eine andere gibt, brauchst du es nur zu sagen. Wir haben 1968. Es wäre ganz normal, sich auch – ähm – anderweitig umzusehen, wenn man schon so lange zusammen ist wie wir.«

Lili rieb sich die Schläfen. Anderweitig? Wo hatte sie bloß den Ausdruck her? So redete ja nicht einmal ihre konservative Oma Luise.

Auch John schien zu rätseln, was sie meinte. Er runzelte die Stirn und richtete seinen Blick auf ihren Bauch.

»Kannst du dich bitte wieder hinsetzen und mir eine Frage stellen, die ich verstehe? Ich kriege gleich einen Krampf im Hals.«

Sie tat es. Nicht ihm zuliebe, sondern weil sie ein Kribbeln in ihrem Nabel fühlte, das sie nur ablenkte.

»Ist nicht schwer zu kapieren. Hast du eine andere Freundin?«

In seinen dunklen Augen glomm etwas auf, das sie nicht zu deuten wusste. Beklemmung überfiel sie, und auf einmal hatte sie schrecklich Angst vor seiner Antwort. Sie wünschte, sie könnte die Zeit um zwei Minuten zurückdrehen, damit sie die letzte dumme Frage gar nicht erst stellen würde.

War es nicht besser, unwissend zu sein, dafür aber den Traum ihrer großen Liebe ein Weilchen länger träumen zu können?

Aber da brach John in schallendes Gelächter aus. So laut lachte er, dass ein paar Enten erschrocken aufflogen. Die jungen Möchtegernhippies auf den Treppenstufen über ihnen protestierten halbherzig, ließen sich ansonsten in ihrem Nichtstun aber nicht stören.

Lili spürte, wie sie rot wurde. Auch das schnelle Wechseln der Gesichtsfarbe hatte sie – leider – von ihrer Mutter geerbt. Normalerweise sorgte sie mit einer angemessenen Schicht Grundierung und Puder dafür, dass niemand ihr ihre Gefühle ansah. Sie ärgerte sich, weil sie heute darauf verzichtet hatte.

Als John ihre Reaktion bemerkte, wurde er sofort wieder ernst.

»Bitte entschuldige, Darling. Ich wollte dich nicht auslachen.«

Er legte ihr einen Arm um die Schultern, aber sie entwand sich ihm und rückte ein Stück von ihm ab. Diesmal wirkte auch das Kosewort nicht.

Seine nächsten Worte jedoch berührten ihr Herz und ließen sie aufatmen.

»Da ist kein anderes Mädchen. Das schwöre ich dir, Lili. Du bist die Einzige für mich, und du wirst immer die Einzige sein.«

Verhält es sich vielleicht alles ganz anders und viel einfacher, als ich dachte?, fragte sie sich hoffnungsvoll. *Will John mir einen Antrag machen und traut sich bloß nicht?*

Sie hatten nie darüber gesprochen, wann sie heiraten würden, aber es schien immer klar gewesen zu sein, dass es so kommen würde.

Sicher, sie lebten in besonderen Zeiten, und bei vielen jungen Leuten galt die klassische Kleinfamilie als überholt. Aber Lili träumte insgeheim davon, Kinder zu bekommen, und sie war überzeugt davon, dass sie Mutterschaft und Karriere unter einen Hut bringen würde. Anne und Margarethe hatten es ja auch geschafft.

John war ganz anders aufgewachsen als sie, trotzdem glaubte sie, dass auch er sich eine eigene Familie wünschte. Warum sonst würde er so liebevoll mit Mia umgehen? Und warum sonst würde er manchmal davon sprechen, ein Haus zu bauen?

Vorsichtig rückte sie wieder an ihn heran. Sie wollte ihm ganz nah sein, dann fände er vielleicht auch den Mut, ihr die Fragen aller Fragen zu stellen.

John blickte sie an, und Lili erschauderte, weil sie in seinen Augen wieder diesen seltsamen Ausdruck liegen sah.

Mit einem Schlag begriff sie: Er würde sie nicht bitten, seine Frau zu werden. Nicht jetzt. Vielleicht niemals. Ihn beschäftigte etwas ganz anderes, und es musste etwas Schlimmes sein. Anders war sein Verhalten nicht zu erklären.

Die Hippies hätten was zu lachen gehabt. Ein geschniegelter Typ, der vor dem Mädchen im weißen Minikleid auf die Knie geht.

Lili schüttelte ungläubig den Kopf. Warum kamen ihr bloß so idiotische Gedanken in den Sinn?

»Ich muss dir etwas sagen«, begann John, brach dann ab, schien nach den richtigen Worten zu suchen, die er aber nicht fand.

»Was denn?«, fragte sie und erschrak, weil ihre Stimme so dünn klang.

Sie nahm ihren ganzen Mut zusammen und räusperte sich. »Spuck's endlich aus! Du machst mir Angst!«

John wandte den Blick ab. Es schien, als schaute er hinüber zur Holzbank. Die war nun wieder frei, aber Lili interessierte das nicht mehr. Die Glücksbank ihrer Eltern funktionierte bei ihr selbst anscheinend nicht. Zumindest nicht auf die Entfernung.

»Mein Vater hat mir geschrieben«, sagte John.

»Ja, und? Er schickt dir zu Weihnachten und zum Geburtstag doch immer einen Gruß.«

»Mein Geburtstag war im Mai, und bis Weihnachten ist es noch lange hin«, erklärte er leise.

»Das weiß ich selbst«, entgegnete sie heftig. Ihre Kehle war wie zugeschnürt.

»Es ist ein langer Brief.«

»Auf Englisch?«

Die Frage war ihr herausgerutscht, bevor sie sich hatte bremsen können. Lili kam sich ziemlich dumm vor. Als ob die Sprache gerade das Wichtigste wäre!

»Natürlich«, erwiderte John geduldig. »Dad kann ja nur ein paar Brocken Deutsch.«

Dad. Wie das klang. So vertraut.

Lili musste sich regelrecht zwingen, ruhig und gleichmäßig Luft zu holen. Seit sie John kannte, hatte sein Vater stets irgendwo im Hintergrund existiert. Wie ein Monster aus einem Horrorfilm, das nur darauf wartet, im richtigen Moment herauszuspringen und das Leben aller Beteiligten zu zerstören.

Immer wenn ihr Freund von ihm sprach, hörte sie die Sehnsucht in seiner Stimme. Mit dreizehn hatte sie nicht weiter darauf geachtet. Sie selbst hatte ja ihren Vater Benno zu Hause.

Mit fünfzehn war sie schon aufmerksamer geworden. Da war sie bereits in John verliebt gewesen und hatte sich gefragt, wie es sich wohl anfühlen musste, so eine Lücke im eigenen Leben zu haben.

Damals hatte es aber in ihrer eigenen Familie so viel Krach gegeben, dass sie für etwas anderes kaum den Kopf frei gehabt hatte. Ihre Eltern hätten sich um ein Haar getrennt, und als sie die Streitigkeiten nicht mehr ausgehalten hatte, war sie mit John an die Ostsee gefahren, wo sie fast ertrunken wäre. Erst danach war wieder Ruhe in die Familie Jensen eingekehrt und mit der

Geburt von Mia ein neues Glück – wenn auch gepaart mit neuem Pech.

Doch während John und sie ihr Abitur machten, wurde sie sich seiner Lage wieder stärker bewusst. Damals sprach er immer öfter von seinem Vater, hatte die besten Noten in Englisch und träumte manchmal von Amerika.

Sie beide entschieden sich nach der Schule gegen ein Studium und für eine Lehre in einem handwerklichen Beruf. Lili machte eine Ausbildung zur Kosmetikerin, denn sie besaß ein vielleicht noch größeres Talent dafür als ihre Mutter Anne, die eine der ersten Avon-Beraterinnen Deutschlands geworden war.

John folgte seiner Leidenschaft für Motoren und machte eine Lehre als Automechaniker. Ihm kam es auch darauf an, seiner Mutter Franziska nicht länger auf der Tasche zu liegen, was Lili wiederum lobenswert fand.

Sie merkte, dass sie schon wieder mit ihren Gedanken abgeschweift war, und zwickte sich leicht in den Unterarm, um sich wieder voll auf John zu konzentrieren. Er schien es mit weiteren Erklärungen nicht eilig zu haben, aber sie blickte ihn so fest an, dass er schließlich nachgab.

»Dad ist jetzt fünfundvierzig.«

»Genau wie mein Vater«, erwiderte Lili.

»Ja. Und sie haben beide im Krieg gekämpft. Bloß auf verschiedenen Seiten.«

»Mein Vater für Deutschland, deiner für Amerika.«

»Und für Freiheit und Demokratie«, ergänzte er.

Lili hob bloß die Schultern. Er hatte ja recht. Benno Jensen war auf Befehl eines grausamen Diktators ins Feld gezogen, Johns Vater im Auftrag eines frei gewählten Präsidenten. Letztlich aber hatte keiner von ihnen eine Wahl gehabt, wie Millionen anderer junger Männer auch.

»Wie heißt dein Vater eigentlich?«, wollte sie wissen.

»Habe ich dir das nie gesagt?«

»Nein. Manchmal habe ich das Gefühl, du machst ein großes Geheimnis aus ihm. Als ob du ihn mit niemandem teilen möchtest.«

»Vielleicht stimmt das sogar«, gab John nachdenklich zu. »Bisher hatte ich so wenig von ihm, dass ich dieses wenige wie einen Schatz gehütet habe. Er heißt Gary Davies.«

»Und er war zuletzt in München stationiert, richtig?«

John nickte. »Dort hat er als Besatzungssoldat meine Mutter kennengelernt. Der Krieg war kaum zu Ende, und es galt noch das Fraternisierungsverbot.«

Sie erinnerte sich, etwas darüber gehört zu haben. Nicht in der Schule, denn dort wurden die Nazizeit und der Krieg kaum behandelt, aber vielleicht im Radio oder im Fernsehen. »Das heißt, sie hätten sich gar nicht anfreunden dürfen?«

»Ganz genau. Den alliierten Soldaten war es streng verboten, mit deutschen Fräuleins anzubandeln. Aber die Soldaten hatten harte Jahre hinter sich und sehnten sich nach ein bisschen Zärtlichkeit.«

Jetzt redet er wie ein alter, abgeklärter Mann, dachte Lili und lächelte in sich hinein.

»Na, jedenfalls arbeitete meine Mutter als Kellnerin im Kasino der Offiziere, und Dad hat sich auf den ersten Blick in sie verliebt.«

Schon wieder dieses Wort. *Dad.* Dabei hatte er den Mann noch nie persönlich getroffen.

Weil John ihr auf einmal so fremd erschien, lehnte sie sich an ihn und sagte zärtlich: »Stell dir vor, wir beide wären damals jung gewesen, und man hätte uns verboten, uns zu sehen.«

Er lachte. »Das war ja wohl auch zu unserer Zeit nicht einfach. Dein Vater fand mich nicht besonders toll. Ich hatte oft

Angst, er würde mich in seine Werkstatt verschleppen und in kleine handliche Stücke zersägen.«

Sie verpasste ihm einen Klaps. »Du Spinner.«

Benno Jensen war zwar anfangs gegen die Freundschaft zwischen Lili und John gewesen, hatte sich aber bald der Übermacht der Frauen in seiner Familie beugen müssen. Anne und Margarethe vertrauten ihr und wurden nicht enttäuscht. Lili ließ John nie zu weit gehen, und er respektierte ihre Grenzen. Erst als sie letztes Jahr mit Margarethes Hilfe von einem befreundeten Arzt die Antibabypille bekommen hatte, waren sie ein richtiges Liebespaar geworden.

»Das hätte es mal zu meiner Zeit geben sollen«, hatte Margarethe seufzend gesagt. »Wir wären nicht zu halten gewesen.«

Woraufhin Lili prompt knallrot geworden war. Manchmal kam es ihr so vor, als sei sie viel weniger offen als ihre Großmutter – was nicht sehr schmeichelhaft war für eine aufgeklärte zweiundzwanzigjährige Frau.

Sie schob diesen Gedanken lieber schnell beiseite.

»Die Situation deiner Eltern muss wirklich schwierig gewesen sein.«

»Ganz sicher. Mama hat nie viel darüber geredet, aber ich glaube, sie hat Dad wirklich geliebt.«

»Bloß dass er sie dann mit einem Baby hat sitzen lassen.«

Lili fand, es war an der Zeit, diesen sagenhaften Ami von dem Sockel zu stoßen, auf den John ihn gestellt hatte.

»So war das überhaupt nicht!«, fuhr er auf.

»Ach nein? Ich weiß zufällig, dass sie nach deiner Geburt ziemlich verzweifelt war.«

Franziska war nicht nur eine gute Freundin ihrer Mutter Anne, sie teilte sich mit ihr auch die Avon-Beratungen im Landkreis und hatte sich im Laufe der Jahre zu einer gleichwertigen Mitarbeiterin entwickelt. Oft hatte Lili ihren Gesprächen zugehört, die sich auch um Franziskas Vergangenheit gedreht hatten. Deshalb wusste sie Bescheid. John war eines von vielen Hunderttausend Besatzungskindern, die nach dem Krieg in Deutschland zur Welt gekommen waren. Und die meisten von ihnen waren nur mit ihren Müttern aufgewachsen. Damit teilten sie zwar das Schicksal vieler anderer Kinder, deren Väter im Krieg geblieben waren, dennoch galten sie als Bastarde und hatten es von klein auf schwer.

Als John nichts erwiderte, sagte sie: »Tu nicht so, als ob du das nicht wüsstest. Dein Vater ist verschwunden, als du gerade mal fünf Monate alt warst, und Franziska war ganz auf sich allein gestellt. Sie verlor ihre Arbeit im Kasino und wurde von den Nachbarn als Ami-Liebchen beschimpft.«

Sein Kiefer mahlte. »Woher weißt du das?«

»Sie redet manchmal mit meiner Mutter darüber. Aber sie spricht nie schlecht von deinem Vater. Sie wünscht sich nur, du würdest …«

John fiel ihr ins Wort. »Den guten Piet als Stiefpapa in mein Herz schließen? Eher friert die Ilmenau im Sommer zu.«

Lili fiel auf, dass sie schon wieder vom eigentlichen Thema abgekommen waren. Es war wie verhext! Würde sie nun endlich einmal erfahren, was mit ihrem Freund los war?

»Ich hätte nicht davon anfangen sollen«, sagte sie leise.

Sie bemerkte, dass er sich wieder entspannte. Er fuhr sich lässig durchs Haar.

»Es ist alles okay. Irgendwann mussten wir ja mal über das alles reden.«

»Mhm.«

»Und mir ist natürlich klar, dass Mama es schwer hatte. Deshalb ist sie mit mir ja auch nach Lüneburg gekommen. Hier lebte ein Onkel von ihr, der ihr geholfen hat. Die Leute kannten sie nicht, und sie konnte neu anfangen. Irgendwann hat sich ihre

Geschichte natürlich herumgesprochen, trotzdem ging es uns in Lüneburg besser als in München.«

»Und sie hat sogar einen neuen, sehr netten Mann gefunden«, ergänzte Lili sanft.

Piet Raben war Tischlergeselle bei ihrem Vater. Ein zuverlässiger und gutmütiger Kerl, mit dem Franziska noch einmal das Glück gefunden hatte. Er hatte sie nie dafür verurteilt, dass sie eine ledige Mutter war, und dafür liebte sie ihn zärtlich. Die beiden waren seit zwei Jahren verheiratet, und genau zu der Zeit hatte John mit seinen Kumpels die WG gegründet.

»Ich habe ja gar nichts gegen ihn«, erklärte er. »Aber er ist nun mal nicht mein richtiger Vater.«

»Deshalb hast du dich auch geweigert, seinen Namen anzunehmen.«

»Wozu? Ich will nicht John Raben heißen. Da bleibe ich lieber John Wagner.«

»Aber am liebsten wäre dir John Davies, richtig?«

Ein kurzes Aufblitzen in seinen Augen verriet ihr, dass sie richtig getippt hatte.

»Dabei ist er doch offiziell gar nicht dein Vater.«

John hob die Schultern. »Mama hat damals eintragen lassen ›Vater Amerikaner‹, um sich unnötige Scherereien zu ersparen. Aber ich habe immer gewusst, wie er heißt und wo er lebt. Und übrigens, er hat uns nicht freiwillig verlassen. Er wurde mit seiner Kompanie abgezogen und zurück in die Heimat geschickt. Ihm blieb gar keine andere Wahl, und er hatte noch nicht einmal Zeit, sich von Mama zu verabschieden. Als er wieder zu Hause in San Francisco war, hat er ihr sofort geschrieben.«

John machte eine kurze Pause, bevor er fortfuhr: »Sie sind immer in Kontakt geblieben, aber sie hatten keine Chance, sich wiederzusehen. Mein Vater hatte nicht das Geld, um uns nach Amerika zu holen. Er hatte es in der Army zwar bis zum Sergeant gebracht, aber in San Francisco führte er bloß einen kleinen Lebensmittelladen, den er von seinen Eltern übernommen hat. Und Mama wusste auch nicht, wie sie die teure Überfahrt bezahlen sollte. Also blieb sie mit mir in Deutschland, und er hing in Amerika fest.«

»Das hat sie dir alles erzählt?«, fragte Lili staunend.

»Ja, zum Teil. Aber Dad hat mir in seinem Brief auch von dieser Zeit geschrieben.«

»Hat er irgendwann geheiratet?«

»Ein paar Jahre später. Aber er ist inzwischen wieder geschieden. Er behauptet, er konnte seine deutsche Liebe nie vergessen. Und mich auch nicht.«

Jetzt, dachte Lili, *jetzt kommen wir der Sache endlich näher.*

»Er hat anscheinend lange gezögert, ob er sich mit mir in Verbindung setzen soll.«

»Verstehe ich nicht«, sagte sie. »Er hat sich doch zuvor schon regelmäßig gemeldet.«

John kratzte sich gedankenverloren am Kinn. »Das waren bloß Postkarten. Dad hatte schon lange den Wunsch, mich besser kennenzulernen. Eigentlich wollte er den Brief bereits letztes Jahr schreiben, als ich volljährig geworden bin. Aber er hat noch gezögert.«

»Wieso?«, fragte Lili. Ihr schwirrte der Kopf, und sie wusste nicht mehr, woran sie war.

John schaute jetzt angestrengt auf das träge dahinfließende Wasser der Ilmenau und sah zu ihrem stillen Erschrecken aus wie jemand, der längst eine Entscheidung getroffen hatte.

»Weil der Kontakt zu Mama abgebrochen war. Damit hat er sich abgefunden, wenn ich das richtig verstanden habe. Aber er wollte sichergehen, dass sie nichts gegen seinen Plan hätte. Also hat er sich zuerst an sie gewandt. Aber der Brief ging an unsere alte Adresse Auf der Altstadt und ist deshalb wohl verloren gegangen. Dabei wohnt Mama heute nur zwei Häuser weiter.«

Lili nickte, als wäre dies das wichtigste Problem der Welt. Nach ihrer Hochzeit hatte Franziska mit ihrem Mann eine größere Wohnung in der unmittelbaren Nachbarschaft bezogen.

»Deswegen hat es also gedauert«, stellte sie fest. Es fühlte sich falsch an, über Probleme der Postzustellung zu sprechen, während unter der Oberfläche etwas ganz anderes lauerte.

Mit einer Hand umfasste er ihren Oberarm. Ziemlich fest. Beinahe tat er ihr weh. Lili verkniff sich einen Schmerzenslaut.

»Dads Laden macht mehr Gewinn, seit er sich auf die Hippies eingestellt hat. Er verkauft jetzt Schallplatten, indische Teemischungen, Wasserpfeifen, Modeschmuck, Räucherstäbchen ... und keine Ahnung, was sonst noch alles. Die Leute rennen ihm jedenfalls die Bude ein.«

»Aha«, murmelte sie hilflos.

Und was hat das mit uns zu tun?, fragte sie sich insgeheim. *Was geht mich dieser fremde Mann in Amerika an?*

Doch sie ahnte längst die Antwort.

»Wie lange hast du den Brief schon?«, fragte sie.

»Seit drei Wochen«, gab John zurück.

»Deshalb also.«

»Was?«

Lili stieß einen Seufzer aus. »Genauso lange bist du schon so komisch.«

»Wie, komisch?«

»Immer schlecht gelaunt und gar nicht richtig da. Und gestern Abend hattest du keine Zeit für mich«, erinnerte sie ihn.

Er zog seine Hand zurück und ballte sie zur Faust. »Da musste ich packen.«

Sie glaubte, sich verhört zu haben. »Packen?«

John starrte wieder aufs Wasser. »Ich habe dir doch gerade

erklärt, dass Dad jetzt gut bei Kasse ist. Deshalb kann er es sich leisten, mir ein Flugticket zu schicken. Stell dir das nur vor. Ich werde über den Atlantik fliegen! Ist das nicht unglaublich?«

Während er sprach, war ihr kälter und kälter geworden. Die Sommersonne schien warm auf sie herab, doch in ihrem Innern breitete sich eine leere Eiswüste aus.

John wollte fort! Die Liebe ihres Lebens würde sie verlassen!

Das durfte nicht sein! Nicht jetzt, wo sie doch fast so weit waren, dass sie zusammenziehen konnten. Sie hatte ihm noch gar nichts von den Plänen erzählt, die sie mit Oma Margarethe schmiedete. Seit Wochen wartete sie auf den richtigen Moment. Aber der war nie gekommen. Ein bitteres Lachen stieg in ihrer Kehle hoch. Sie schluckte es mühsam hinunter.

»Wann reist du ab?«, fragte sie zaghaft.

»Heute Abend fahre ich nach Hamburg«, erwiderte er mit rauer Stimme. »Morgen früh fliege ich. Von Hamburg nach Frankfurt. Von dort nach Paris und Montreal und schließlich nach San Francisco. Die Zwischenstopps sind nötig, weil die Boeing 707 oft aufgetankt werden muss.«

Als ob diese technischen Einzelheiten jetzt wichtig wären, dachte sie.

»Und wann hattest du vor, mir das zu sagen?«

»Noch heute. Das schwöre ich.«

»Wann … wann kommst du wieder?«

»Ich …«

»In ein paar Wochen? In einem Monat?«

Als er ihr nicht gleich eine Antwort gab, hielt sie es keine Sekunde länger neben ihm aus.

Sie stand auf, langsam wie eine alte Frau, wandte sich ab und stieg die Treppenstufen hinauf.

John rief ihr etwas hinterher. Sie hörte es nicht. Ging einfach weiter, setzte einen Schritt vor den anderen.

Er kam ihr nicht nachgelaufen.

Lili erreichte ihr Elternhaus an der Papenstraße, zögerte an der Tür, ging weiter, klingelte schließlich bei ihrer Großmutter.

Dann fiel ihr ein, dass sie seit Neuestem ja einen Schlüssel hatte und auch bei sich trug. Für den Friseursalon, für die Haustür und für die Wohnung im ersten Stock. Mit zitternden Fingern schloss sie auf und rannte nach oben.

Tränen brannten in ihren Augen, aber sie kämpfte sie zurück. Wenn sie nun zusammenbrach, war alles verloren. Sie brauchte ihren klaren Verstand, um einen Weg zu finden, John zurückzuhalten. Und Margarethe war der einzige Mensch, der ihr jetzt helfen konnte. Sie fand immer für alles eine Lösung.

3. KAPITEL

Als Lili in die Wohnung stürmte, hörte sie ihre Großmutter rufen: »Ich bin in der Küche!«

Also rannte sie über den kurzen Flur, nahm den Duft von frisch gekochtem Kaffee wahr und betete insgeheim darum, dass Margarethe allein wäre. Sie zwang sich, stehen zu bleiben und zu lauschen. Doch es war nur der Kassettenrekorder zu hören mit irgendeinem italienischen Schlager.

Margarethe Jensen war schon immer ein großer Italienfan gewesen. Vor Jahren hatte sie mit ihrem Wilfried das Land südlich der Alpen bereist und wurde nie müde, davon zu berichten.

Lili konnte nur hoffen, dass ihre Großmutter heute nicht in nostalgischer Stimmung war. Eine fröhliche Feriengeschichte hätte sie jetzt nicht ertragen.

Sie holte tief Luft und betrat die Einbauküche mit den rosafarbenen Hängeschränken und dem ausklappbaren Tisch mit Resopalplatte. Außerdem gab es einen Elektroherd, eine Spüle aus Kunststoff und einen Kühlschrank.

Die Einrichtung war schon fast zehn Jahre alt, wirkte aber wie neu, weil Margarethe keine große Köchin war. Ihr reichte es, eine Dose Ravioli oder Spaghetti bolognese warm zu machen.

Seit ihrer Italienreise hingen zudem mediterrane Landschaftsbilder an den Wänden – allesamt von ihrem Freund gemalt. Zusätzlich dekoriert war die Küche mit bauchigen Korbflaschen, die als Kerzenständer dienten, einem Zopf mit Knoblauchknollen, die vor sich hin trockneten, und ein paar furchtbar kitschigen Souvenirs auf der Fensterbank: einem Markusplatz aus Plastik, einem knallbunten Kolosseum und einem Golf von Neapel als Miniaturlandschaft.

Lili war fest entschlossen, den Raum von allem italienischem Kram zu befreien. Spätestens zum Jahresende, wenn sie und John …

Sie schluchzte auf.

»Liebchen!«, rief Margarethe. »Was ist passiert? Ist was mit der Lütten?«

Wann immer jemand in Tränen ausbrach, galt die erste Sorge sämtlicher Familienmitglieder und Freunde der kleinen Mia.

»Nein«, sagte Lili schnell. »Ihr geht's gut.«

»Gott sei Dank. Du hast mir einen Mordsschreck eingejagt. Komm, trink einen Espresso mit mir."

Früher hatte es bei Margarethe nur Krümelkaffee gegeben. Seit sie aus Italien jedoch eine kleine zuschraubbare und direkt auf die Herdplatte aufsetzbare Mokka-Maschine mitgebracht hatte, musste jeder Besucher mit einer pechschwarzen Flüssigkeit in winzigen Tässchen vorliebnehmen. Lilis Vater Benno weigerte sich rundheraus, auch nur ein einziges weiteres Schlückchen von dem »Teufelszeug« zu probieren, das ihm buchstäblich die Schuhe auszog. Alle anderen nahmen heimlich sehr viel Zucker und kippten auch mehr Wasser hinein, wenn Margarethe gerade nicht hinsah.

Lili setzte sich an den Tisch, während ihre Großmutter am Herd hantierte. Margarethe Jensen war inzwischen siebzig Jahre alt, schien aber nicht zu altern. Die Friseurmeisterin trug ihr Haar noch immer blond gefärbt und dauergewellt, und in ihrem runden, stets gut geschminkten Gesicht war kein Platz für Falten.

Lilis Mutter Anne sagte öfter, sie hoffe, eines Tages ebenfalls eine so jung gebliebene Seniorin zu werden wie ihre Schwiegermutter. Allerdings habe sie da wenig Hoffnung, da sie ja keine dieser kräftigen norddeutschen Frauen sei, denen die Zeit anscheinend nichts anhaben konnte.

»Starre mir nicht auf meinen dicken Hintern«, verlangte Margarethe.

Schuldbewusst wandte Lili den Blick ab. »Ich habe nur dein Kleid bewundert.«

»Sieht ein bisschen aus wie ein angemaltes Beduinenzelt, nicht wahr?«

Margarethe lachte dazu. Früher einmal hatte sie unbedingt abnehmen wollen, inzwischen akzeptierte sie jedoch, dass sie nach der Fresswelle, die Deutschland Anfang der Fünfzigerjahre überrollt hatte, nie mehr schlank und rank sein würde. Sie kümmerte sich nicht um das, was gerade Mode war, sondern trug weite, wallende Kleider, die mit ihren bunten Mustern neuerdings auffallend den Klamotten der Hippies nahekamen.

In ihrem Salon machte sie da keine Ausnahme. Als eine Kundin jüngst mit pikiertem Gesichtsausdruck gefragt hatte, warum sie denn nicht mehr ihre hübschen hellblauen Arbeitskittel trüge, hatte Margarethe knapp erklärt: »Da passe ich schon lange nicht mehr rein. Aber keine Sorge, vor Weihnachten sind Sie meinen Anblick los. Dann weht hier ein frischer Wind, und ich werde in meinem Ruhestand so schwer und breit wie ein süditalienischer Wasserbüffel.«

»Wasserbüffel?«, hatte die Kundin verwirrt nachgefragt.

Lili hatte ein Lachen unterdrücken müssen, und auch jetzt schmunzelte sie.

So wohl fühlte sie sich in der Gesellschaft ihrer Großmutter, dass sie für einen Moment vergessen hatte, weshalb sie hier war. Als Margarethe ihr nun allerdings die Espressotasse und die Zuckerdose hinstellte, war alles wieder da.

»Ist … ähm … dein Freund nicht zu Hause?«

Sie brauchte dringend den Rat ihrer Großmutter und wünschte sich gleichzeitig brennend, dass es zu keiner Unterbrechung wie gestern Abend kommen würde.

Margarethe nahm ihre eigene kleine Tasse und schlürfte ihren Espresso im Stehen. »Nein, keine Sorge. Wilfried ist in die Heide gefahren. Dem fehlen seine Schnucken. Dabei hat er mal steif und fest behauptet, er wolle nie wieder als Schäfer arbeiten. Aber jetzt, wo er als Kunstmaler eine ruhige Kugel schieben kann, braucht er auf einmal den Gestank nach nasser Wolle und die Freiheit eines Mannes, der mit seiner Herde und seinem Hütehund über die weiten Flächen zieht. Pffft! Ich sage dir, dem Kerl ist nicht mehr zu helfen.«

Lili ließ sich keine Sekunde täuschen. Obwohl sie so schimpfte, freute sich Margarethe darauf, mit ihrem Wilfried in ein Heidedorf zu ziehen. Nach bald fünfundfünfzig Jahren im Berufsleben wollte sie sich außerhalb von Lüneburg ein gemütliches, sorgloses Leben gönnen.

Margarethe Jensen und Wilfried Eggert waren vor gut zehn Jahren ein Paar geworden – lange nachdem Lilis Großvater Dietrich gestorben war und einige Zeit nach Margarethes Affäre mit einem heißblütigen schottischen Offizier. In der Familie hatte man damals aufgeatmet. Nun würde die wilde Oma endlich doch noch zur Ruhe kommen, oder etwa nicht?

Eher nicht, dachte Lili und musste schon wieder lächeln. Ihre Großmutter war immer für eine Überraschung gut, und bestimmt würde sie nach ihrem Umzug alle paar Tage in Lüneburg aufkreuzen, um nach dem Rechten zu sehen oder um das Leben aller Familienmitglieder ordentlich durcheinanderzuwirbeln. Darin hatte sie eine Menge Erfahrung.

Lili rührte Zucker in ihren Espresso und trank einen winzigen Schluck. Es war seltsam. Obwohl Johns Eröffnung sie so tief getroffen hatte, erschien ihr hier in Margarethes Küche alles nicht mehr ganz so schlimm. An diesem Tisch waren schon ganz andere Krisen besprochen und gelöst worden.

»Du wirst mir fehlen!«, platzte sie heraus.

»Du mir auch, Liebchen. Aber keine Sorge. Egestorf ist bloß eine gute halbe Autostunde von hier entfernt. Wahrscheinlich wirst du mich öfter sehen, als dir lieb sein wird.«

»Glaube ich nicht.«

Margarethe sah sie scharf an. »Doch, und das weißt du. Ich lasse euch nicht im Stich. Außerdem sind es ja noch ein paar Monate hin.«

Das stimmte zwar, tröstete Lili aber nicht sonderlich. Der Plan, den sie gemeinsam mit ihrer Großmutter geschmiedet hatte, war einfach: Lili würde den Friseurbetrieb übernehmen und in einen Kosmetiksalon umwandeln. Seit drei Jahren arbeitete sie schon in einem kleinen abgezweigten Bereich des Geschäftes, aber der Platz reichte schon lange nicht mehr aus. Während Lilis Kundenstamm wuchs, kamen immer weniger Frauen zu Margarethe.

»Ich bin längst aus der Mode«, sagte die ältere Frau oft. »Jüngere Friseurinnen kennen sich besser aus mit den neuesten Schnitten. Und ich habe auch keine Lust mehr.«

Also gab sie ihren Laden gern in die Hände ihrer talentierten Enkelin, die mit ihrer Kunstfertigkeit im Färben von Augenbrauen und Wimpern bereits für Aufmerksamkeit gesorgt hatte. Außerdem besaß Lili einen guten Blick für Proportionen und war eine Meisterin im Schminken. Besser sogar noch als ihre Mutter Anne.

Lili verwendete ebenfalls gern Avon-Produkte, ließ sich aber auch von anderen Firmen beliefern. Hauptsache, die Kundin war zufrieden. Ein Geheimtipp waren bisher noch ihre sanften Hände. Nach einer Massage im Gesicht, am Dekolleté und im Nacken schwor jede Frau, sie fühle sich um zehn Jahre jünger. Aber genau dafür brauchte Lili mehr Platz. Ein einziger Kosmetikstuhl war zu wenig, sie musste mindestens drei aufstellen. Dazu am besten noch eine professionelle Massageliege, denn sie hatte schon überlegt, ob sie eine Weiterbildung machen sollte, um auch Rückenmassagen anbieten zu können. Viele ihrer Kundinnen klagten über Schmerzen, besonders jene, die auf dem Land lebten und nicht nur schwer im Haushalt arbeiteten, sondern auch auf dem Hof mithalfen.

Ach, so viele Pläne und Ideen, überlegte sie. *Was soll jetzt nur daraus werden? Wie kann ich ohne John an meine Zukunft auch nur denken?*

Margarethe riss sie aus ihren trostlosen Gedanken. »Jetzt hör mal auf, um den heißen Brei herumzureden. Du bist nicht wegen mir hier, stimmt's?«

»Stimmt«, gab Lili zu und verzichtete auf einen weiteren Schluck von ihrem Kaffee. Ihr Herz raste sowieso schon wie wild.

»Geht es um deinen John? Hast du herausgefunden, warum er so schlechte Laune hat?«

»Ja.«

»Und willst du es mir erzählen, oder möchtest du warten, bis Lüneburg endgültig abgesackt ist?«

»Was?«, fragte Lili verwirrt.

Es dauerte einen Moment, bis sie merkte, dass ihre Großmutter einen Scherz gemacht hatte. Seit Jahrhunderten wurde in Lüneburg Salz abgebaut. Das weiße Gold hatte der Hansestadt großen Wohlstand gebracht, doch die nachfolgenden Generationen zahlten einen hohen Preis dafür. Besonders in der westlichen Altstadt, die im Senkungsgebiet der Saline lag, waren schon zahlreiche einsturzgefährdete Häuser abgerissen worden. Riesige Hohlräume hatten sich im Erdreich gebildet und viele Menschen deswegen bereits ihr Heim verlassen müssen. Seit Längerem diskutierte der Stadtrat darüber, den Salzabbau einzustellen. Es hieß, der Aufwand lohne sich nicht mehr und es sei auch eine Frage der Sicherheit, dass die Stadt nicht länger untergraben werden sollte.

Lili schauderte. Ihre Großmutter mochte das mit dem für sie typischen Humor hinnehmen, sie selbst jedoch hatte früher Albträume gehabt, in denen das Haus der Familie in der Papenstraße im wahrsten Sinne des Wortes vom Erdboden verschluckt worden war.

»Tut mir leid, Liebchen. Ich wollte dir keinen Schrecken einjagen. Du weißt doch, dass wir hier im Osten der Stadt ziemlich sicher sind, ja?«

Lili nickte, aber ihr war noch immer unwohl zumute.

»Ist bloß alles ein bisschen schräg und krumm, wird aber halten.«

»Okay.«

»Und nun ist es auch noch meine Schuld, dass du mir immer noch nicht erzählt hast, was passiert ist.«

»John fliegt nach Amerika zu seinem Vater.«

»Herrjemine! Dafür dass du zunächst nichts gesagt hast, kam es nun umso plötzlicher!«

Margarethe ließ sich schwer auf den zweiten Küchenstuhl sinken und blickte Lili mit weit aufgerissenen Augen an. Eine ganze Weile sagte sie kein weiteres Wort, was Lili fast wieder zum Lächeln gebracht hätte. Eine sprachlose Margarethe war ungefähr so selten wie ein historisches Lüneburger Haus ohne eine einzige schiefe Wand.

Nur aus dem Kassettenrekorder drangen Geräusche. Eine Frauenstimme sang etwas von einer »Bambola«, einer Puppe, wenn Lili das richtig übersetzte.

»Leo!«, rief plötzlich Anne. »Essen kommen!«

Lili und Margarethe zuckten beide zusammen. Erst nach ein paar Sekunden begriff Lili: Die Stimme ihrer Mutter war auf dem Band festgehalten.

Margarethe gluckste. »Der liebe Leo hat mir eine Radiosendung mit italienischen Schlagern aufgenommen. Ich muss Anne mal sagen, dass sie da nicht dazwischenrufen kann.«

»Woher sollte sie das denn wissen?«

»Stimmt auch wieder.« Margarethe langte hinter sich und stellte die Musik ab.

»So, jetzt noch mal von vorn und mit allen Einzelheiten bitte. Eine alte Frau kann nicht mehr so schnell denken.«

»Du bist doch nicht alt!«

»Lenk nicht ab.«

Lili seufzte tief und erzählte ihrer Großmutter dann, was vorhin am Stintmarkt vorgefallen war. Sie holte ziemlich weit aus, sprach von der Holzbank, von dem Auto, das sie fast angefahren hätte, und sogar von den jugendlichen Hippies. Lili brauchte diese vielen Worte, um sich dem Moment zu nähern, an dem ihre Welt eingestürzt war. Margarethes Blicke wurden zunehmend ungeduldig, aber sie sagte nichts. Sie ahnte wohl, was in ihrer Enkelin vorging.

Schließlich kam Lili auf Johns Vater zu sprechen.

»Ich verstehe nicht, warum dieser Mann ihm so wichtig ist«, sagte sie leise.

Margarethe hob ihre dunkel gefärbten Augenbrauen. »Doch, das tust du. Seit du John kennst, hast du ihn in seiner Schwärmerei für Amerika unterstützt. Und du wusstest schon früh, dass dahinter die Sehnsucht nach seinem Vater steckte.«

Lili senkte den Kopf. »Das stimmt, ja. Mein eigener Vater ist alles andere als perfekt, aber ich habe mich immer gefragt, wie schwer es wohl sein muss, in einer halben Familie aufzuwachsen.«

»Mein Holzkopp von Sohn hat Glück, dass er eine so kluge Tochter hat.«

Lili schaute wieder auf und tat das Lob mit einer Handbewegung ab. »Und als Besatzungskind war es besonders hart für John.«

»Bis er dich und Leo getroffen hat. Ich glaube, ihr zwei ahnt gar nicht, wie wichtig ihr für den Jungen schon damals wart.«

»Kann sein. Wir haben uns einfach von Anfang an gut verstanden. Und dann …«, sie brach ab, weil ihr plötzlich zum Heulen zumute war und sie fürchtete, dann nicht mehr damit aufhören zu können.

»… kam die Liebe«, ergänzte Margarethe sanft.

»Mhm.«

»Und du hast alles so schön geplant. Du willst nicht nur meinen Salon übernehmen, sondern auch in meine Wohnung einziehen und als moderne junge Frau eine Zeit lang allein leben. Allerdings kannst du dir auch gut vorstellen, dass John hier mit dir wohnt und seine Kumpel-WG aufgibt. Nebenbei wartest du natürlich auf einen Antrag von deinem Schatz. Und Johnnyboy wird in ein paar Jahren selbstverständlich ein schönes Haus bauen und kann es gar nicht abwarten, mit dir Kinder zu zeugen. Womit ihr glücklich und zufrieden bis an euer Ende lebt.«

Das war zu viel für Lili. Die Tränen schossen aus ihren Augen, und sie weinte haltlos.

»Du … du bist gemein!«, stieß sie zwischen zwei Schluchzern hervor. »Immer sagst du so was!«

»Dass du John als Krücke brauchst?«

»Ja!«

Margarethe ließ sich von dem Ausbruch nicht weiter beeindrucken. Sie reichte Lili bloß ein paar Taschentücher und sagte: »Nun, Liebchen, deshalb bist du hier, nicht wahr? Du weißt, dass ich immer ehrlich zu dir bin. Nette, tröstende Worte kannst du dir woanders abholen.«

Lili schniefte noch ein paar Mal und beruhigte sich dann.

Ihre Oma hatte ja recht. Sie wusste selbst nicht genau, was sie wirklich wollte.

Also berichtete sie nun, was sie über Gary Davies erfahren hatte.

»Interessant«, warf Margarethe ein, als Lili von dem Laden in San Francisco erzählte. »Das wäre auch mal eine Idee für ›Kunst und Krempel‹. Vielleicht findet sich ja jemand, der gut im Batiken ist, oder ein Modeschmuckdesigner. Ich muss nachher unbedingt mit Benno darüber reden.«

»Kunst und Krempel« hieß ein ehemaliges Möbelhaus an der Dahlenburger Landstraße, mit dem Lilis Vater vor zehn Jahren grandios gescheitert war. Inzwischen teilten sich verschiedene Handwerker und Künstler die Räumlichkeiten. Es gab dort einen Silberschmied, einen Trödler und einen Bildhauer. Auch Wilfried Eggert stellte dort seine Landschaftsbilder aus, und Benno verkaufte mit Erfolg seine kunstvoll getischlerten Möbel. Diese Kooperative funktionierte, und es war stets noch Platz für neue Mieter.

»Aber das ist jetzt nicht so wichtig«, setzte Margarethe hinzu, nachdem sie Lilis gequälten Gesichtsausdruck richtig gedeutet hatte. »Kommen wir zum Punkt. Dieser geschäftstüchtige Ami hat also ordentlich Kohle gescheffelt und kann jetzt seinen lang vermissten Sohnemann einfliegen lassen?«

»Genau. Und er reist schon heute Abend ab.« Diesmal gelang es ihr, nicht aufzuschluchzen.

»Potzblitz! Und wann hatte er vor, dir diese klitzekleine Neuigkeit zu verraten? Oder wollte er sich einfach feige verdrücken?«

Hilflos schaute Lili ihre Großmutter an. »Er hat geschworen, dass er es mir im Laufe des Tages noch sagen wollte.«

»Wer's glaubt. Eins ist mir jedenfalls jetzt klar geworden.«

»Was denn?«, fragte Lili zaghaft.

»Der junge Mann war in den letzten Wochen nicht einfach nur schlecht gelaunt. Dem haben die Gewissensbisse zugesetzt.«

»Meinst du?«

»Darauf kannst du Gift nehmen. Oder noch einen Espresso.« Margarethe grinste. »Denkst du, ich weiß nicht, dass ihr allesamt meinen schönen Kaffee nicht ausstehen könnt? Aber das ist jetzt nebensächlich. Glaub mir, Liebchen. Johnnyboy ist nicht besonders glücklich darüber, dass er dich verlässt.«

Ein Hoffnungsschimmer breitete sich in Lilis Herzen aus. »Meinst du, ich kann ihn bitten, hierzubleiben? Mir zuliebe?«

Margarethe griff über den Tisch nach Lilis Hand und drückte sie kurz. »Natürlich kannst du das machen, aber das wäre eine ganz schlechte Idee.«

»Warum?«

»Fangen wir mal damit an: Reisende soll man nicht aufhalten. Das ist eine gute, altbewährte Weisheit. Dein John liebt dich, aber er träumt auch schon sein ganzes Leben lang von seinem Vater in Amerika. Vielleicht würde er für dich auf die Reise verzichten, aber irgendwann würde er dich dafür hassen.«

Lili erbleichte und zog ihre Hand zurück.

»Mich … hassen?«

»Na, na. Vielleicht wird es nicht ganz so schlimm kommen. Aber mit Sicherheit wird er dir eines Tages Vorwürfe deswegen machen. An deiner Stelle würde ich dieses Risiko lieber nicht eingehen.«

»Aber er wird so weit fort sein. Er weiß noch nicht mal, wann er wiederkommt. Ich habe Angst um ihn.«

»Fliegen ist heutzutage ziemlich sicher«, meinte Margarethe.

»Darum geht es nicht.«

»Worum dann?«

»Um den Vietnamkrieg«, sagte Lili tonlos.

»Kapiere ich nicht. Klar, ich weiß, Amerika führt da einen hässlichen Feldzug, aber damit hat dein John nichts zu tun.«

»Ich fürchte doch. Er besitzt auch die amerikanische Staatsbürgerschaft, es könnte also passieren, dass er eingezogen wird, wenn er sich lange genug im Land aufhält.«

»Ich glaube, da siehst du Gespenster. Außerdem hat er doch hier in Deutschland seinen Wehrdienst absolviert. Genauso wie unser Leo.«

»Das interessiert die Amerikaner bestimmt nicht.«

Margarethe fuhr sich durch ihre blonden Locken. Allerdings hatte sie wie gewohnt so viel Haarspray verwendet, dass sie schon nach kurzer Zeit stecken blieb.

»Verflixt!«, rief sie und zerrte so lange, bis sie die Finger wieder befreit hatte.

»Jetzt hör mir mal gut zu, Liebchen. Du machst dir viel zu große Sorgen. Sei mal ein bisschen optimistischer. Das wird alles bestimmt nicht so schlimm. Guck doch nur mal nach drüben. In der Tschechoslowakei weht gerade ein schöner Wind der Freiheit. Manche Leute glauben, dass es bald zu Ende ist mit dem Kalten Krieg. Deutschland wird wiedervereint, und die Amis haben dann keinen Grund mehr, in Südostasien gegen die Kommunisten zu kämpfen. Die Welt wird ein schöner, friedlicher Ort, und dein John wird sich so sehr vor Sehnsucht nach dir verzehren, dass er schneller wieder da ist, als du ›Brautkleid‹ sagen kannst.«

Lili blickte ihre Großmutter streng an.

»Hör auf damit.«

»Womit?«, fragte Margarethe unschuldig zurück.

»Mit dieser blöden Schönfärberei. Das passt überhaupt nicht zu dir.«

»Ich bin ja schon still.«

»Verrate mir lieber, was ich jetzt machen soll.«

Margarethe zögerte lange, aber schließlich sagte sie: »Das ist ganz einfach, Liebchen. Du machst mit deinem Leben weiter und hoffst einfach, dass er wiederkommt. Du arbeitest, hilfst deiner Mutter und kümmerst dich bald um die Umbauarbeiten für deinen Kosmetiksalon. Apropos deine Mutter. Wieso hast du eigentlich Anne nicht um Rat gefragt?«

Lili zuckte kurz mit den Schultern. »Ach, Mama ist immer so beschäftigt mit Mia.«

»Stimmt. Ich werde gleich mal zu ihr rübergehen. Kommst du mit?«

»Darf ich bitte noch ein bisschen hierbleiben? Allein?«

»Natürlich. Ist ja sowieso bald deine Wohnung. Bleib, so lange du willst. Soll ich John etwas ausrichten, falls er in der Papenstraße vorbeikommt?«

»Nein. Er wird wissen, wo er mich finden kann, wenn er das möchte.«

»Nun gut«, sagte Margarethe. »Dann wollen wir mal hoffen, dass er den Mumm hat, nach dir zu suchen. Nichts gegen die Jugend von heute, aber zu meiner Zeit waren die Männer noch ganze Kerle.«

4. KAPITEL

August 1968

Lilis Hand zitterte, als sie mit dem dunklen Stift die rechte Augenbraue der Kundin nachzog. Die junge Frau hielt zum Glück die Lider geschlossen und merkte nichts.

Also umfasste Lili ihr Handgelenk mit der anderen Hand und schaffte es auf diese Weise, einen ruhigen Strich zu ziehen. Dann folgte die linke Augenbraue.

»Dauert's noch lange?«, fragte die Kundin. »Ich habe nicht viel Zeit.«

Lili atmete tief durch. Wie kam es nur, dass manche Frauen offenbar glaubten, eine Kosmetikerin besitze Zauberkräfte? Dass sie nur den Salon betreten müssten und nach zehn Minuten wieder draußen wären – selbstverständlich verwandelt in einen Filmstar wie Elizabeth Taylor oder in ein Fotomodell wie Twiggy?

Nun, das waren sicherlich verständliche Wünsche, aber als Kosmetikerin hatte Lili die Aufgabe, ihre Kundinnen sanft mit der Realität vertraut zu machen.

»Etwas Geduld werden Sie schon brauchen«, erwiderte sie freundlich. »Ich habe gerade erst die Konturen vorgezeichnet. Jetzt mische ich den Entwickler mit der Farbe und trage diese gleich mit einem Pinsel auf.«

Die junge Frau öffnete die Augen. Sie hieß Martina Stemmer, war achtundzwanzig Jahre alt und an diesem warmen Nachmittag zum ersten Mal in den Salon gekommen. Ihre Mutter Birthe Lüttmann war vor gut zehn Jahren die erste Kundin von Anne gewesen, und Martina hatte bald ebenfalls auf die kluge Avon-Beraterin gehört. So auch diesmal.

»Ihre Mama hat gesagt, mit dunkel gefärbten Wimpern und Augenbrauen spare ich mir in Zukunft viel Arbeit beim Schminken.«

»Das stimmt«, gab Lili zurück. »Sie sind ja der sehr helle nordische Typ, und Ihre blauen Augen werden dadurch viel besser zur Wirkung kommen. Auch ohne viel Lidschatten und Eyeliner.«

In den ländlichen Gebieten hatte es sich noch nicht herumgesprochen, dass der Trend zum natürlichen, nahezu ungeschminkt wirkenden Gesicht ging. Was die Hippiemädchen in den Großstädten vorlebten – Frieden, Flower-Power und Lässigkeit –, interessierte kaum jemanden zwischen Amelinghausen und Bleckede. Die Frauen folgten noch immer den Vorgaben, die sie seit Anfang des Jahrzehnts kannten, und betonten die Augen am stärksten: Eine schwarze Lidfalte kontrastierte mit weißem, hellblauem oder silbrigem Lidschatten. Dazu kam viel Eyeliner oben und unten. Es folgten noch mehrere Lagen Mascara oder falsche Wimpern.

Manchen Frauen stand dieser Look ausgezeichnet, andere hingegen wären mit etwas weniger Farbe besser beraten gewesen. Martina Stemmer hatte ein bisschen ausgesehen wie ein Clown, als sie vorhin den Salon betreten hatte. Zum Glück war Lili von Anne darauf vorbereitet worden: »Sie ist eine reizende junge Frau, aber mit dem Make-up hat sie es schon immer übertrieben.«

Also hatte Lili die Kundin zunächst abgeschminkt. Ein frisches, rundes Gesicht war zum Vorschein gekommen, mit hellblauen Augen, die nicht mehr allzu riesig wirkten. Von der Idee, Wimpern und Brauen färben zu lassen, war Martina so begeistert gewesen, dass sie es jetzt kaum schaffte, ruhig zu sitzen.

»Wissen Sie, mein Mann ist ja Major in der Scharnhorstkaserne«, sagte sie nun. »Der ist nur selten zu Hause. Ich bin den ganzen Tag allein mit den Kindern, und ich schwöre Ihnen, drei Jungs sind die Hölle auf Erden.«

Dazu lachte sie jedoch und strahlte vor Glück.

Lili nickte stumm, während ihr Herz sich zusammenzog. Sie wartete, bis Martina wieder stillhielt.

»Ich muss die Kinder um sechs bei meiner Schwiegermutter abholen.«

»Keine Sorge«, erwiderte Lili nach einem kurzen Blick zur Wanduhr. »Das schaffen wir rechtzeitig.«

Im Salon war Martina an diesem Dienstag die einzige Kundin. Der August neigte sich langsam seinem Ende zu, doch die Tage waren herrlich und sonnig, und keine von Margarethes Stammkundinnen hatte offenbar Lust, stundenlang unter einer heißen Trockenhaube auszuharren.

Lili blickte durch die Fensterfront nach draußen. Auf dem länglichen Platz Am Sande staute sich mal wieder der Verkehr. Busse, Autos und Lastwagen quälten sich aneinander vorbei. Es wurde gehupt und geflucht, und die Fußgänger und Radfahrer mussten gut auf sich aufpassen. Zwar wurde der Fernverkehr schon seit Jahren über eine östliche Umgehungsstraße geleitet, und auch die A 7 im Westen hatte einige Erleichterung gebracht, doch noch immer war Lüneburgs Innenstadt besonders an Wochentagen heillos verstopft. Lili hätte gern etwas frische Luft hereingelassen, denn im Salon war es ziemlich stickig. Doch es würde nur nach Abgasen stinken, also ließ sie es bleiben.

Wenigstens waren die Kleine und die Große Bäckerstraße, die vom Sande zum Marktplatz führten, in Fußgängerzonen umgewandelt worden. Lili erinnerte sich noch gut daran, wie es dort zuvor gewesen war, als sie sich in einen Geschäftseingang drücken musste, um nicht von einem Lastwagen angefahren zu werden. Vielleicht ginge diese Entwicklung ja so weiter, dann könnte sie eines schönen Tages doch einmal wagen, ein Fenster zu öffnen.

Sie zuckte mit den Schultern, nahm einen feinen Pinsel zur Hand und trug die Farbe von hinten nach vorn erst auf die rechte, dann auf die linke Braue auf. Wieder setzte das Zittern ein. Prompt malte sie über die Konturen hinaus. Schnell griff sie nach einem Wattestäbchen und korrigierte ihren Fehler.

»Jetzt muss die Farbe nur noch einwirken«, erklärte sie, froh, dass sie trotz ihres nervlich desolaten Zustandes die Aufgabe bewältigt hatte.

»In Ordnung«, erwiderte Martina. »Und wie lange? Ich bin schon so gespannt auf das Ergebnis.«

»Das geht recht schnell. Ich passe auf.«

Sie wusste, es war besser, die Farbe lieber etwas zu früh als zu spät mit einem feuchten Zellstofftuch abzunehmen. Im Zweifelsfall war es einfacher, nachzufärben, als aufzuhellen.

Um die Wimpern hatte sie sich bereits vorher gekümmert, und sie waren ihr gelungen. Der Kranz hellblonder, kaum sichtbarer Härchen wies jetzt einen gut sichtbaren hellbraunen Ton auf. Wäre es nach Martina Stemmer gegangen, hätte Lili pechschwarze Farbe nehmen sollen, aber sie hatte die junge Frau zum Glück noch überzeugen können.

»Schließen Sie die Augen. Ich trage Ihnen eine kühlende Gesichtsmaske auf. Sie beruhigt die Haut.«

Die Kundin tat wie ihr geheißen und seufzte wohlig, als Lili mit sanften Bewegungen die Maske einarbeitete. Auf die Augenlider kamen zusätzlich zwei Wattebäuschchen mit Gurkenextrakt.

Ihr Blick ging zur Wanduhr.

Noch Zeit genug.

Sie betrachtete Martina Stemmers füllige Gestalt. Vor Jahren hatte sie mit Annes Hilfe einmal erfolgreich einige Kilos abgenommen. Aber nach drei Schwangerschaften hatte sie es aufgegeben.

»Bei mir sind Hopfen und Malz verloren«, hatte sie auch vorhin gesagt, als sie hereingekommen war. »Aber so schön zierlich wie Sie war ich sowieso nie.«

Lili fragte sich, ob sie selbst auch in die Breite gehen würde, wenn sie einmal Kinder bekam. Bei ihrer Mutter war das nicht der Fall gewesen, also konnte sie wohl davon ausgehen, dass sie ebenfalls in Form bleiben würde.

Ein Schluchzen stieg in ihrer Kehle auf.

Kinder.

Ich werde sowieso nie eigene Kinder haben, überlegte sie.

Ohne John will ich keine Familie.

»Ist was?«, fragte Martina Stemmer.

»Nein, alles in Ordnung.«

»Ich dachte, ich hätte jemanden weinen gehört.«

»Ganz bestimmt nicht.«

»Na gut.«

Ein, zwei Minuten später bemerkte Lili, dass ihre Kundin eingenickt war.

Am liebsten hätte sie sich selbst in einer Ecke zusammengerollt und die Augen geschlossen. Seit drei Wochen schlief sie schlecht. Nach Johns Abreise war sie nicht mehr zur Ruhe gekommen.

Sie dachte an den Sonntag in Margarethes Wohnung zurück.

Kaum war ihre Großmutter gegangen, hatte unten auch schon jemand Sturm an der Haustür geklingelt. John, kein Zweifel.

Aber sie war einfach am Küchentisch sitzen geblieben, hatte sich nicht gerührt, hatte gewartet, bis er aufgab.

Das tat er auch irgendwann, aber er kam noch dreimal zurück, zuletzt am frühen Abend. Danach war Ruhe. Sie hatte angenommen, dass er inzwischen unterwegs nach Hamburg sein musste.

Das Telefon hatte sie ausgehängt. Sie wollte für niemanden erreichbar sein.

Es war schon dunkel gewesen, als ihre Großmutter zurückgekehrt war, in der Hand einen Briefumschlag. Der habe im Briefkasten gelegen, hatte sie gesagt und ihn Lili gegeben.

Von John, natürlich.

Es waren nur wenige Zeilen gewesen. Er hatte sie darin um Verzeihung gebeten und ihr versprochen, dass er ihr bald aus Amerika schreiben würde. Kein Wort darüber, wann und ob er überhaupt wiederkommen würde.

»Das weiß er wahrscheinlich selbst nicht«, hatte Margarethe gesagt.

Das nächste Schluchzen konnte Lili unterdrücken, indem sie sich fest eine Hand auf den Mund presste.

Sie wunderte sich ein wenig über sich selbst. Wie hatte sie es nur geschafft, weiterzumachen? Wie kam es, dass sie nicht zusammengebrochen war, nachdem die Liebe ihres Lebens sie verlassen hatte?

Weil ich eine Jensen bin, gab sie sich selbst zur Antwort. *Wir sind starke Frauen.*

Im nächsten Moment schämte sie sich entsetzlich. Ihre Großmutter und ihre Mutter hatten wirklich schlimme Zeiten erlebt. Krieg und Tod und Armut. Was war dagegen schon ihr eigener Kummer?

»Es brennt ein bisschen.«

Wie konnte sie klagen, bloß weil sie sich ohne John einsam und verloren fühlte?

»Fräulein Jensen.«

Was bedeutete es schon, dass sie seit drei Wochen kein Lebenszeichen von ihm erhalten hatte?

»Aua!«

Lili schreckte auf. Ihr Blick flog zur Wanduhr.

Verflixt! Die Kolorierung dauerte schon zu lange. Wie hatte sie nur die Zeit vergessen können!

»Ganz ruhig«, sagte sie und hörte selbst, dass ihre Stimme zitterte. Dann nahm sie ein paar Tücher zur Hand, befeuchtete sie und begann, die Augenbrauen der Kundin abzutupfen.

»Ah, das ist schon besser«, sagte Martina Stemmer.

Lili lächelte und gab sich alle Mühe, professionell zu wirken.

»Die Haut unter Ihren Augenbrauen ist anscheinend sehr empfindlich. Ich trage auch hier ein bisschen Gurkenextrakt auf.«

»Danke.«

Während sie versuchte, den angerichteten Schaden wiedergutzumachen, fragte sich Lili, ob sie nicht besser eine Weile mit ihrer Arbeit pausieren sollte.

Es war nicht das erste Mal, dass sie abgelenkt war. Am vergangenen Sonnabend hatte sie einer älteren Frau zu viel Make-up aufgetragen, sodass es nach kurzer Zeit regelrecht abgeblättert war. Und letzte Woche hatte sie für eine Gesichtsmassage die falsche Lotion verwandt, worauf die Haut der Kundin mit einem ungewohnten Rosaton reagiert hatte, der sich aber zum Glück schnell verflüchtigte.

Es hatte weitere Vorfälle gegeben. Jeder einzelne für sich keine große Sache, in der Summe jedoch bedenklich.

Und nun hatte sie Martina Stemmer die Augenbrauen um mehrere Nuancen dunkler gefärbt als die Wimpern. Wie würde sie reagieren, wenn sie gleich in den Spiegel sah?

Ihre Haut beruhigte sich unter der Lotion, die Rötung war so gut wie nicht mehr vorhanden, doch der Farbunterschied unübersehbar.

Nervös knetete Lili die Hände.

Vielleicht war es das schon mit meinen hochfliegenden Träumen, überlegte sie. *Wenn Frau Stemmer herumerzählt, ich hätte sie verschandelt, kann ich einpacken. Dann brauche ich gar nicht mehr daran zu denken, den Salon zu übernehmen.*

Ein Teil von ihr fürchtete sich davor, ein anderer Teil verspürte fast so etwas wie Erleichterung. Wenn sie nicht mehr als Kosmetikerin arbeiten müsste, dann könnte sie den ganzen Tag zu Hause in der Mansarde verbringen, weinen, wenn niemand sie sah, und sich von ihrer Mutter betüdeln lassen wie als Kind, wenn sie krank gewesen war.

»Ich muss jetzt wirklich los«, sagte Martina Stemmer. Sie richtete sich auf und schaute in den Spiegel, bevor Lili sie daran hindern konnte.

Sie schaute und schaute, und ihre Stirn war gerunzelt.

Lili brach der kalte Schweiß aus.

»Die … Augenbrauen … werden von der Farbe her noch ein bisschen blasser«, stammelte sie.

»Das ist ja phänomenal!«

»Was?«

»Wie haben sie das bloß hingekriegt?«

»Ähm …«

Die Kundin strahlte, wandte sich vom Spiegel ab und sah Lili direkt an.

»Das sieht so gut aus. Meine Augen wirken groß, aber nicht mehr so furchtbar rund. Die etwas dunkleren Brauen geben ihnen irgendwie eine länglichere Form. Ich kann's nicht besser ausdrücken. So schöne Mandelaugen wie Sie und Ihre Mutter kriege ich natürlich nie, aber ich finde, mein Gesicht hat jetzt auch was Exotisches.«

»Ja … durchaus.«

Zu ihrer eigenen Überraschung stellte Lili fest, dass das

stimmte. Unbeabsichtigt hatte sie der Kundin zu einem ausdrucksstarken Gesicht verholfen.

Martina Stemmer wuchtete sich hoch und schüttelte Lilis Hand.

»Danke. Tausend Mal danke. Meine Freundinnen werden verblassen vor Neid. Und dann rennen sie Ihnen hier die Bude ein.«

Bitte nicht, flehte Lili im Stillen. *Das war pures Glück. Ich kann nicht mehr.*

Aber sie lächelte, kassierte und verabschiedete Martina Stemmer. Dann sank sie auf den Kosmetikstuhl und brach in lautes Weinen aus.

»Herrjemine!« Margarethe kam hereingestürmt. »Hast du jemanden mit der Nagelfeile abgestochen, oder was ist sonst passiert?«

Ihr auf dem Fuß folgte Anne, die sofort zu ihrer Tochter eilte und sie in die Arme nahm.

»Schsch, ist ja alles gut.«

Ganz genauso tröstete sie das Nesthäkchen Mia, wenn es wieder einmal hohes Fieber hatte.

Zum zweiten Mal an diesem Nachmittag schämte sich Lili.

»Ich bin nur ein bisschen übermüdet.«

Anne löste sich von ihr und tauschte einen Blick mit Margarethe.

»Kein Wunder, du schläfst ja nie.«

Lili schwieg dazu. Sie hätte sich denken können, dass ihre Mutter alles mitbekam, was unter ihrem Dach vor sich ging.

Erst nach ein paar Augenblicken fragte Anne: »Wie war der Termin mit Martina?«

Lili erwog, die Wahrheit zu sagen, überlegte es sich dann aber anders. Ihre Familie machte sich schon genug Gedanken um sie, seit John fort war. Sie sollte nicht auch noch glauben, dass sie nicht mehr in der Lage war, ihren Beruf anständig auszuüben. Es reichte, wenn Lili das selbst bezweifelte.

»Gut, sie war sehr zufrieden.« Was ja auch stimmte.

»Prima«, meinte Anne. »Hast du noch mehr Kundinnen heute?«

Sie schüttelte den Kopf. »Nein.«

»Ausgezeichnet«, bemerkte Margarethe. »Dann können wir ja hier zumachen und uns einen freien Mädelsabend gönnen.«

Lili tippte sich gegen die Stirn.

»So was machen wir doch sonst nie. Was hat das also zu bedeuten? Und wer kümmert sich währenddessen um Mia?«

»Ich habe sie nach Bardowick gebracht«, erklärte Anne. »Ein Nachmittag an der frischen Luft tut ihr gut. Sie wird auch da schlafen. Wenn irgendwas ist, ruft Mutti sofort an. Entweder hier im Salon, bei uns zu Hause oder oben bei Margarethe.«

Lilis andere Großmutter Luise lebte in einem Häuschen in dem besagten Vorort. Seit ihr Mann Heinrich vor drei Jahren gestorben war, ging sie vollständig darin auf, in ihrem kleinen Garten Obst und Gemüse zu ziehen.

Früher einmal war sie eine harte Frau gewesen, die den Tod ihres einzigen Sohnes Fritz im Krieg nicht verwunden hatte. Inzwischen war sie weicher geworden und kümmerte sich voller Hingabe um das Sorgenkind Mia.

Es war also nichts Ungewöhnliches, dass Anne ihre kleine Tochter nach Bardowick brachte, dennoch witterte Lili eine Verschwörung.

»Und was genau habt ihr zwei vor?«

Wieder dieser Blick zwischen Mutter und Großmutter!

»Ach«, sagte Margarethe in harmlosem Tonfall. »Wir dachten, wir gehen einfach ein bisschen spazieren. Vielleicht im Kurpark. Du brauchst auch mal wieder frische Luft und Bewegung.«

»So ein Quatsch!«, fuhr Lili auf. »Mädelsabend. Spaziergang. Für so was nehmen wir uns nie Zeit. Ihr habt was vor! Das merke ich doch!«

»Komm einfach mit«, bat Anne mit einem ungeduldigen Ton in der Stimme.

»Nein.«

Margarethe ließ sich schwer auf einen Frisierstuhl fallen. »Das hat sie von ihrem Vater«, sagte sie zu Anne. »Der ist genauso stur.«

»Redet nicht über mich, als wäre ich nicht da«, verlangte Lili böse.

Anne wandte sich ihr zu. »Also gut, wenn du es unbedingt wissen willst. Wir sorgen uns um dich. Seit drei Wochen hast du mit niemandem mehr als ein paar Worte geredet. Du schläfst kaum, hast keinen Appetit und bist immer so furchtbar traurig. Lass uns doch wenigstens versuchen, dir zu helfen.«

»Das kann niemand«, flüsterte Lili.

Margarethe puffte sie in die Seite. »Wenn du dich da mal nicht täuschst. Ich glaube, du unterschätzt uns ganz gewaltig. So, und nun keine Widerrede mehr. Wir brechen auf. Ich habe nicht den ganzen Abend Zeit. Mein Willi will nachher noch …«

»Keine Einzelheiten bitte!«, rief Anne.

Margarethe lachte. »Ich wollte nur sagen, dass mein Willi nachher noch mit mir zu dem neuen Italiener an der Großen Bäckerstraße gehen will. Der soll angeblich die beste Pizza in ganz Deutschland machen.«

»Dann ist es ja gut.«

Beide Frauen lachten, und selbst Lili musste kichern. Ihre Großmutter ergötzte die Familie nur allzu gern mit frivolen Einzelheiten aus ihrer wilden Ehe.

»Also gut«, stimmte sie schließlich zu. Die beiden würden sonst ja doch keine Ruhe geben.

Rasch zog sie ihren weißen Kosmetikkittel aus. Darunter trug sie eine schlichte Bluse und Jeans.

Sie fuhren mit Annes VW Käfer in den Süden der Stadt. Den Wagen hatte sie vor drei Jahren gebraucht gekauft und damit ihre alte Isetta ersetzt. Lili durfte ihn sich ausleihen, wann immer sie wollte, aber sie machte selten davon Gebrauch. In Lüneburg konnte sie fast alles gut zu Fuß erreichen, und wenn sie mit John einen Ausflug unternehmen wollte, nahmen sie sein Motorrad.

John.

Schon wieder John. Er beherrschte ihre Gedanken.

Auf seine Maschine war er ausnehmend stolz. Er hatte die Kawasaki auf Raten gekauft. Ob er sie wohl vermisste? Mehr als seine Freundin?

Diesmal zeigte Lili sich selbst einen Vogel. Vielleicht verlor sie ja langsam den Verstand. Zum Glück bemerkten es weder Anne noch Margarethe. Die beiden saßen vorne und suchten einen Parkplatz.

»Wird immer schlimmer mit dem Verkehr«, sagte Anne, als sie den Käfer schließlich mit Ach und Krach in eine Lücke an der Soltauer Straße manövrierte.

Der Kurpark war einem englischen Landschaftsgarten nachempfunden. Die weiten Rasenflächen und der dichte Baumbestand ließen die Besucher glauben, sie befänden sich in der freien Natur.

Lili, Anne und Margarethe liefen über die gewundenen Sandwege und kamen bald darauf zum alten Gradierwerk. Es war bereits zur Parkeröffnung 1907 errichtet worden. Auf die sieben Meter hohe und breite, aus verzweigtem Geäst bestehende Mauer sprühte feinste Sole, tröpfelte dann an dem Reisig hinab und war Balsam für jede Lunge. Schon Anfang des neunzehnten

Jahrhunderts hatten die Lüneburger erkannt, dass ihr weißes Gold auch der Gesundheit zuträglich war. Deshalb war bereits 1820 das erste Badehaus für eine Solekur eingeweiht worden.

Margarethe steuerte eine freie Bank vor dem Werk an, setzte sich und atmete tief ein und aus. Anne folgte ihrem Beispiel, und Lili blieb nichts anderes übrig, als sich ihnen anzuschließen. Nur die tiefen Atemzüge ließ sie bleiben. Sie wäre sich dabei ein bisschen albern vorgekommen. Aber sie musste zugeben, dass der salzige Duft nach den Abgasen in der Altstadt eine Wohltat war.

»Sehr angenehm«, behauptete Margarethe. »Bloß meinem Dietrich hat das nichts geholfen. Der kam ja mit einem Lungenschaden aus dem Ersten Weltkrieg zurück. Jahrelang hat er hier gehockt und sich auch im Kurhaus behandeln lassen. Gestorben ist er dann trotzdem schon mit achtundsechzig.« Sie holte erneut tief Luft. »Wenn ich mir vorstelle, dass ich jetzt schon älter bin als er … Es fühlt sich nicht richtig an.«

Lili bemerkte, wie Anne Margarethe tröstend an sich drückte, während sich ihre Augen gleichzeitig verschleierten. Sie dachte an ihr jüngstes Kind Mia – natürlich.

»Verzeih«, sagte Margarethe schnell. »Ich hätte nicht davon anfangen sollen.«

Anne lächelte schwach.

Wie schon vorhin im Salon schämte sich Lili.

»Ihr beide habt so viel durchgemacht«, sagte sie leise. »Und jetzt kümmert ihr euch um mich. Dabei sind meine Probleme im Vergleich total lächerlich.«

Margarethe hob tadelnd einen Zeigefinger. »Rede keinen Unsinn, Liebchen. Jeder Mensch hat seine eigenen Sorgen. Wie groß oder klein sie auch sein mögen. Sie mit anderen zu vergleichen, ist völlig sinnlos. Außerdem finde ich es schon ziemlich schlimm, was du durchmachst. Dies sollten die schönsten Jahre eures Lebens sein. Damit meine ich dich, John und Leo. Ihr seid jung, die Welt steht euch offen, und es sind neue, wunderbare Zeiten angebrochen. Aber nun ist dein Freund weg, du wirst vor lauter Traurigkeit immer weniger, und Leo … also bei dem Jungen würde ich gern mal wissen, was der jedes Wochenende so treibt in Hamburg.«

»Die schönsten Jahre unseres Lebens«, wiederholte Lili tonlos.

Sie verfielen alle drei in Schweigen, und Lili wunderte sich ein bisschen. Hatten Mutter und Großmutter sie nicht hierhergeschleppt, um mit ihr zu reden? Nun schien jedoch keine von beiden noch sonderliches Interesse an einem Gespräch zu haben.

Dann eben nicht, dachte Lili und lehnte sich zurück. Der Himmel über ihr verfärbte sich langsam orangerot, und zu ihrer eigenen Überraschung genoss sie diesen friedlichen Moment in Gesellschaft der beiden wichtigsten Frauen in ihrem Leben.

5. KAPITEL

»Wir sollten langsam zurück«, mahnte Anne mit einem Blick auf ihre Armbanduhr. »Ich bin schon seit anderthalb Stunden telefonisch nicht mehr erreichbar.«

Lili verstand. Es war höchste Zeit, sich nach Mias Wohlbefinden zu erkundigen.

»Aber wir haben noch gar nicht richtig geredet«, wandte Margarethe ein.

Sieh an, dachte Lili. *Jetzt kommen wir der Sache endlich näher.* Sie fragte sich, was die beiden bloß vorhatten, kam aber nicht drauf.

Anne erhob sich. »Das können wir auch zu Hause tun. Außerdem habe ich Hunger. Im Kühlschrank steht noch Kartoffelsalat, und ich kann uns ein paar Würstchen warm machen.«

Unwillkürlich lief Lili das Wasser im Mund zusammen. Allein das Wissen, dass Mutter und Großmutter ihr beistanden, ließ offenbar ihren Appetit zurückkehren.

»Hältst du das für eine gute Idee, Liebchen?«

»Wen meinst du?«, fragte Anne. »Mich oder Lili?«

Sie lächelte. »Euch beide. Ich habe euch beide sehr lieb.«

Anne feixte. »Dir fällt bloß kein neuer Kosename für Lili ein. Früher mal war ich dein einziges Liebchen.«

Auch Lili musste grinsen.

Ihre Großmutter setzte ebenfalls eine fröhliche Miene auf, wurde dann jedoch wieder ernst. »Eines Tages werde ich auch Mia so nennen, falls …«

Sie brach ab, doch Lili wusste genau, was sie hatte sagen wollen: falls Mia überhaupt das Erwachsenenalter erreichen würde. Bisher war sie nur Großmutters *Kindchen*.

Lili bemerkte, dass jegliche Farbe aus Annes Gesicht gewichen war, stand ebenfalls auf und drückte ihre Mutter fest an sich.

»Alles wird gut«, sagte sie.

Das war zwar nur ein frommer Wunsch, schien im Augenblick aber als Trost zu genügen, denn sie erntete einen dankbaren Blick von Anne, als sie ihre Mutter wieder losließ.

Zum ersten Mal fielen Lili einige silberne Strähnen im schwarzen Haar ihrer Mutter auf. Anne war erst vierundvierzig, aber womöglich waren die vielen Sorgen daran schuld. Der Gedanke stimmte Lili traurig. Wahrscheinlich würde sich ihre Mutter die Haare schon bald färben lassen. Als Avon-Beraterin musste sie makellos aussehen.

»Warum kann ich bloß nie meine Klappe halten?«, fragte Margarethe niemanden im Besonderen. »Und was ich eigentlich wissen wollte: Was ist mit Benno und Leo? Das hier ist Frauensache, dabei würden die zwei nur stören.«

»Sie arbeiten heute bis spät in der Werkstatt«, erwiderte Anne, die sich wieder gefasst hatte. »Benno will eine antike Frisierkommode restaurieren und hat Leo dazu verdonnert, ihm zu helfen. Zur Strafe, weil er gestern erst mittags bei der Arbeit aufgetaucht ist.«

Der Blick, den sie Lili nun zuwarf, war prüfend. »Weißt du, wann er Sonntagabend aus Hamburg zurückgekommen ist? Oben in der Mansarde kriegst du doch alles mit. Ich war bis spät auf, habe aber nichts gehört. Was mich ein bisschen wundert. Normalerweise weiß ich, was in meinem Haus vor sich geht.«

Lili drehte sich um und tat, als interessiere sie sich auf einmal brennend für das Gradierwerk.

Ihr Bruder hatte sich erst um sechs Uhr am Montagmorgen in sein Zimmer geschlichen. Lili, die ohnehin nicht richtig geschlafen hatte, war zu ihm rübergegangen und hatte ihm ins

Bett geholfen. Leo war gar nicht richtig bei sich gewesen und hatte nach Alkohol und etwas anderem, etwas Süßlichem gerochen.

Stunden später hatte sie ihn nur wecken können, indem sie ihm kaltes Wasser ins Gesicht spritzte. Irgendwie hatte er sich dann in die Werkstatt geschleppt, aber Lili konnte sich den Zorn ihres Vaters lebhaft vorstellen. Als Benno Jensen im Alter der Zwillinge gewesen war, hatte er in den Krieg ziehen müssen. Eine unbeschwerte Jugendzeit hatte er nie gekannt – entsprechend gering war seine Geduld mit seinem Sohn, der neuerdings nur Beatmusik, rauschende Partys und Alkohol im Sinn hatte.

»Nein, keine Ahnung«, log sie und machte zur Sicherheit noch ein paar schnelle Schritte von Mutter und Großmutter weg.

Weder Anne noch Margarethe glaubten ihr, das war ihr klar. Aber keine von beiden hakte nach. Es gab für sie dringlichere Probleme als Leos Hamburgbesuche.

In der nächsten Sekunde wurde Lili umgerannt.

Sie landete auf allen vieren und war zu überrascht, um einen Ton rauszubekommen.

Dafür schimpfte Margarethe los: »Sie Idiot! Wie kommen Sie dazu, meine Enkelin anzurempeln?«

»Die ist mir in den Weg gesprungen«, entgegnete eine Männerstimme.

»Was rennen Sie hier überhaupt rum? Das ist ein Kurpark und keine Galoppstrecke.«

»Ich renne nicht, ich jogge.«

»Wat?«

Lili rappelte sich auf. Sie war auf weichem Rasen gelandet und hatte sich nichts getan. Nur der Schreck saß tief.

Jetzt griff auch Anne ein. »Hören Sie mal, wie wär's, wenn Sie sich bei meiner Tochter wenigstens entschuldigen würden?«

»Warum sollte ich?«, kam es frech zurück.

»Weil sich das so gehört.«

Der Mann lachte.

Klingt eigentlich ganz sympathisch, dachte Lili und schaute ihn sich an.

Er war nur mittelgroß, wirkte aber kräftig. Das dunkelblonde Haar war mit einer Art Stirnband zurückgebunden, die tiefblauen Augen waren leicht zusammengekniffen.

Er sah auch nett aus, obwohl er sich so unhöflich benahm.

»Was haben Sie denn da überhaupt an?«, fragte nun wieder Margarethe. »Das ist ja skandalös.«

Lili kicherte. Ausgerechnet Margarethe fand etwas anstößig. Das war schon lustig. Erst letzte Woche hatte ihre Großmutter für Aufsehen gesorgt, als sie ihren Wilfried mitten auf dem Marktplatz so innig abgeküsst hatte, dass es aussah, als wollten die beiden an Ort und Stelle die sexuelle Befreiung von Senioren praktizieren. Lili war nicht dabei gewesen. Anne hatte ihr nur erzählt, vor Schreck hätten darauf sogar die Glocken im Rathausturm angefangen zu läuten. Was natürlich Quatsch war.

Der Mann, der sie umgerannt hatte, trug aber tatsächlich seltsame Sachen. Ein knallrotes Hemd und darunter eine weiße, sehr, sehr kurze Hose. Dazu Sportschuhe und Socken.

Margarethe deutete auf die Hose. »Sie können hier doch nicht einfach im Schlüpper rumrennen und unschuldigen alten Damen die Schamesröte ins Gesicht treiben. Das Ding ist so weit, da kann man ja alles sehen.«

Anne und Lili sahen einander an und brachen in schallendes Gelächter aus.

»Schlüpper?«, fragte der Mann verwirrt zurück. Er war vielleicht ein paar Jahre älter als Lili und wünschte sich wahrscheinlich brennend, von der verrückten Alten wegzukommen. Tatsächlich trottete er auf der Stelle, aber die drei Frauen umstanden ihn im Halbkreis, und hinter ihm war das Gradierwerk.

»Na, die Bux, die normale Männer darunter tragen«, klärte Margarethe ihn freundlich auf. »Ich weiß ja nicht, wo sie herkommen, aber bei uns ist so was nicht üblich.«

»Ich bin aus Uelzen«, entgegnete er.

Die Kleinstadt lag nur rund vierzig Kilometer südlich von Lüneburg. Lilis Mutter hatte auch dort Kundinnen und fuhr einmal in der Woche hin.

»Und ich ... ähm ... ich trag durchaus noch eine Unterhose.«

»Kann ja jeder behaupten. Lassen Sie mal sehen.«

»Oma, jetzt reicht es«, mischte sich Lili ein. »Du hast dich genug für mich gerächt.«

Margarethe grinste, dann wandte sie sich wieder an den Mann. »Sie haben meine Enkelin gehört, Jungchen. Dann will ich mal Ruhe geben. Wer sind Sie überhaupt?«

»Gestatten, Paul Habermann. Seit letztem Jahr Sportlehrer am Johanneum.«

Leo hatte das besagte Realgymnasium besucht, während Lili auf das Mädchengymnasium der Wilhelm-Raabe-Schule gegangen war. Aber beide waren schon lange keine Schüler mehr, und Lili hatte diesen Mann sowieso noch nie gesehen.

»Aha«, bemerkte Margarethe spitz. »Deshalb diese Rennerei.«

»Wie gesagt, ich renne nicht, ich jogge.«

Offenbar war Paul Habermann so erleichtert darüber, dass nicht mehr von seiner Sporthose die Rede war, dass er nun freundlich Auskunft gab. »Das ist eine moderne Form des Dauerlaufes. Ein Trainer aus Neuseeland hat das vor einigen Jahren erfunden, dann schwappte die Welle nach Amerika rüber. Inzwischen machen das dort schon sehr viele Leute. Ist eine sehr gesunde Art des Ausdauersports. Mein Bruder lebt in New York und hat mir davon geschrieben. Ich probiere das seit ein paar Wochen aus, und es ist wirklich eine gute Sache. Mit etwas Übung kommt man nicht außer Atem und …«

»Halt!«, fuhr Margarethe energisch dazwischen. »Das genügt. Wir haben's kapiert. Und kommen Sie uns bloß nicht mit den Amerikanern. Mit denen haben wir noch ein Hühnchen zu rupfen.«

»Wie bitte?«

»Leben Sie wohl, junger Mann. Und passen Sie das nächste Mal auf, wo sie hinrennen.«

Mit einer Handbewegung entließ ihn Margarethe, und nach kurzem Zögern trottete er wieder los. Kurz warf er Lili noch einen Blick zu, aber sie schaute schnell weg.

»Ist dir wirklich nichts passiert?«, fragte Anne.

»Nein. Zum Glück habe ich Jeans an. Die haben bloß ein paar Grasflecken.«

Sie machten sich auf den Rückweg.

Margarethe schimpfte noch eine Weile über die Rücksichtslosigkeit der heutigen Jugend, Anne konzentrierte sich auf den Verkehr, der nun am Abend nicht mehr ganz so stark war, Lili schaute aus dem Fenster und war mit ihren Gedanken wieder bei dem Sportlehrer.

Würde das von nun an immer so sein? Das jede bloße Erwähnung von Amerika ihr einen schmerzhaften Stich versetzte?

Das wäre ja schrecklich, überlegte sie bedrückt.

Als sie das schmale Backsteinhaus in der Papenstraße erreichten, stürzte Anne sofort zum Telefon im Flur und rief in Bardowick an.

Lili beobachtete ihre Mutter genau. Wenn sie die Schultern hängen ließ, gab es Grund zur Sorge. Wenn sie stocksteif dastand, musste sie wahrscheinlich sofort wieder losfahren, weil

Mia im Krankenhaus war. Wenn sie jedoch, wie jetzt, entspannt mit dem Telefonkabel spielte, war alles in Ordnung.

Tatsächlich beendete sie das Gespräch und drehte sich zu Lili und Margarethe um. »Es geht ihr wunderbar. Mutti sagt, sie schläft schon seit einer halben Stunde.«

Im Gesicht ihrer Mutter entdeckte Lili die übliche Mischung aus Erleichterung und Schuldgefühl.

Dabei konnte von Schuld keinerlei Rede sein. Ein einziges Mal nur hatte Anne während ihrer Schwangerschaft ein Beruhigungsmittel geschluckt, das ihr vom Hausarzt verschrieben worden war. Niemand hatte damals ahnen können, dass dieses Medikament namens »Contergan« verheerende Auswirkungen auf die Entwicklung eines Embryos haben konnte.

Bei Mias Geburt schien zunächst auch alles normal zu sein. Dass der linke Arm ein wenig kürzer war als der rechte, fiel kaum jemandem auf. Doch als sie im Alter von einem halben Jahr anfing, ständig krank zu sein, wurde sie gründlich untersucht. Das Baby habe eine schwache Lunge, hieß es vage. Genaueres konnte nicht festgestellt werden. Doch jeder noch so kleine Infekt führte bei Mia zu Atemnot, hohem Fieber und Krampfanfällen. Weil sie so oft krank war, hinkte sie in ihrer Entwicklung anderen Kindern hinterher. So häufig, dass Lili es schon nicht mehr zählen konnte, hatten ihre Eltern den Notarzt holen müssen oder waren direkt mit ihrer Jüngsten ins Krankenhaus gefahren, weil sie kaum noch Luft bekam. Zwar war sie zu Ostern eingeschult worden, aber sie schaffte es nur dank ihrer ausgeprägten Intelligenz, einigermaßen mit ihren Klassenkameraden Schritt zu halten.

Seit Jahren wurde Mia auch regelmäßig im Kurhaus behandelt, und die heilsame Sole half ein wenig. Doch sie blieb ein schwächliches, anfälliges Kind. Inzwischen wusste die Familie, dass Mias linker Lungenflügel nicht vollständig ausgebildet war.

»Wenn ihr es nur endlich mal tun würdet. So langsam glaube ich, ihr wollt mich einfach nur ein bisschen aufheitern.«

»Daran ist nur der Hallodri im Schlüpper schuld«, behauptete Margarethe. »Der hat uns völlig aus dem Konzept gebracht. Und jetzt muss ich erst mal was essen. Sonst habe ich keine Kraft für die große Neuigkeit.«

Lili gab sich geschlagen, und während Mutter und Großmutter mit großem Appetit zulangten, stocherte sie nur in ihrer halben Portion herum.

Ihr Hunger war schon wieder verflogen. Was auch immer ihre Mutter und Großmutter aushecken mochten – es würde ja sowieso nichts ändern. John war in Kalifornien, und sie war hier.

Margarethe deutete mit der Messerspitze auf ihren Teller. »Wir erzählen es dir nur, wenn du aufisst.«

Lili fand das lächerlich. Sie war schließlich kein Kind mehr! Aber sie saß auf der Eckbank zwischen den beiden und sah keinen Ausweg, wollte sie nicht unter den Tisch krabbeln – was nun wirklich unreif gewesen wäre. Also gab sie nach und aß ein halbes Würstchen und zwei Löffel Kartoffelsalat.

»Zufrieden?«

»Einigermaßen«, meinte Margarethe und wandte sich dann an ihre Schwiegertochter. »Sag mal, Anne, du hast nicht zufällig was von Willis Wacholderschnaps da? Ich könnte ein Schlückchen vertragen.«

Lili schmunzelte. Wilfried Eggert war berühmt für seinen selbst gebrannten Gin. Im Krieg hatte er damit gute Geschäfte gemacht, und noch immer füllte er regelmäßig ein paar Flaschen für den Eigenbedarf ab.

»Ganz bestimmt nicht«, erwiderte Anne. »Der hat mindestens fünfzig Prozent Alkoholgehalt. So was kommt mir nicht ins Haus.«

»Schade. Nun, dann muss es auch so gehen. Lili, du fliegst nach Amerika.«

Lili hatte gerade ihr Wasserglas zur Hand genommen und stellte es nun mit einem leisen Knall ab. Sie musste sich verhört haben, oder etwa nicht?

»Wir wollten es ihr doch schonend beibringen«, rügte Anne sanft.

Margarethe hob die runden Schultern. »Aber es ist schon spät, mein Willi wartet, und irgendwann müssen wir ja mal mit der Sprache herausrücken.«

Lili schaute aus dem Küchenfenster nach draußen und stellte fest, dass es tatsächlich dunkel geworden war.

Als ob das jetzt wichtig wäre, dachte sie und stellte fest, dass sie möglicherweise unter Schock stand.

»Kannst du das bitte wiederholen?«, bat sie ihre Großmutter leise.

»Ich glaube, *Lili* braucht jetzt den Schnaps«, meinte Margarethe, und weil sie sich ein weiteres Stück Würstchen in den Mund schob, sprach Anne an ihrer Stelle: »Wir haben gesammelt, und alle haben etwas dazugegeben. Sogar Oma Luise hat von ihrer kleinen Pension was abgezweigt. In zwei Wochen geht dein Flugzeug ab Hamburg. Oder schon in zehn Tagen? Moment mal.«

Sie streckte den Arm aus, öffnete eine Schublade im Büfett hinter sich, wühlte eine Weile darin herum und brachte schließlich einen Zettel zum Vorschein. »Die Unterlagen werden noch im Reisebüro zusammengestellt. Margarethe und ich waren ja erst heute morgen da und haben gebucht. Aber hier steht alles Wichtige drauf.«

Sie wollte Lili den Zettel reichen, entdeckte dann die zitternden Hände ihrer Tochter und las selbst vor, was darauf geschrieben stand: »Abflug am Sonnabend, dem 31. August, um sieben in der Früh ab Fuhlsbüttel. Umsteigen in Frankfurt, Zwischenstopps in Paris und Montreal, Ankunft um neun Uhr am Abend in San Francisco. Aber das verstehe ich, ehrlich gesagt, nicht. Der Flug dauert ungefähr vierundzwanzig Stunden. Wieso bist du dann schon nach knapp vierzehn Stunden da?«

»Das liegt am Zeitunterschied«, erklärte Lili und stellte fest, dass sie sich langsam von dem Schock erholte. Wahrscheinlich war es hilfreich, sich mit messbaren Dingen wie der Zeit zu beschäftigen. »Ich glaube, in San Francisco ist es sehr viel früher als hier. Vielleicht neun oder zehn Stunden. John hat mir das mal erklärt. Auf die Minute genau weiß ich es aber nicht mehr.«

»Ach so. Na, dann leuchtet das ein. Wir haben dir auch für einen Monat ein Zimmer in einer Frühstückspension gemietet. Schließlich wissen wir nicht, ob bei Johns Vater Platz für dich ist.«

Oder ob ich dort überhaupt willkommen bin, fügte Lili in Gedanken hinzu.

Laut sagte sie nur: »Das ist ja schon in zehn Tagen. Ich kann unmöglich so kurzfristig abreisen.«

»Warum nicht? Außerdem sind es elf Tage.« Ihre Mutter war anscheinend der Meinung, so eine Reise um die halbe Welt sei eine Kleinigkeit.

»Ich … muss mich doch darauf vorbereiten. Brauche ich nicht zum Beispiel ein Visum?«

»Darum kümmert sich das Reisebüro. Deinen Pass habe ich gleich dagelassen.«

»Und was ist mit meinen Kundinnen?«

»Die werden eben mal auf dich verzichten müssen«, sagte Anne kategorisch. »Du kündigst rechtzeitig an, dass du im September nicht da bist. Zur Not kann ich aushelfen, wenigstens so lange es nur ums Schminken geht.«

»Aber …«

»Himmeldonnerwetter!«, fuhr Margarethe dazwischen. »Du tust ja geradezu, als müsstest du ein Herz verpflanzen. Wie dieser gut aussehende Chirurg letztes Jahr in Südafrika. Du bist aber bloß Kosmetikerin, Liebchen. Die Damen werden schon eine Weile ohne dich überleben.«

Lili und Anne schwiegen verblüfft.

Erst nach einer Weile sagte Anne: »Ein Herz verpflanzen muss sie natürlich nicht, aber vielleicht zwei einsame Herzen retten.«

Margarethes Lippen kräuselten sich. »Hübsch gesagt und sehr treffend. Nun, Lili, noch Einwände?«

»Ich … nein.«

»Das will ich dir auch geraten haben. Deine Pension liegt in Hai-Ascheburri. So heißt angeblich das Viertel, wo die meisten Hippies leben. Pass bloß gut auf dich auf, Liebchen.«

»Wie heißt das?«

Anne reichte ihr nun doch den Zettel, und Lili las darauf »Haight-Ashbury«. Ihr Schulenglisch mochte eingerostet sein, aber sie hatte oft mit John aus Spaß heraus in der Sprache seines Vaters geredet.

Wirklich nur aus Spaß?, fragte sie sich nun unwillkürlich. *Oder hat er sich in Wahrheit schon damals auf sein neues Leben in Amerika vorbereitet?*

Sie forschte in den fröhlichen Mienen ihrer Mutter und Großmutter. Beide schienen fest davon überzeugt zu sein, dass Lili nur nach Amerika reisen musste, damit alles wieder gut würde. Sie selbst hingegen war voller Zweifel, doch sie nahm sich vor, sie nicht zu zeigen. Sonst würde Margarethe gleich wieder schimpfen. Die Kosten allerdings machten ihr schwer zu schaffen.

»Das ist wahnsinnig teuer. So viel hat niemand von euch. Ich habe mich nach Johns Abreise erkundigt. Ein Hin- und Rückflug mit Lufthansa kostet ungefähr so viel wie ein Farbfernseher, den Papa so gern hätte. Um die zweitausend Mark. Und die Unterkunft ist bestimmt auch nicht billig.«

Anne betrachtete sie liebevoll. »Du hast also selbst schon mit dem Gedanken gespielt?«

»Ja«, gab Lili zu. »Aber nur ganz kurz. Wie gesagt, ich fand es unbezahlbar.«

»Erinnerst du dich daran, dass dein Vater und ich eine Zeit lang Geld für dein Studium zurückgelegt haben?«

»Und für Leos auch.«

»Wir finden, besser könnte das Gesparte nicht angelegt werden. Schließlich geht es hier um dein Glück und deine Zukunft.«

»Aber … was soll ich da denn machen?«

»Natürlich deinen Schatz zurückholen«, erklärte Margarethe mit vollen Backen. »Ich dachte, das hätten wir schon geklärt.«

»Das lässt er sich bestimmt nicht gefallen«, wandte Lili ein, während ihr Puls vor Aufregung raste. Amerika! John! Nicht einmal im Traum hatte sie sich vorgestellt, so etwas Verrücktes zu tun.

»Sieh es mal so«, schlug Anne vor. »Du erweiterst deinen Horizont und kannst dich auch beruflich fortbilden. Bestimmt kommen dir dort Ideen für deinen Kosmetiksalon. Es ist also durchaus auch eine Investition in die Zukunft. Außerdem …«

Sie brach ab.

»Außerdem?«, fragte Lili.

Margarethe mischte sich wieder ein. »Wir finden, auf die eine oder andere Art wirst du dann Klarheit haben. Dieser Zustand ist ja nicht auszuhalten. Geh zu deinem Johnnyboy, und stell ihn zur Rede. Wenn er nicht zurückkommen will, dann weißt du wenigstens Bescheid und kannst von vorn anfangen … Anne, der Schnaps!«

Doch da war Lili schon in ihrer Ecke zusammengesunken und hörte nur noch undeutlich, was gesagt wurde.

Ihre Mutter beteuerte erneut, sie habe keinen Alkohol im Haus, Margarethe überlegte, ob sie schnell rüber in ihre Wohnung laufen oder Willi samt Buddel telefonisch herbestellen sollte. Aber noch bevor eine Entscheidung getroffen werden konnte, standen plötzlich Benno und Leo in der Küche.

Lili rieb sich die Augen. Wie kam es, dass der Tisch schon abgeräumt war? Eben hatte sie doch noch von ihrem Wasser trinken wollen. Waren womöglich Stunden vergangen? Und wieso lag sie ausgestreckt auf der Eckbank?

»Was ist los mit ihr?«, fragte Benno seine Frau und deutete auf Lili.

»Alles in Ordnung«, erwiderte Anne. »Sie musste sich nur ein bisschen ausruhen.«

Lili, noch immer verwirrt, sah zu ihrem Vater und Bruder hoch. Wie ähnlich sie sich doch sahen! Wäre der Altersunterschied nicht gewesen, hätten die zwei als Brüder durchgehen können.

Im Augenblick hatten sie sogar beide den gleichen bedrückten Gesichtsausdruck, und instinktiv begriff Lili, dass die Sorge der beiden Männer nicht ihr galt.

6. KAPITEL

Was guckt ihr denn so finster aus der Wäsche?«, fragte Margarethe. »Wir haben hier gerade eine frohe Botschaft verkündet, und ihr seht aus, als wäre der Dritte Weltkrieg ausgebrochen.«

»Fast«, knurrte Benno. Er knackte laut mit den Fingerknöcheln. Eine Angewohnheit, die immer dann auftrat, wenn er besonders angespannt war.

»Habt ihr euch etwa wieder gestritten? Oder geprügelt? Wann wirst du endlich erwachsen, mein geliebter Holzkopp?«

Weder Benno noch Leo erwiderten etwas darauf, und Lili erkannte schlagartig, dass etwas viel Schlimmeres als eine Schlägerei passiert sein musste. Die beiden wirkten nicht wie sonst, wenn sie aneinandergeraten waren. Sie machten vielmehr den Eindruck, als wären sie gleichermaßen erschrocken.

Auch Anne schien das zu bemerken, denn sie forderte Mann und Sohn auf, sich erst einmal zu setzen und etwas zu essen.

Benno nahm neben seiner Frau Platz, Leo rutschte zu Margarethe auf die Eckbank. Sie vertilgten jeder drei Würstchen und eine große Portion Kartoffelsalat. Innerhalb von wenigen Minuten waren die Schüsseln leer.

Lili staunte schon lange nicht mehr über den Appetit ihres Vaters und Bruders. Die beiden verrichteten harte körperliche Arbeit und brauchten ihre tägliche Kalorienmenge. Allerdings fiel ihr auf, dass Leo nicht mehr so kräftig wirkte wie noch zu Anfang des Jahres.

Hat er abgenommen?, fragte sie sich. *Und wieso ist mir das nicht früher aufgefallen?*

Weil ich zu sehr mit meinem eigenen Leben beschäftigt war, gab sie sich selbst zur Antwort.

Wahrscheinlich waren sowieso nur die vielen durchgefeierten Nächte in Hamburg daran schuld. So ein Lebenswandel zehrte selbst an dem gesündesten jungen Mann.

Sie nahm sich vor, mit Leo zu reden. Es konnte so nicht weitergehen mit ihm. Er musste aufhören, sich ganze Wochenenden lang herumzutreiben. Selbst Mia fragte immer häufiger nach ihrem geliebten großen Bruder und weinte, wenn er nicht da war.

Noch vor meiner Abreise, schwor sich Lili, *werde ich ihm sagen, dass er so nicht weitermachen kann. Auf mich wird er schon hören.*

Gleichzeitig durchströmte sie ein leichtes, helles Glücksgefühl und nahm die Schwere der letzten Wochen von ihren Schultern.

Ich fliege nach San Francisco. Zu John. Alles wird gut. Wir werden uns aussprechen, und dann kommt er mit mir zurück.

Eine leise Stimme in ihrem Kopf erklärte ihr, dass sie sich diese Reise lieber nicht in allzu rosaroten Farben ausmalen sollte. Es könnte genauso gut sein, dass es John in Amerika besser gefiel als in Deutschland. Es könnte zudem auch sein, dass er schon eine neue Freundin gefunden hatte – eines dieser bildhübschen, langhaarigen Blumenmädchen, die man im Fernsehen sah.

Aber sie hörte nicht länger auf die warnende Stimme. Lili hatte ihren Optimismus wiedergefunden und war fest entschlossen, den Mann, den sie liebte, heimzuholen.

Voller Dankbarkeit schaute sie erst ihre Mutter, dann ihre Großmutter an – und erschrak.

Beide wirkten überaus besorgt, und während die Männer ihr Essen mit einem Bier hinunterspülten, trommelten sie in unregelmäßigem Rhythmus mit den Fingern auf der Tischplatte.

Das machte Lili mehr Angst, als sie zugeben mochte.

Mit Mia war alles in Ordnung, sonst hätte Oma Luise längst angerufen. Es musste etwas anderes passiert sein, etwas Großes. So wie damals das Feuer im Alten Kaufhaus im Wasserviertel, bei dem ganz Lüneburg hätte abbrennen können. Ihre Eltern hatten bei den Löscharbeiten geholfen, sie selbst und Leo waren bei Margarethe gewesen und hatten nicht viel mitgekriegt.

Sie schauderte.

»Raus mit der Sprache!«, forderte Margarethe Sohn und Enkel auf. »Was ist los, was habt ihr?«

Doch keiner schien anfangen zu wollen. Benno legte seine schaufelgroßen Hände flach auf den Tisch, Leo fummelte am Etikett seiner Bierflasche herum. Beide schwiegen hartnäckig.

Lili ahnte, dass sie noch ein paar Minuten lang den Frieden und die Sorglosigkeit in der heimischen Küche genießen wollten.

Als Erster machte schließlich ihr Bruder den Mund auf, aber er fragte bloß in die Runde: »Was für eine frohe Botschaft denn?«

»Du hast nichts davon gewusst?«, fragte Lili zurück und fühlte einen Anflug von Schuldbewusstsein. Schließlich wurde auch Leos Geld für ihren teuren Flug verwendet. Andererseits hatte er schon vor Jahren lauthals erklärt, niemand in der Familie müsse für sein Studium sparen, denn er wolle Tischler werden wie sein Vater – was Benno anfangs erzürnt, zuletzt aber doch gefreut hatte.

»Die Familie hat gesammelt«, erklärte sie ihm. »Ich fliege nach San Francisco zu John.«

Leo riss die Augen auf. »Ist ja ein Ding! Meine kleine Schwester reist in die große weite Welt hinaus! Ganz alleine!«

»Ich bin nicht deine kleine Schwester. Ich bin sieben Minuten älter als du.«

»Aber fast einen Kopf kleiner.«

»Na und? Bist du jetzt etwa neidisch, weil ich in die Staaten fliege?«

Leo nickte heftig. »Und wie! Kann ich mit?«

»Für zwei reicht das Geld nicht.«

»Mist.«

Er zerkrümelte das abgepulte Etikett zwischen den Fingern. »Und? Hast du Angst?«

»Wovor?«, fragte sie argwöhnisch. »Meinst du, dass John mich nicht sehen will?«

»Hä? Nee, daran habe ich jetzt gar nicht gedacht. Glaubst du das denn?«

Lilis Magen krampfte sich zusammen. »Woher soll ich das wissen? Ich habe nichts von ihm gehört. Ich dachte, du als sein Freund …«

»Wir haben uns in letzter Zeit nicht mehr viel gesehen«, gab Leo zu.

»Weil du kaum noch in Lüneburg bist. Scheint dir ja nicht mehr gut genug zu sein.«

Er zuckte kurz mit den Schultern. »Lassen wir das. Eines ist sicher: Wenn John nur ein bisschen Grips in der Birne hat, dann wird er glücklich sein, dass du Meere, Berge und Täler überquerst, um bei ihm zu sein.«

Fast hätte Lili gelacht. Das klang ein bisschen, als würde sie für ihren Liebsten eine strapaziöse Seereise und eine abenteuerliche Fahrt mit Pferd und Planwagen auf sich nehmen.

Dann fiel ihr auf, dass Leo erfolgreich von ihrer Bemerkung über seine häufige Abwesenheit abgelenkt hatte. Sie ließ es ihm durchgehen. Zu viel anderes beschäftigte sie im Augenblick.

»Eigentlich wollte ich wissen, ob du Angst vorm Fliegen hast«, setzte ihr Bruder hinzu.

Lili erstarrte. Diese Möglichkeit war ihr noch gar nicht in den

Sinn gekommen. »Ich … keine Ahnung. Ich bin ja noch nie geflogen.«

»Es kann nämlich ganz schön gefährlich werden da oben am Himmel. Es gibt Turbulenzen, oder die Motoren fallen aus, oder der Pilot wird ohnmächtig …«

Sie verpasste ihm einen Klaps und spürte, wie ihr alles Blut aus dem Gesicht wich.

»Du bist gemein.«

»Und ein Holzkopp wie dein Vater«, mischte sich Margarethe ein. »Warum musst du deiner Schwester unbedingt Angst einjagen? Die Reise wird schon aufregend genug.«

»Leo, sei nett«, mahnte Anne. »Benimm dich wie ein richtiger Bruder.«

Der hob die Arme, als wolle er sich ergeben. »Hab doch nur Spaß gemacht. Tut mir leid.«

Er schaute Lili an. »Ich bin wirklich furchtbar neidisch, kleine Schwester.«

»Schon in Ordnung«, erwiderte sie matt und fragte sich, ob ihr wohl schlecht werden würde da oben am Himmel. Sie hielt es für ziemlich wahrscheinlich. »Ich glaube, ich werde zur Sicherheit nichts essen.«

»Das wäre aber ganz schön dumm«, protestierte Leo. »Ich habe gehört, dass die Mahlzeiten an Bord ziemlich gut sein sollen. Ach, und bringst du mir was mit aus San Francisco?«

»Wenn ich kann, gerne. Was denn?«

»Das überlege ich mir noch. Es muss etwas ganz Besonderes sein.«

Sie lächelten einander über den Tisch hinweg zu. Eben noch hätten sie fast gestritten, nun waren sie wieder ein Herz und eine Seele. Das war so typisch für die Zwillinge, dass auch Anne und Margarethe schmunzelten.

»Hört auf, ihr beiden!«, donnerte plötzlich Benno. »Das

reicht jetzt! Meine Tochter fährt nicht nach Amerika, und damit basta!«

Fehlt nur noch, dass er mit der Faust auf den Tisch haut, schoss es Lili durch den Kopf. In diesem Augenblick liebte sie ihren Vater kein bisschen. Warum musste er auf einmal den Tyrannen herauskehren? Sie verstanden sich doch sonst so gut!

»Das hast du nicht zu entscheiden«, sagte Anne mit leiser, aber fester Stimme zu ihrem Mann. »Lili ist erwachsen und kann tun und lassen, was sie will. Außerdem waren wir uns einig, dass wir sie unterstützen wollen. Hast du das etwa schon vergessen?«

Benno rieb sich mit seinen rauen Händen übers Gesicht. Lili glaubte, ein reibendes Geräusch zu hören, wie wenn ein Stück Holz mit Schmirgelpapier bearbeitet wurde.

Leo wiederum pfiff leise eine Melodie.

Sie brauchte einen Moment, dann erkannte sie den Song »San Francisco« von Scott McKenzie vom vergangenen Jahr, als junge Leute im »Summer of Love«, dem Sommer der Liebe, mit Blumen und Kundgebungen friedlich gegen Krieg und Gewalt demonstrierten – ohne jedoch viel ausrichten zu können.

Benno ließ von seinem Gesicht ab und warf seinem Sohn einen bösen Blick zu, bevor er fortfuhr: »In Amerika ist es zu gefährlich. Gerade jetzt.«

Leo schaute seinen Vater ebenfalls an, ziemlich trotzig, aber er hörte auf zu pfeifen. Und auf einmal schien ihm ebenfalls wieder einzufallen, weshalb sie überhaupt in die Küche hereingeplatzt waren. Sein Blick verdüsterte sich, und Lili schauderte erneut.

»Was meinst du mit ›gerade jetzt‹?«, wollte Margarethe wissen.

Benno wand sich unter der allgemeinen Aufmerksamkeit. »Da wird wild rumgeballert.«

Das klang ausweichend, so als wollte er immer noch nicht ganz mit der Sprache herausrücken.

»Du guckst zu viel fern«, stellte Margarethe trocken fest. »Es geht nicht überall auf der Welt so zu wie auf der Ponderosa Ranch.«

Benno schüttelte den schweren Kopf. »Ich meine es ernst. John F. Kennedy, Martin Luther King, Robert Kennedy. Alle erschossen.«

»Mag ja sein. Aber das waren berühmte Männer, Präsident, Bürgerrechtler, Senator. Unsere Lili ist nur ein Mädchen auf Liebesmission.«

Liebesmission klang irgendwie komisch, fand Lili und warf ein: »Ich habe auch einen beruflichen Plan. Ich möchte ein paar Kosmetiksalons besuchen. Vielleicht von Elizabeth Arden oder Helena Rubinstein. Bestimmt werde ich einiges Neues lernen. Die amerikanische Schönheitsbranche ist viel weiter als die deutsche.«

Den Plan hatte sie sich eben erst zurechtgelegt, aber er klang seriös, fand sie.

»Genau«, sagte Anne. »Es ist sozusagen eine Geschäftsreise.«

»Außerdem«, fügte Margarethe hinzu, »wird bekanntlich in Deutschland auch rumgeballert. Wisst ihr noch? Letztes Jahr dieser arme junge Student Benno Ohnesorg in Berlin? Abgeknallt von einem Polizisten, bloß weil er gegen den Besuch des ollen Schahs aus Persien protestiert hat. Es kann überall auf der Welt gefährlich sein. Und es kann jeden von uns jederzeit treffen. Im Leben ist gar nichts sicher, so viel ist mal klar.«

Vater und Sohn tauschten einen Blick, der auf Lili diesmal hilflos wirkte.

»Mutter hat recht«, gab Benno schließlich zu. »Es ist nirgends sicher. Und ganz besonders nicht bei uns.«

Margarethe langte über den Tisch und gab ihm einen Klaps

auf den Arm, als wäre er noch ein kleiner Schuljunge und kein Familienvater von Mitte vierzig.

»Vielleicht bist du ja so freundlich und klärst uns endlich mal auf?«

»Ihr habt hier nichts mitgekriegt?«

»Nein«, sagte Anne.

Lili bekam es jetzt wirklich mit der Angst zu tun. Was immer ihr Vater gleich sagen würde, konnte ihre Reise noch vereiteln.

Benno holte tief Luft und sah einen nach dem anderen an. Sein Blick blieb auf Anne liegen. »Du hast mir zu Weihnachten das Transistorradio für die Werkstatt geschenkt.«

»Ja, und?« Ihre Stimme klang zittrig, bemerkte Lili. Auch ihre Mutter ahnte also, dass gleich etwas Schlimmes folgen würde.

»Tja, du weißt, dass dein Sohn hier das Gerät den ganzen Tag laufen lässt. Immer diese laute Beatmusik. Mich macht das ganz verrückt. Ich stopfe mir schon Watte in die Ohren, und manchmal stelle ich es einfach ab.«

»Komm zum Punkt!«, verlangte Margarethe. »Sonst setzt es was!«

Benno schien weiterhin nur mit seiner Frau zu sprechen. »Das Programm wurde vorhin unterbrochen. Die Tschechoslowakei wird von Truppen des Warschauer Pakts besetzt.«

»Großer Gott!«, stieß Margarethe aus.

Lili spürte, wie sie erbleichte. Erschüttert sah sie Leo an, doch der hielt den Kopf gesenkt.

Allen Familienmitgliedern war bewusst, was diese Nachricht zu bedeuten hatte: Der Prager Frühling war zu Ende. Alexander Dubček, Generalsekretär der Kommunistischen Partei, hatte den Menschen Anfang des Jahres Hoffnung auf ein besseres, freieres Leben gemacht. Gemeinsam mit anderen Reformern hatte er das Land liberalisiert.

Überall in der westlichen Welt, und ganz besonders in der Bundesrepublik, war dieses mutige Vorgehen mit Begeisterung aufgenommen worden. Plötzlich gab es so etwas wie Vertrauen in eine Zukunft ohne Kalten Krieg, ohne eine Grenze, die Deutschland von Nord nach Süd in zwei Hälften teilte.

Lili dachte daran, wie ihre Großmutter vor noch nicht einmal drei Wochen von den schönen neuen Zeiten gesprochen hatte. Jetzt saß Margarethe mit offenem Mund da und ließ Benno alles wiederholen, was er wusste.

Viel war es nicht. »Wir sind ja gleich hergekommen, nachdem wir die Nachricht gehört haben. Erst sind sowjetische Militärmaschinen auf dem Flughafen gelandet, dann sind die Panzer eingerollt.«

»Wie furchtbar«, flüsterte Anne. Sie griff nach der Hand ihres Mannes und hielt sie ganz fest.

Lili ahnte, was in ihren Eltern vorging. Sie hatten beide im Krieg Schreckliches erlebt. Anne war nur knapp dem Hamburger Feuersturm entkommen und hatte ihren geliebten Bruder Fritz verloren. Benno hatte schwer verwundet hinter der russischen Front nur durch ein Wunder überlebt und war als gebrochener Mann, der zu viel Grausamkeit gesehen hatte, heimgekehrt.

Wieder blickte sie zu Leo. Er sah aus, als sei er schlagartig in sich zusammengefallen. Hatte er nicht auch, wie so viele andere ihrer gemeinsamen Freunde, noch vor ein paar Monaten behauptet, die jungen Leute, egal ob Studenten oder Arbeiter, würden aus der Welt einen besseren Ort machen?

Damals hatte er gerade angefangen, seine Wochenenden in Hamburg zu verbringen, und oft hatte er seiner Schwester mit leuchtenden Augen von den aufregenden Diskussionen erzählt, deren Zeuge er geworden war.

Lili hatte interessiert zugehört, sich so manches Mal aber

auch gedacht, dass hier schon sehr viel Idealismus und wenig echte Perspektive mit dabei war.

»Was wird nun geschehen?«, fragte Anne.

»Das weiß niemand«, erwiderte ihr Mann. »Aber wir sollten auf alles vorbereitet sein. Die Grenze zu Ostdeutschland ist nicht weit. Hier bei uns im Zonenrandgebiet wird es als Erstes losgehen, wenn die Russen …«

Plötzlich reichte es Lili. »Hört auf! Sofort!«

Ihre Eltern, ihre Großmutter und auch Leo wandten sich ihr überrascht zu. Niemand war einen so energischen Tonfall von ihr gewohnt.

»Warum müsst ihr gleich vom Schlimmsten ausgehen?«, fragte sie. »Was soll dieser schreckliche Pessimismus? Gut, es kann sein, dass die Tschechoslowakei mit ihrer Liberalisierung im Ostblock vielleicht nicht durchkommen wird, aber das heißt doch nicht gleich, dass die Sowjets die ganze Welt überfallen werden. Westdeutschland ist Mitglied der NATO. Wir sind stark. Wir lassen uns nichts gefallen.«

Sie fand selbst, dass sie ein bisschen wie ein Politiker klang, aber ihre Worte schienen zu den anderen durchzudringen, und auch ihre eigene Angst schrumpfte dadurch ein wenig zusammen.

Leo nickte. »Ganz genau. Hinterm Eisernen Vorhang müssen die Leute parieren, aber wir sind frei, und wir … Aua!«

Margarethe hatte ihn fest in den Arm gekniffen.

»Du Dösbaddel! Hat dir die Feierei in Hamburg das Hirn zersetzt?«

Lili stutzte und vergaß für einen Moment die Weltpolitik. Eine Furcht beschlich sie, die nichts mit Panzern oder Raketen zu tun hatte.

Leo und sie mochten nicht wie Zwillinge aussehen, doch sie hatten diese besonders innige, fast schon wundersame Verbindung zueinander, und auf einmal schien es Lili, als lichtete sich ein Schleier und zeige ihr, was wirklich mit ihrem Bruder los war. Er liebte nicht nur die aufregenden Diskussionen, die Proteste gegen das Establishment und das Nachtleben in der Großstadt. Er trank nicht nur gern ein bisschen zu viel, er war auch …

Sie bekam den Gedanken nicht richtig zu fassen und wurde gleich darauf abgelenkt, weil es an der Haustür klingelte.

»Die Russen kommen«, orakelte Margarethe. »Von wegen ›Die schönsten Jahres unseres Lebens‹. Jetzt geht's uns allen an den Kragen.«

»Mutter!«, rief Benno.

Margarethe schlug sich erschrocken eine Hand vor den Mund.

»Herrjemine! Ich bin nicht besser als unser Leo mit den großen Augen.«

Nicht seine Augen sind groß, dachte Lili. *Nur die Pupillen wirken riesig.*

Wieder die Türklingel.

»Ich geh schon«, sagte Leo.

Kurz darauf standen Franziska und Piet Raben in der Küche.

Die brünette Franziska und der blonde Piet gaben ein ähnlich unterschiedliches Paar ab wie Anne und Benno, aber Lili hatte schon immer gedacht, dass sie wunderbar zusammenpassten. Sie gingen voller Zuneigung miteinander um, und Franziska war glücklich, seit er in ihr Leben getreten war.

Allerdings wirkten auch sie beide in diesem Moment zutiefst verstört.

»Habt ihr es schon gehört?«, fragte Franziska. »Das mit dem Einmarsch in Prag?«

Alle am Tisch nickten.

Leo hatte sich verdrückt. Anscheinend fiel das nur Lili auf, denn von den anderen wunderte sich niemand über seine Abwesenheit.

»Sollen wir ins Wohnzimmer gehen und den Fernseher anstellen?«, schlug Lili vor.

Ihr Vater schien zu überlegen.

»Nein«, entschied er dann. »Es ist ja gerade erst passiert. Mehr als die im Radio wissen die im Fernsehen auch nicht. Außerdem ist schon bald Sendeschluss.«

Anne lud die Besucher daraufhin ein, sich zu ihnen an den großen Küchentisch zu setzen. Nur Franziska tat es. Piet blieb respektvoll im Türrahmen stehen. Benno war sein Chef, und es war ihm sichtbar unangenehm, privat mit ihm zu verkehren. Bennos zweiter Geselle, Klaus Knoot, hatte überhaupt noch nie das Haus der Jensens betreten. Aber er war ja auch nicht mit einer Freundin der Familie verheiratet.

Franziska und Anne hingegen waren nicht nur Kolleginnen, sondern auch gute Freundinnen. Seit Anne so viel mit Mia beschäftigt war, hatte Franziska zusätzlich zu ihren eigenen Kundinnen auch noch einige von Anne übernommen, ihr aber stets versichert, sie werde in den Hintergrund treten, sobald Anne wieder mehr Zeit für ihre Arbeit als Avon-Beraterin hätte.

So benahmen sich nur echte Freundinnen, fand Lili.

Zu ihr selbst war Franziska immer nett gewesen, auch als sie und Leo noch halbe Kinder gewesen waren und sich oft lieber in deren kleinen Wohnung aufgehalten hatten als im Haus in der Papenstraße, wo ihre Eltern gerade mal wieder in Streit geraten waren.

Benno stand kurz auf, damit die beiden Frauen nebeneinandersitzen konnten.

»Was wird jetzt geschehen?«, fragte Franziska. »Ich mache mir solche Sorgen.«

»Das tun wir alle«, bestätigte Anne. »Doch ich glaube, wir

müssen in Ruhe abwarten, was passiert. Wir können sowieso nichts daran ändern, also hat es auch keinen Sinn, sich verrückt zu machen.«

»Hört, hört«, meinte Margarethe. »Meine Schwiegertochter ist klüger als wir alle zusammen.« Sie zeigte auf Lili. »Dich ausgenommen, Liebchen. Du bist auch ein schlaues Köpfchen.«

Zu Lilis Überraschung hellte sich die eben noch bedrückte Stimmung in der Küche tatsächlich auf. Vielleicht lag es an den Worten ihrer Mutter, vielleicht war es auch einfach so, dass man sich stärker fühlte, wenn man mit befreundeten und geliebten Menschen zusammensaß.

Benno stand erneut auf, holte zwei weitere Bierflaschen aus dem Kühlschrank und reichte eine Piet. Der nahm sie dankbar, blieb aber stehen.

Dann köpfte Benno eine Flasche Sekt und schenkte den Frauen ein.

»Und worauf sollen wir anstoßen?«, fragte Anne.

»Auf den Weltuntergang«, brummte Margarethe.

Benno grinste. »Auf unsere Tochter, die bald eine Weltreisende sein wird.«

»Du hast also deine Meinung geändert? Wie kommt's auf einmal?«

Benno trank erst mal einen ordentlichen Schluck aus der Flasche, setzte sie dann ab und zwinkerte Lili zu.

»Unsere Große wird schon auf sich aufpassen. Ich vertraue ihr.«

Lili lächelte ihm dankbar zu.

»Apropos Reise«, sagte Franziska, griff in ihre Handtasche und fischte einen dünnen, blauen Luftpostbrief heraus.

»Hier. Auf der Rückseite steht Johns Adresse bei seinem Vater. Ich dachte, die wirst du brauchen.«

Sie war also auch eingeweiht.

»Er hat dir geschrieben?«, fragte Lili und konnte sich nur mit Mühe daran hindern hinzuzufügen: warum dir? Warum nicht mir?

Franziska verstand sie trotzdem und lächelte sie mitfühlend an. »Es sind nur ein paar wenige Worte. Du kannst sie gern lesen. Er schreibt, dass er gut angekommen ist und sich wieder melden wird.«

Lili klappte den Brief auf und fand bestätigt, was Franziska gesagt hatte. Kaum drei Zeilen standen da und kein Gruß für Lili.

Sie presste die Lippen zusammen.

»Bestimmt bekommst du auch bald Post«, meinte Franziska im Versuch, sie zu trösten.

»Das glaube ich wiederum nicht«, behauptete Margarethe. »Der Junge wird von Gewissensbissen zerfleischt. Der traut sich nicht.«

»Mein Sohn ist kein Feigling«, protestierte Franziska. »Und ich weiß genau, er liebt Lili. Aber für ihn ist im Augenblick dort drüben alles neu, und er muss sich erst einmal eingewöhnen. Ich frage mich jeden Tag, wie er mit seinem Vater zurechtkommt.«

Auf ihrer Stirn zeigten sich einige Sorgenfalten. »Er kennt ihn ja gar nicht. Er war erst fünf Monate alt, als Gary zurück in die Staaten geschickt wurde.«

Lili beobachtete, wie Piet an der Tür die Schultern hängen ließ. Dass Franziska den Vater ihres Sohnes so beiläufig beim Vornamen nannte, machte ihm offensichtlich zu schaffen. Aber er sagte nichts. Er war kein Mann vieler Worte.

Margarethe, der nie etwas entging, sagte: »Hauptsache, du hast mit ihm nichts mehr am Hut. Sonst beißt dein Piet gleich in die Bierflasche.«

Franziska errötete tief. »Natürlich nicht. Aber John ist nun mal mein einziges Kind. Deshalb mache ich mir natürlich so meine Gedanken.«

Sie wandte sich wieder an Lili. »Die Wohnung liegt an einer kleinen Nebenstraße in Haight-Ashbury. Direkt über dem Laden.«

»Wie bei mir«, bemerkte Margarethe und schien stolz darauf zu sein, dass sie etwas mit einem Fremden in San Francisco gemeinsam hatte.

Lili beschäftigte etwas anderes. »In dem Viertel befindet sich auch meine Frühstückspension. Hast du Mama bei der Buchung beraten?«

»Sie war sogar mit im Reisebüro«, gestand Anne. »Ich habe sie darum gebeten.«

»Wir brauchen jede Hilfe, die wir kriegen können«, fügte Margarethe hinzu.

»Ich habe den Brief erst am Sonnabend erhalten«, versicherte ihr Franziska. »Und ich hätte ihn dir auch schon vorher gezeigt, aber Anne und Margarethe haben gesagt, sie wollten erst deine Reise organisieren. Sie meinten, du wärst sonst nur noch trauriger, weil du keine Post bekommen hast.«

Nun schluchzte Lili doch auf, und zu ihrem stillen Entsetzen redeten plötzlich alle gleichzeitig auf sie ein.

Ihr Vater erklärte, er werde John gehörig den Marsch blasen, würde er sich nicht anständig benehmen, und ihre Mutter versprach ihr, alles werde sich zum Besten wenden.

Margarethe meinte, Lili solle sich bloß nicht von dieser komischen roten Brücke in San Francisco stürzen – das sei kein Mann der Welt wert.

Franziska schwor, ihr Sohn sei ein guter Kerl. Er werde sich bestimmt freuen, sie zu sehen.

Sogar Piet gab seine Meinung zum Besten: »Die Liebe ist eine komische Sache. Manchmal macht sie nur einen Umweg.«

Was Lili zu ihrer eigenen Überraschung am meisten tröstete.

7. KAPITEL

San Francisco, September 1968

Die kleinen Glöckchen über der Eingangstür klingelten hell, als Lili den Laden betrat. Er lag im Tiefparterre eines schmalen, gelb gestrichenen Holzhauses mit spitzem Giebel. Nur zögernd war Lili von der Ashbury Street aus die drei flachen Steinstufen hinabgestiegen und hatte dann noch ein Weile davorgestanden.

Es war noch früh am Morgen, gerade mal acht Uhr, und über der Bucht von San Francisco und dem Großteil der Stadt lag noch dichter Nebel. Lili hatte sich gefragt, ob das Geschäft überhaupt schon geöffnet sein würde. Wenn nicht, wäre das eine gute Gelegenheit gewesen, ihren ersten Besuch auf einen anderen Tag zu verschieben. Sie wusste aber auch, sie konnte nicht ewig warten. Am Samstag war sie angekommen, heute war Dienstag. Auch wenn es ihr jetzt noch so vorkam, als würde sie viel Zeit haben, so konnte der Monat September, den sie hier verbringen wollte, auch rasend schnell vergehen.

Die Ladentür hatte sich problemlos öffnen lassen, und schon stand Lili mitten im Geschäft. Sie erinnerte sich daran, dass John ihr erzählt hatte, hier wären früher Lebensmittel verkauft worden, mit eher bescheidenem Erfolg.

Nach Käse oder Wurst roch es nicht mehr, ebenso wenig wie nach Pfirsichen oder Orangen.

Lili wartete, bis ihre Augen sich an das Halbdunkel gewöhnt hatten. Dann sah sie, dass der Raum eher klein, aber bis in den letzten Winkel ausgenutzt war. An den Wänden rechts und links standen Regale voll mit gefalteten Kleidern, Hemden und Jeans.

An Kleiderbügeln hingen zudem Strickgewänder mit wilden modernen Mustern. Lili blinzelte. Sie verstand nicht, was das für Sachen sein sollten. Sie waren weit, dreieckig und hatten oben ein Loch. Ob da wohl der Kopf durchsollte?

Oma Margarethe würde das gefallen, dachte sie und lächelte. *Schön weit und bestimmt auch warm.*

Sie sah sich weiter um. Neben der Eingangstür gab es einen Bereich mit Schallplatten, in der Mitte des Raumes stand ein schmaler länglicher Tisch, auf dem sich Modeschmuck, Stirnbänder, Räucherstäbchen und allerlei Krimskrams stapelten. Von der Decke hingen Poster und Stoffbahnen, die mit dem Friedenszeichen und anderen Symbolen, die Lili nicht kannte, bedruckt waren. Über allem schwebte ein intensiver orientalischer Duft, der sie fast schon unangenehm in der Nase kitzelte. Sie war an die feinen Düfte von Avon gewöhnt wie: »Here's my Heart«, »Topaze« oder »To a Wild Rose«. Auch diese Parfums und Eau de Colognes besaßen eindeutige Noten, waren aber nicht annähernd so aufdringlich, fand Lili. Unwillkürlich atmete sie durch den Mund.

Ganz am Ende des Raumes entdeckte sie eine Theke mit einer Glasvitrine, in der früher sicherlich die frischen Lebensmittel ausgestellt gewesen waren. Jetzt war sie mit flachen Schuhen aus Stoff und Bast, bunten Tüchern, Kerzen in allen Größen und seltsam aussehenden Pfeifen gefüllt.

Auf Lili wirkte alles wie zufällig hingelegt oder aufgehängt, aber irgendein System musste es wohl geben. Eine uralte Registrierkasse auf der Theke verlieh dem Raum wenigstens den Hauch eines professionell geführten Geschäftes.

Lili trat näher, um sich die flachen Schuhe anzusehen. Ob die wohl bequem waren? Nach drei Tagen in San Francisco brannten ihr die Füße. Niemand hatte ihr gesagt, dass es in der Stadt vorwiegend entweder steil bergauf oder bergab gehen würde.

Nach ihrer Ankunft am Samstagnachmittag hatte sie sich von einem Taxi in ihre Frühstückspension fahren lassen und war zunächst einmal todmüde ins Bett gefallen. Der Flug war zwar viel weniger abenteuerlich gewesen, als sie erwartet hatte – es gab keine Turbulenzen, und abgesehen von den Starts und den Landungen, hatte Lili sich gefühlt, als säße sie zu Hause im Wohnzimmer –, aber die Müdigkeit aufgrund der Zeitverschiebung hatte schwer an ihr genagt.

»Bleiben Sie lieber wach«, hatte ihr die Pensionswirtin Hannelore Kamp, eine deutschstämmige Frau in Margarethes Alter, geraten. »Sonst dauert es Tage, bis Sie sich an die andere Uhrzeit gewöhnt haben.«

Aber Lili hörte nicht auf sie und bereute es später. Zwar lief sie am Sonntag und am Montag los, um sich zumindest die nähere Umgebung anzusehen, aber sie fühlte sich dabei, als würde der in der Stadt allgegenwärtige Nebel auch durch ihren Kopf ziehen.

Das aufregende, lebendige Viertel mit vielen jungen Leuten wirkte irgendwie gedämpft auf sie. Besser konnte sie es nicht erklären.

Sie sah bildschöne langhaarige Mädchen in luftigen Kleidern und ebenso langhaarige junge Männer in halb zerfetzten Jeans und schlabberigen T-Shirts durch die Gegend bummeln, aber es schien ihr, als wären sie durchsichtig.

Sie bemerkte ein Gruppe Hippies in einem kleinen Park – jemand spielte Gitarre, andere sangen –, aber es kam ihr wie eine Szene aus einem Stummfilm vor.

Sie beobachtete sogar zwei junge Männer, die sich an den Händen hielten und sich ungeniert auf den Mund küssten, aber das erschien ihr noch unwirklicher als alles andere. Bis Hannelore Kamp sie darüber aufklärte, dass San Francisco eine liberale Stadt sei, in der jeder so sein dürfe, wie es ihm beliebte.

Lili fühlte sich daraufhin wie die letzte dumme Provinzmaus und teilte ihre Eindrücke von da an lieber nicht mehr mit der Pensionswirtin.

Und weil sie auch nach drei Tagen noch immer das Gefühl hatte, nicht richtig da zu sein, vermied sie es, die Stadt über das Viertel hinaus zu erkunden.

Alles erschien ihr so riesig, so fremd. Ihr Schulenglisch versagte schon, wenn sie nur eine Flasche Wasser kaufen wollte. Ihre Kleidung war viel zu adrett, um hierherzupassen, obwohl sie auch Jeans trug, aber eben saubere ohne Löcher.

Eine fröhliche junge Stimme riss sie aus ihren Gedanken.

»Das sind *Espadrilles*, superbequem.«

Lili schaute auf. »Wie bitte?«

Die junge Frau war älter, als ihre Stimme sich angehört hatte, vielleicht Ende zwanzig, und sie sprach Deutsch mit amerikanischem Akzent.

»Hi, ich bin Mona. Ich arbeite hier jeden Dienstag, wenn John und Gary zum Fischen rausfahren.«

»Verstehe«, sagte Lili ratlos. »Sieht man mir an, dass ich Deutsche bin?«

Mona lachte. Sie trug ein bodenlanges knallgelbes Baumwollkleid und hatte sich tatsächlich Blumen in ihre wilden rotblonden Locken geflochten. Ein, zwei Sekunden lang dachte Lili wieder, sie sähe einen Film, aber diese junge Frau schien durchaus echt zu sein. Jetzt kam sie hinter der Theke hervor. Ihre blassgrünen Augen verrieten eine fröhliche Seele, aber auch große Intelligenz, die Haut mit den vielen Sommersprossen sah allerdings nicht gut aus. Lili diagnostizierte einen starken Sonnenbrand.

»Du – ich darf doch *du* sagen?«, fragte Mona. »Im Englischen ist das so viel einfacher.«

Als Lili nickte, fuhr sie fort: »Du hast dein Haar zu einem

Pferdeschwanz gebunden und trägst eine gebügelte weiße Bluse. Außerdem sind deine Fingernägel kurz und poliert, und du hast deine Augen nicht schwarz umrandet, wie wir anderen das tun.«

»Gut beobachtet«, erwiderte Lili, die langsam ihre Selbstsicherheit zurückgewann. »Aber das alles deutet noch nicht auf meine Nationalität hin.«

Mona lachte gleich noch einmal. »Okay, ich geb's zu. Hannelore hat von dir erzählt.«

»Du kennst meine Pensionswirtin?«

»Klar. Wir Deutschen hier sind alle irgendwie miteinander verbunden. Da sind wir nicht anders als die Iren, die Italiener oder die Chinesen unten in Chinatown.«

Auf einmal musste Lili auch lachen. Die große Stadt wirkte mit einem Mal weniger einschüchternd auf sie.

»Hier wird also genauso geklüngelt und getratscht wie zu Hause in Lüneburg«, stellte sie fest. »Das ist beruhigend zu wissen.«

»Lüneburg?«, fragte Mona. »Guck an. Bist du am Ende eine Freundin von John?«

»Mhm«, machte Lili vage.

Was sollte das heißen? *Eine* Freundin? Hatte John niemandem erzählt, dass er so gut wie verlobt war? Ihr Herz zog sich zusammen.

Monas Blick war ziemlich neugierig, aber sie schien zu begreifen, dass Lili ihr nichts verraten würde, denn sie hob gleichmütig die Schultern.

»Schon okay. Ich bin übrigens aus Bremen, aber es hat mich schon vor zwei Jahren hierherverschlagen.«

Ihr Blick bekam etwas Wehmütiges. »Ich wollte ein aufregendes, freies Leben führen. Na ja, ist nicht leicht, sich über Wasser zu halten. Die Stadt ist voll von Leuten wie mir. Jetzt versuche ich, eine neue berufliche Laufbahn einzuschlagen. Wir Hippies sind vom Aussterben bedroht. Das glaubt mir zwar keiner, aber ich bin mir da ziemlich sicher. Sobald ich es mir leisten kann, will ich wieder zurück.«

Lili wusste nicht so recht, was sie mit dieser Beichte anfangen sollte, und sagte das Erste, was ihr einfiel: »Die kalifornische Sonne tut dir nicht gut.«

»Was?«

Mona fasste sich an die Nase, dann grinste sie. »Hast recht. Ich verbrenne dauernd. Hab's mit Hüten versucht, aber die verliere ich ständig.«

»Es gibt sehr gute Sonnencremes. Die helfen wirklich.«

»Kann schon sein, aber die sind bestimmt sehr teuer, oder?«

»Doch«, gab Lili zu. Sie überlegte einen Moment und schlug dann vor: »Gibt es hier Quark zu kaufen? Oder einfachen Joghurt?«

Mona wirkte verblüfft, nickte aber.

»Gut, dann musst du dir abends einen Wickel machen. Dafür streichst du den Quark auf ein sauberes Tuch und legst es dir aufs Gesicht und die anderen geröteten Hautstellen. Du wirst sehen, das wirkt Wunder.«

»Danke für den Tipp. Woher weißt du denn so was?«

»Ich bin Kosmetikerin.«

»Interessant«, erwiderte Mona, aber ihr Gesichtsausdruck sagte etwas anderes. Lili nahm an, dass Kosmetik in der Weltanschauung der Hippies etwas Dekadentes war.

Tatsächlich wechselte Mona prompt das Thema. »Was gibt es Neues im guten alten Deutschland? Haben die Leute noch Angst vorm Dritten Weltkrieg?«

»Eine Weile haben wir uns alle große Sorgen gemacht«, gab Lili zu. »Aber es ist nichts weiter passiert.«

»Bis auf die Tatsache, dass der friedliche Protest der Tschechoslowaken gewaltsam niedergeschlagen wurde«, wandte Mona ein.

Lili runzelte die Stirn. Sollte das hier eine politische Lektion werden?

»Das weiß ich sehr wohl«, sagte sie. »Es ist furchtbar traurig.«

Mona zog ein zerknirschtes Gesicht. »Entschuldige. Manchmal vergesse ich, dass ich hier zum Arbeiten bin und nicht, um Diskussionen zu führen. Meine Freunde und ich sind bloß so enttäuscht. Wir hatten alle große Hoffnungen auf den Prager Frühling gesetzt. Wir dachten, das wäre dieser eine Funke, den es braucht, um eine bessere Welt zu schaffen. Ups, jetzt habe ich es schon wieder getan.«

»Schon gut«, murmelte Lili. Sie deutete auf die Vitrine.

»Was kosten denn diese Es... Exp...«

»*Espadrilles.* Sie stammen ursprünglich aus Spanien und wurden dort von den Landarbeitern getragen. Die Sohle ist aus Jute, der obere Teil aus Baumwolle. Ein Typ aus Pamplona hat vor ein paar Jahren einige Paar mitgebracht. Inzwischen hat er fünfzig mexikanische Arbeiterinnen, die sie für ihn herstellen. Eine echte amerikanische Erfolgsgeschichte. Na, jedenfalls verkaufen wir sie normalerweise für drei Dollar, aber du bekommst sie für zwei. Gary wird mich wahrscheinlich lynchen, und John wird wieder sein finsteres Indianergesicht ziehen, aber ich hab's nicht so mit dem Kapitalismus. Welche Schuhgröße hast du?«

»Sechsunddreißig«, erwiderte Lili überwältigt. Diese Frau redete wie ein Wasserfall.

Sie fragte sich, wie eng Mona wohl mit John und seinem Vater befreundet war. War sie vielleicht das hübsche Blumenmädchen, das ihr den Freund bereits abspenstig gemacht hatte? So wie Lili es in Lüneburg befürchtet hatte? Und wollte Mona wegen John zurück nach Deutschland? Womöglich mit ihm zusammen?

Sie schob die Fragen lieber schnell beiseite.

»Sechsunddreißig ist verflixt klein. Ich gehe mal ins Lager

und schaue, ob ich was finde. Na ja, eigentlich ist das Lager Garys Wohnung. Woanders ist kein Platz für den ganzen Kram. Willst du mit hochkommen? Dann kannst du sie gleich anprobieren.«

»Und der Laden?«, fragte Lili. »Was ist, wenn jemand kommt?«

Mona grinste. »Hier wird nicht geklaut. Die Leute kennen Gary und haben einen Heidenrespekt vor ihm. Außerdem kann ich auch oben die Glöckchen hören.«

Was erklärte, warum Lili anfangs niemanden im Geschäft angetroffen hatte.

Aber was meinte Mona bloß mit Heidenrespekt?

Sie schauderte. Bisher hatte sie sich keinerlei Gedanken darüber gemacht, wie Johns Vater sie wohl aufnehmen würde. All ihr Sehnen hatte einzig und allein ihrem Freund gegolten.

»Wie ist er denn so?«, fragte sie, als sie hinter Mona eine Treppe hinaufstieg, die mindestens ebenso steil war wie die zu Hause in der Papenstraße.

»Wer, John? Ich dachte, du kennst ihn?«

»Ich meine seinen Vater. Gary.«

Mona drehte sich um und hockte sich auf eine Treppenstufe. Lili blieb nichts anderes übrig, als stehen zu bleiben.

»Also, Gary«, begann Mona, »ist ein ziemlich verrückter Kerl, wenn du mich fragst.«

Das wurde nicht unbedingt besser, fand Lili.

»Der kann rumbrüllen wie ein Feldwebel und dann wieder sanft sein wie ein Lämmchen. So ganz steige ich bei dem noch nicht durch. Bin ja erst seit einem Monat hier beschäftigt. Und mit dem Job kann ich einen Teil meiner Ausbildung finanzieren. Aber ich glaube, er ist ganz okay. In seinen Sohn ist er jedenfalls ganz vernarrt. Die beiden haben sich erst vor ungefähr einem Monat wiedergefunden. Aber das weißt du ja bestimmt.

Neulich habe ich gehört, wie Gary zu John gesagt hat, dass er ihn nie wieder gehen lassen will. Hey, ist dir nicht gut?«

Lili merkte selbst, dass sie schwankte, und setzte sich lieber schnell auf die Treppe.

»Ich … ähm … habe mich wahrscheinlich noch nicht ganz eingewöhnt«, flunkerte sie. »Ich schlafe ziemlich schlecht.«

»Soso.« Mona glaubte ihr kein Wort, das konnte sie ihr ansehen.

»Weißt du was? Wir bleiben doch lieber im Laden. Hinter der Theke steht ein ziemlich bequemer Stuhl. Da ruhst du dich aus, und ich hole dir ein Glas Wasser und ein paar *Espadrilles* zum Anprobieren, okay?«

»In Ordnung«, willigte Lili ein. Ihr war sofort klar, dass die Verkäuferin sie nicht mehr in die Wohnung lassen wollte. Etwas an ihr war ihr vermutlich suspekt.

Mona begleitete sie zurück und zeigte ihr die Sitzgelegenheit.

»Bin gleich wieder da.«

Lili rieb sich über das Gesicht. Ihr blieben nur wenige Minuten, um sich zu fassen.

Gary Davies wollte also seinen Sohn in Amerika behalten? Und John? Was wollte er?

Am liebsten wäre sie wieder die Treppe hochgelaufen und hätte Mona zur Rede gestellt, aber sie wusste, sie würde sich damit nur verdächtig machen. Und das womöglich auch noch völlig unnötig, denn Mona wusste wahrscheinlich gar nicht mehr, als sie ihr bereits verraten hatte.

Noch etwas machte Lili zu schaffen: Wenn sie das richtig verstanden hatte, dann war Mona nicht lange nach Johns Ankunft in San Francisco als Verkäuferin eingestellt worden.

Wie hängt das zusammen?, überlegte sie bange. *Das kann doch kein bloßer Zufall sein. Will Gary etwa die verlorenen Jahre mit seinem Sohn nachholen und deshalb keine Zeit mehr im Laden zubringen?*

Fragen über Fragen, und dabei war sie so weit gereist, um Antworten zu finden.

Lili seufzte schwer.

»Das klingt aber dramatisch«, sagte Mona, die unbemerkt wieder aufgetaucht war. »Aber ich verstehe dich. Mich hat die Stadt am Anfang auch völlig fertiggemacht. Hier, ich habe ein Paar in Größe sechsunddreißig gefunden. Ist vielleicht nicht deine Farbe, aber andere haben wir leider nicht.«

Nicht meine Farbe ist leicht untertrieben, dachte Lili und musste sich ein Lachen verkneifen. Der Stoff war in einem so knalligen Orange eingefärbt, dass er sie sogar hier im Halbdunkel blendete. Wie mochte die Wirkung erst draußen in der Sonne sein?

»Das macht nichts«, sagte sie, zog bereits ihre unbequemen Sandalen aus und schlüpfte in die *Espadrilles.*

Augenblicklich spürte sie, wie sich ihre Füße entspannten.

»Fühlt sich herrlich an.«

»Klar. In denen kannst du sogar joggen oder *Aerobic* betreiben.«

Lili erinnerte sich an den Sportlehrer, der sie in Lüneburg umgerannt hatte. Paul Habermann.

»Joggen habe ich schon mal jemanden gesehen«, sagte sie, »aber was ist denn *Aerobic?*«

Mona hockte sich auf die Theke und ließ die Beine baumeln. »Da fragst du zufällig genau die Richtige. Ich lasse mich nämlich seit ein paar Wochen zur Trainerin ausbilden.«

Lili stöhnte innerlich auf. Ihr ging so viel durch den Kopf, dass sie keine große Lust auf einen Vortrag hatte, aber sie war zu höflich, um Mona zu stoppen.

»Die Sportart gibt es noch nicht lange«, begann Mona. »Ein

Arzt namens Kenneth H. Cooper hat sie vor ein paar Jahren als Training zur Stärkung von Herz und Lunge erfunden. Daher auch der Name. Aerob bedeutet ›mit Sauerstoff‹. Willst du noch mehr hören?«

»Unbedingt«, erwiderte Lili. Ihr Interesse war geweckt, und sie dachte voller Zärtlichkeit an Mia. Vielleicht war diese neue Sportart ja etwas, das auch ihrer kleinen Schwester helfen konnte.

»Gut. Bei dem Training werden gymnastische Übungen und tänzerische Elemente zusammengeführt, um Beweglichkeit, Ausdauer, Kraft und Koordination zu verbessern. So weit verständlich?«

»Einigermaßen.« In Wahrheit konnte sich Lili gar nichts darunter vorstellen und sah nur ein paar wild herumhopsende Leute vor sich.

»Wahrscheinlich musst du es einmal erleben. Jede Trainingseinheit ist in drei verschiedene Phasen aufgeteilt. Zuerst erfolgt das *Warm-up,* also das Aufwärmen der Muskulatur, das Dehnen der Bänder und die Mobilisation der Gelenke. Danach folgt der *Cardio-Teil,* bei dem das Herz-Kreislauf-System angeregt und die Fettverbrennung angekurbelt wird. Das ist auch der anstrengendste Teil des *Workouts.* Beim anschließenden *Cooldown* wird die Intensität des Trainings langsam gesenkt, der Körper soll abgekühlt werden. Zum Abschluss erfolgt ein nachträgliches Dehnen der Muskulatur sowie die Entspannung des Geistes. Und weil das Ganze bei Musik stattfindet, macht es auch noch richtig Spaß.«

Lili hatte nur die Hälfte erfasst, und mit den englischen Begriffen, die Mona wie nebenbei einstreute, war sie vollkommen überfordert, aber die Verkäuferin sprach mit solcher Begeisterung davon, dass sie ihr den Spaß nicht verderben wollte.

»Und du willst Trainerin für diesen Sport werden?«

»Ganz genau. Das ist ja noch etwas ganz Neues. Wer weiß, vielleicht wird das ja ein neuer Trend. Erst mal hier in den Staaten und später auch in Europa. Und dann sind gute Trainer gefragt, und ich kann mir eine Zukunft aufbauen.«

Lili erinnerte sich daran, dass auch ihr früher einmal heiß geliebter Hula-Hoop-Reifen als Trend aus den USA gekommen war, und nickte zustimmend.

»Das ist gut möglich. Besonders in der Bundesrepublik wird ja gern viel Neues übernommen, was aus Amerika kommt.«

Mona sprang von der Theke. »Genau. Wenn ich es schaffe, meinen Kurs weiterhin zu finanzieren, habe ich nächstes Frühjahr meinen Trainerschein. So, nun aber genug gequatscht. Ich muss ein paar *Ponchos* aufhängen, die gestern Abend geliefert worden sind.«

Lili verstand das als Aufforderung zu verschwinden, aber sie konnte nicht widerstehen. »*Ponchos?* Was ist das denn schon wieder?«

Mona deutete auf die seltsamen dreieckigen Strickgewänder, die Lili schon bei ihrem Eintreten aufgefallen waren.

»Stammen aus Mexiko. Gary kauft sie günstig ein und verkauft sie mit einem ordentlichen Gewinn. Sind sehr beliebt und halten schön warm.«

Lili schaute von ihren orangefarbenen Schuhen zu den bunten Umhängen und nahm sich fest vor, sich nicht auch noch so einen *Poncho* anzuschaffen.

Andererseits fröstelte sie seit ihrer Ankunft ständig. Irgendwie hatte sie geglaubt, in Kalifornien schiene immer die Sonne und es sei schön warm. Daher hatte sie kaum festere Kleidung eingepackt. San Francisco belehrte sie eines Besseren.

Zehn Minuten später verließ sie den Laden in einem blau, rot und schwarz gestreiften *Poncho*.

»Sieht perfekt aus«, hatte Mona behauptet. »Wenn du dich

jetzt noch mit Patschuli einsprühst, bis du schon fast ein vollwertiges Hippiegirl.«

Patschuli war demnach dieser starke orientalische Duft, der einen gleich nach Betreten des Ladens empfing. Lili hatte dankend abgelehnt.

Verschämt blickte sie sich nun auf dem Bürgersteig um, doch niemand nahm Notiz von ihr. Im Vergleich zu den anderen jungen Leuten war sie noch immer nicht sonderlich exotisch gekleidet.

Bevor sie gegangen war, hatte sie Mona noch das Versprechen abgenommen, John nichts von ihrem Besuch zu erzählen.

»Ich komme heute Abend wieder. Es soll nämlich eine Überraschung sein.«

»Kein Problem«, hatte Mona erwidert. »Du kannst dich auf mich verlassen. Ich verrate nichts. Bin viel zu froh über den Job, den will ich nicht riskieren. Gary hat mich ja erst kurz nach Johns Ankunft eingestellt, damit er öfter mal was mit seinem Sohn unternehmen kann.«

Womit sich für Lili wenigstens dieses Rätsel gelöst hatte.

Mit nicht mehr ganz so stark schmerzenden Füßen spazierte Lili noch eine Weile durch das Viertel und traute sich sogar in ein Restaurant, dass hier *Diner* hieß, aß *French Fries*, die sie lecker fand, und ein rundes Brötchen mit einem Fleischklops, Soße und etwas Salat, das ihr zu labberig war.

Später nahm sie die Einladung von ein paar Leuten in ihrem Alter an, sich zu ihnen zu gesellen. Sie saßen und lagen in einem kleinen Park, sangen ein paar Lieder und wirkten ausgesprochen friedlich. Lili gab sich alle Mühe, sich zu entspannen, doch es gelang ihr nicht.

Wahrscheinlich bin ich nicht zum Hippie geschaffen, überlegte sie. *Dieses Nichtstun macht mich nur nervös.*

Aber wenigstens fühlte sie sich nicht mehr, als würde ständig irgendein Film vor ihren Augen ablaufen.

Als dann jedoch eine seltsam aussehende Zigarette herumging, die einen süßlichen Duft verströmte, stand sie schnell auf und suchte das Weite. Sie wusste, was das war. Haschisch.

Ihre Pensionswirtin hatte sie schon gewarnt. »Mischen Sie sich ruhig unter das junge Volk, aber halten Sie sich von den Drogen fern. Mit Hasch fängt es an, und dann geht es schnell zu härteren Stoffen über. LSD zum Beispiel. Ist gerade sehr beliebt. Eine halbsynthetische Droge, die sehr schnell *high* und süchtig macht. Passen Sie bloß gut auf. Ich habe Ihrer Großmutter versprochen, dass Ihnen nichts passiert.«

Lili hatte nicht gewusst, worüber sie mehr verwundert sein sollte. Darüber, dass Hannelore Kamp offenbar mit Margarethe in Kontakt stand oder dass sie so gut über Drogen Bescheid wusste.

Der Joint, der in dem kleinen Park herumging, erinnerte sie an Leo. Auch an ihm hatte sie diesen süßlichen Duft schon gerochen, und an dem Abend, an dem die ganze Familie in der Küche versammelt gewesen war, nachdem die Warschauer-Pakt-Staaten den Prager Frühling beendet hatten, da waren ihr seine erweiterten Pupillen aufgefallen. Erst jetzt, weit weg von zu Hause, begriff sie, was das zu bedeuten hatte.

Ihr Bruder nahm Drogen.

Lili schlug den Weg zu ihrer Pension ein. Vom Pazifik her strömte würzige, salzige Luft in die Stadt, aber sie roch noch immer das Haschisch. Ihr fiel ein, dass sie vor ihrer Abreise nicht mehr mit Leo gesprochen hatte. Sie hatte zwar ein, zwei Anläufe genommen, aber er war ihr ausgewichen. Schließlich hatte sie es aufgegeben. Das bevorstehende große Abenteuer, die Angst vor Johns Reaktion, die Frage, wie das alles für sie ausgehen würde – hatten sie vollkommen in Anspruch genommen.

Ob Leo nur mal aus Neugierde was genommen hatte oder bereits süchtig war, konnte sie nicht beurteilen. Sie betete, dass er vernünftig genug sein würde, um rechtzeitig damit aufzuhören. Und sie schwor sich, dass sie sich gleich nach ihrer Rückkehr darum kümmern würde. Leo durfte nicht in Gefahr geraten!

In den vergangenen paar Tagen hatte sie allein in diesem Viertel zahlreiche abgemagerte und ungepflegte Gestalten gesehen, die wie verloren in Hauseingängen lagen oder zusammengesunken auf Parkbänken hockten. Erst jetzt wurde ihr klar, dass sie ausgerechnet diese traurigen Menschen überdeutlich scharf und nicht, als sähe sie einen Film, wahrgenommen hatte. Ganz so als wollte ihr Unterbewusstsein sie zwingen, genau hinzusehen.

Tief in Gedanken versunken, kehrte sie in die Pension zurück, wich den neugierigen Fragen der Wirtin aus und verbrachte den restlichen Tag in ihrem Zimmer.

Leo, dachte sie wieder und wieder. *Leo, mach bloß keinen Blödsinn!*

Ob sie zu Hause anrufen sollte? Nein, entschied sie. Ein Ferngespräch war wahnsinnig teuer, und sie würde ihre Mutter nur in Panik versetzen. Das Problem musste warten, bis sie wieder in Lüneburg war.

Am späten Nachmittag ging Lili wieder zu dem Laden. Diesmal blieb sie eine Weile auf der anderen Straßenseite stehen und wartete, während amerikanische Straßenkreuzer und bunt bemalte VW-Bullis an ihr vorbeifuhren. Sie entdeckte ein Schild, das sie am Vormittag übersehen hatte. »Gary's Shop« stand schlicht darauf. Allerdings konnte sie von ihrer Position aus nicht feststellen, ob John da war, also blieb ihr nichts anderes übrig, als hinüberzugehen.

Erneut erklangen die Glöckchen, aber das Bild, das sich Lili nun bot, war ein völlig anderes als am Morgen. Der Laden war gerammelt voll, und die jungen Kunden riefen fröhlich in allen möglichen Sprachen durcheinander, als würden sie sich auf einer Party befinden.

Mittendrin Mona, die einen gehetzten Eindruck machte, Lili aber kurz zulächelte.

»Kannst du bitte hochgehen und den Männern sagen, ich brauche Hilfe?«

»In Ordnung«, erwiderte Lili, drängelte sich durch die Menge und stieg dann mit klopfendem Herzen die Treppe hoch. Sie landete direkt in einem Raum, der über und über mit Kartons vollgestellt war. Irgendwo entdeckte sie auch das Fußende eines Bettes.

Auf der gegenüberliegenden Zimmerseite ging eine Tür auf, und plötzlich kam ein riesiger, schwarzhaariger Mann mit grauen Strähnen herein. Lili erkannte in ihm sofort Johns Vater. Große Männer war sie von zu Hause gewohnt, aber dieser hier glich einem Bären, so zornig funkelten seine Augen, so angriffslustig wirkte er.

»Kunden haben hier oben nichts zu suchen!«, herrschte er sie an, musterte den *Poncho* und erkannte ihn wohl als seine Ware. »Und falls du versuchen solltest, mit dem Teil zu verschwinden, ohne zu bezahlen, wird dir das nicht bekommen, *Sweetheart.*«

Er hatte Englisch geredet, und Lili hatte nur die Hälfte verstanden. Aber genug, um jetzt die Fäuste in die Hüften zu stemmen und ihn ihrerseits anzufahren: »Was erlauben Sie sich! Ich stehle nicht! Den *Poncho* habe ich gekauft! Außerdem schickt mich Mona!«

»Mona?«, fragte er zurück und legte die Stirn sichtlich verwirrt in Falten. Sie hatte deutsch gesprochen, und er hatte wohl nur den Namen seiner Verkäuferin herausgehört.

»Lili?«, erklang hinter ihm eine andere, höchst verwundert klingende Stimme.

John!

Sie biss sich auf die Lippen. Ihr Wiedersehen hatte sie sich tausend Mal ausgemalt, aber niemals war sie dabei als Erstes in Streit mit seinem Vater geraten.

Das war ja ein toller Einstand!

John drängte sich an seinem Vater vorbei.

»Um Himmels willen. Lili! Du bist es wirklich! Wie kommst du denn hierher?«

»Mit dem Flugzeug«, erwiderte sie kleinlaut.

»Sehr witzig. Was machst du hier? Warum bist du hier? Wie kann es sein, dass dich deine Familie hat abreisen lassen? Wie konntest du dir den Flug leisten? Wo wohnst du? Wie lange bleibst du?«

Verflixt viele Fragen, die sie jetzt nicht beantworten wollte. Stattdessen forschte sie in seinem Gesicht nach einem Zeichen der Freude, nach dem zärtlichen Lächeln, das stets nur ihr galt, nach einem liebevollen Aufblitzen in seinen braunen Augen.

Seine Miene blieb jedoch unbewegt, und ihr stockte das Blut in den Adern.

»Und was hast du da an?«, fragte er als Nächstes. »Ist das wirklich aus unserem Laden? Wann warst du denn schon mal hier?«

Sie musste sich ein paarmal räuspern, bis sie ihre Stimme wiederfand.

»Heute Vormittag«, krächzte sie dann. »Mona hat mir den *Poncho* verkauft. Und auch die Schuhe.« Sie zeigte auf die grellfarbigen *Espadrilles*, als wären sie gerade das Wichtigste auf der Welt.

Gary sagte etwas, wahrscheinlich verlangte er nach einer Erklärung. John redete schnell auf ihn ein, Lili verstand nur ihren eigenen Namen und Lüneburg.

Daraufhin starrte Gary sie an, als wollte er sie gleich fressen. Hatte Mona wirklich behauptet, dieser Mann könnte sanft wie ein Lämmchen sein? Lili hatte da so ihre Zweifel.

Wieder redete er auf seinen Sohn ein.

»Was hat er gesagt?«, wollte Lili wissen.

»Ach, nichts. Er ist nur überrascht, dass du hier plötzlich auftauchst.«

Lügner, dachte Lili. Sie kannte John gut genug. Er war schon immer furchtbar schlecht im Flunkern gewesen.

»Braucht Mona Hilfe im Laden?«, fragte er nun.

»Ja.«

Sie war am Boden zerstört und wollte nur noch weg.

»In Ordnung. Ich komme mit runter.« Er schaute sie nachdenklich an, und auf einmal entdeckte sie ein winziges frohes Funkeln in seinen Augen, was ihr Herz zu einem schnellen Freudenhüpfer veranlasste.

Sein Vater ließ sie ohne ein weiteres Wort ziehen, aber Lili spürte seinen stechenden Blick im Rücken.

Unten im Geschäft drängten sich womöglich noch mehr Leute als vorher.

John fasste sie kurz am Ellenbogen. »Wie du siehst, habe ich jetzt keine Zeit. Schreib mir deine Adresse auf. Morgen früh komme ich dorthin, und dann können wir in Ruhe reden.«

8. KAPITEL

Wusstest du«, fragte John, »dass die Bucht von San Francisco erst 1775 entdeckt worden ist?«

»Nein«, erwiderte Lili. Mit der Geschichte der Stadt hatte sie sich bisher nicht beschäftigt. Ihr waren andere Dinge durch den Kopf gegangen.

»Die früheren Entdecker sind immer daran vorbeigesegelt«, dozierte John lehrerhaft. »Schuld daran war der dichte Nebel.«

Sie standen oben auf dem Nob Hill und schauten hinunter auf die Stadt. Ausnahmsweise war es nicht nebelig, sodass der Blick weit hinaus ging, über die Golden Gate Bridge, an der Festungsinsel Alcatraz vorbei bis hinüber nach Sausalito.

»Ist es nicht traumhaft schön?«, fragte John. »Kein Vergleich zu unserem mickrigen kleinen Lüneburg, stimmt's?«

»Wenn meine Oma dich hören könnte, würde sie dir die Ohren lang ziehen«, sagte Lili. So langsam hatte sie genug.

Mickriges kleines Lüneburg?

Frechheit!

John lachte nur. »Die gute Margarethe kennt eben nichts von der Welt.«

Das klang verflixt arrogant, und am liebsten hätte sich Lili selbst an Johns Ohren zu schaffen gemacht. Sie fürchtete bloß, er würde das als Annäherungsversuch missverstehen, und er sollte sich bloß nicht einbilden, dass sie ihm nachlief. Was sie natürlich getan hatte, indem sie ihm hinterhergeflogen war, aber einen Rest Stolz hatte sie sich zum Glück noch bewahrt.

»Immerhin war sie in Italien«, gab sie zurück.

John zog bloß die Mundwinkel nach unten.

»Italien«, wiederholte er abfällig.

Seit drei Stunden waren sie nun schon unterwegs. Rauf und runter die vielen Steigungen, zu Fuß oder mit der Straßenbahn, die hier Cable Car genannt wurde. John hatte sie durch den Finanzdistrikt geführt und ihr dabei von den Goldsuchern erzählt, die Mitte des 19. Jahrhunderts die Stadt reich gemacht hatten. Am Union Square hatte er Lili die vielen eleganten Läden gezeigt, und sie hatte brav Interesse vorgetäuscht. Tatsächlich hatte sie einen Kosmetiksalon von Elizabeth Arden entdeckt und sich vorgenommen, an einem der nächsten Tage allein dorthin zurückzukehren.

Weiter war die Stadtführung gegangen, als hätte John es furchtbar eilig, von einer Sehenswürdigkeit zur anderen zu kommen, als würde jedes Innehalten bedeuten, dass er Lili Rede und Antwort stehen müsse.

Als er sie in der Pension abgeholt hatte, war sie furchtbar aufgeregt gewesen. Würde er sie küssen?

Sie in die Arme nehmen?

Ihr sagen, wie glücklich er war, sie zu sehen?

Nichts von alldem tat er. Sie hatte sich eingeredet, das läge an der Anwesenheit von Hannelore Kamp, die neugierig zwischen ihr und John hin- und herschaute.

Aber nachdem sie losgezogen waren, hatte John ebenfalls keinerlei Annäherungsversuche gemacht.

Auch jetzt spürte Lili eine Fremdheit zwischen ihnen, die sie schaudern ließ. Es kam ihr so vor, als liefe sie mit einem x-beliebigen Bekannten durch die Stadt, nicht mit dem Mann, den sie liebte und der sie liebte.

Aber liebt er mich denn überhaupt noch?, fragte sie sich ängstlich. *Oder liebt er nur noch sein neues Leben hier in Amerika?*

Während John ihr mit großer Geste die prachtvolle Aussicht

zeigte, betrachtete sie ihn von der Seite. Er hatte sich während der kurzen Zeit ihrer Trennung verändert, stellte sie fest. Sein markantes Gesicht war erwachsener geworden, als hätte er innerhalb von einem Monat einen regelrechten Entwicklungssprung gemacht. Er wirkte selbstsicherer, offener. Früher war er oft in sich gekehrt gewesen und hatte nur wenige Menschen an sich herangelassen. Darunter Lili und Leo. Er hatte auch keine großen Träume gehabt, sondern schien mit dem überschaubaren Leben zufrieden gewesen zu sein, das ihm in Lüneburg vorgezeichnet vorgekommen war.

Das war jetzt anders. Während der Stadtführung war er mit unzähligen Leuten ins Gespräch gekommen, und jedes Mal, wenn er Lili eine weitere Besonderheit in San Francisco gezeigt oder beschrieben hatte, war da ein stolzes Lächeln in seinen Mundwinkeln gewesen, das sie zutiefst beunruhigte.

So wie jetzt.

»Früher standen hier auf dem Nob Hill die Residenzen der Gold- und Eisenbahnmagnaten«, erzählte er. »Beim großen Erdbeben und dem Brand von 1906 ist alles zerstört worden, wie auch der größte Teil der Stadt.«

»Ich finde, es sieht wieder ziemlich edel aus«, bemerkte Lili, um überhaupt etwas zu sagen.

»Das stimmt. Hier stehen die berühmtesten Luxushotels, und auch wunderschöne neue Villen wurden gebaut. Aber die können wir nicht sehen. Sie sind gut hinter hohen Hecken und dichten Bäumen versteckt.«

Der Tonfall seiner Stimme verriet ihr, dass er wohl am liebsten der Besitzer einer solchen Villa wäre.

Lili unterdrückte ein Seufzen. Was war bloß aus dem John geworden, den sie gekannt hatte?

Wie konnte ein Mensch sich in so kurzer Zeit so stark verändern?

»Es gefällt dir also hier?«, fragte sie zaghaft.

»Natürlich! Und wie! Wem würde es nicht gefallen? Es ist alles so faszinierend.«

Sie zog es vor, zu schweigen.

Was ihm nicht aufzufallen schien. Er warf noch einen letzten Blick auf die Bucht, streckte sich dann und rieb sich über den Bauch.

»Ich bin am Verhungern. Wie steht's mit dir?«

»Geht so.«

Ihr Magen war wie zugeschnürt, sie würde bestimmt nichts essen können.

»Super«, sagte er, als hätte sie gerade erklärt, sie könnte fünf Steaks verdrücken.

»Dann lass uns jetzt zum Hafen runterfahren. In Fisherman's Wharf gibt es die besten Krebse von ganz San Francisco.«

»Wo?«, fragte sie.

»Das ist ein Hafenviertel. Es wurde 1900 von italienischen Fischern gegründet. Für meinen Geschmack wird es in letzter Zeit zu sehr von Touristen heimgesucht, aber du wirst nicht enttäuscht ein.«

Er sprach wie ein Mann, der sein ganzes Leben in dieser Stadt verbracht hatte und sich von zu vielen Besuchern gestört fühlte.

Von mir auch?, überlegte sie.

Traurigkeit schlich sich in ihr Herz, aber sie gab sich fröhlich und ließ sich mitziehen, hinein ins nächste Cable Car, dann wieder hinaus zum Umsteigen, die schachbrettartig angelegten steilen Straßen hinauf, bis sie dachte, sie würden gleich aus der Welt kippen, dann wieder hinunter, bis sie endlich unten am Hafen ankamen und den berühmten Pier 39 betraten.

Erst jetzt nahm John ihre Hand, damit sie im Gewühl der Menschen nicht verloren ging. Es fühlte sich fast so an wie früher, wenn sie Hand in Hand an der Ilmenau entlangspaziert waren.

Aber eben nur fast.

Lili machte sich nichts vor. John war nicht sonderlich begeistert über ihr Auftauchen. Für ihn war sie wahrscheinlich nichts anderes mehr als ein Stück Vergangenheit, das ihn ausbremste, während er nur noch an die Zukunft dachte.

Sie fanden einen freien Tisch in einem kleinen Lokal ganz am Ende des Piers, und John bestellte für sie beide. Als die Krebse serviert wurden, riss Lili die Augen auf.

»Die sind ja riesig!«

Vor ihr lag eines dieser Tiere, rot, dampfend und so groß, dass die Scheren über den Tellerrand ragten.

John tat geschmeichelt, als hätte er die Krebse höchstpersönlich erschaffen.

»In Amerika ist alles etwas größer.«

Dann langte er über den Tisch und öffnete mithilfe eines Nussknackers gekonnt die Schale ihres Tieres. Anschließend machte er sich über sein eigenes Essen her, und während Lili nur in ihrem Krebsfleisch herumstocherte, aß er mit sichtlichem Genuss.

Als er endlich fertig war, wagte sie die Frage zu stellen, die ihr am schwersten auf der Seele brannte: »Freust du dich, dass ich hier bin?«

Er wich ihrem Blick aus und beschäftigte sich mit seinem Glas Eiswasser.

»John, bitte.«

Da sah er auf. »Darling, das war eine ziemlich große Überraschung. Ich hatte keine Ahnung, dass du kommen würdest.«

Darling. Das Kosewort, das sie so liebte.

Aber keine Antwort auf ihre Frage. Also versuchte sie es andersherum. »Mona ist sehr nett.«

»Wer?«

»Mona, eure Verkäuferin.«

»Ach so, ja.«

»Und sehr hübsch.«

Diesmal schaute er sie an, verblüfft, wie ihr schien.

»Das ist mir noch gar nicht so richtig aufgefallen. Es gibt viele hübsche Mädchen in San Francisco.«

Sollte sie diese Antwort jetzt beruhigen?

Lili trank hastig von ihrem Wasser, bekam einen Eiswürfel in den Hals und musste heftig husten. John sprang auf und klopfte ihr den Rücken.

»Geht's wieder?«

Sie nickte, schluckte den restlichen Eiswürfel hinunter und fragte: »Ganz normales Wasser kennt man hier wohl nicht?«

Er lachte und setzte sich wieder. Dann brachte er von sich aus das Thema wieder auf die Verkäuferin. »Mona ist uns eine große Hilfe. Dad und ich konnten heute dank ihr bis zum frühen Nachmittag draußen bleiben.«

Seine Augen leuchteten auf, so wie Lili sich gewünscht hatte, sie würden bei ihrem Anblick aufleuchten.

»Wir sind mit dem Kahn eines Freundes aufs Meer gefahren, aber Dad plant, sich bald ein eigenes Boot zu kaufen. Es war herrlich. Beinahe hätte ich einen Schwertfisch gefangen. Aber das Vieh war zu stark. Ist mir entwischt.« Er wirkte kurz erzürnt. »Das wird mir mit dem nächsten nicht mehr passieren.«

Lili wartete, bis er fertig war. Erst dann fragte sie geradeheraus: »Ist Mona deine neue Freundin? Bitte, sei ehrlich, John.«

Die Verblüffung in seinem Gesicht war echt, das sah sie sofort.

Als er dann auch noch lachte, kam sie sich albern vor. Die Teller wurden abgeräumt, und er wartete, bis die Kellnerin wieder weg war.

»Mona wird bald dreißig«, sagte er breit grinsend, als würde ein gewisser Altersunterschied alles erklären. »Und mein Typ ist sie sowieso nicht. Außerdem bist *du* meine Freundin.«

Eine Welle der Erleichterung durchströmte Lili. Vielleicht war doch noch nicht alles verloren.

»Aber du hast ihr nicht gesagt, dass wir schon seit Jahren ein Paar sind.«

Wieder lachte er und legte dann eine gewisse Zärtlichkeit in seine Stimme. »Ach, Darling, ich kenne Mona kaum. Ich weiß gerade mal, dass sie aus Bremen stammt und mit Nachnamen Roth heißt. Und ich bin nicht der Meinung, dass sie mein Privatleben etwas angeht.«

»Ach so«, murmelte Lili und fühlte sich noch ein bisschen besser.

»Davon mal abgesehen, bist du einfach abgereist und hast mir nicht geschrieben«, sagte sie trotzdem. »Das war hart für mich.«

Sie sagte ihm nicht, wie schlecht es ihr wirklich gegangen war. Sie besaß immerhin noch ihren Stolz.

»Ich hatte es vor, das schwöre ich. Bloß wusste ich nicht, was.«

»Vielleicht, dass ich dir fehle und dass du bald zurückkommen willst?«, schlug Lili vor.

John ging nicht darauf ein, sondern sagte: »Wahrscheinlich wird Dad demnächst auch noch mehr Leute einstellen müssen. Er plant nämlich, das Geschäft zu vergrößern. Am Ende der Straße ist eine große Ladenfläche frei geworden. Dahin will er mit dem ganzen Kram umziehen. Dann hätte er dreimal so viel Platz.«

Für den Augenblick ließ Lili ihm das Ablenkungsmanöver durchgehen.

»Mona meint, dass die Hippiebewegung nicht mehr lange so weitergehen wird«, wandte sie ein. »Deswegen macht sie jetzt auch eine Ausbildung.«

John legte den Kopf schief. »Ja, das kann sein. Aber Dad ist ein vorausschauender Mann. Er wird schon wissen, mit welchen Waren er auch in Zukunft gute Geschäfte machen kann.«

»Ich hatte gestern ein bisschen Angst vor ihm«, gestand sie vorsichtig.

»Vor Dad?«

»Mhm.«

John griff über den Tisch nach ihrer Hand, und sie überließ sie ihm.

»Lass dich nicht täuschen. Er wirkt nur ein bisschen bärbeißig. In Wahrheit ist er sehr liebevoll. Wahrscheinlich war er bloß überrascht. Du wirst sehen, er wird dich schnell in sein Herz schließen.«

Das glaubte sie zwar nicht, aber sie schwieg dazu.

»Stell dir vor«, fuhr John fort, und seine Stimme klang auf einmal unsicher. »Ich habe einen ganz tollen Job in Aussicht.«

Da war sie, die Wahrheit, vor der sie sich die ganze Zeit gefürchtet hatte und um die sie schon seit Stunden herumredeten.

Lili entzog ihm ihre Hand, zwang ihr Herz, gleichmäßig zu schlagen, und setzte einen neutralen Gesichtsausdruck auf.

Mama und Oma wären stolz auf mich, sagte sie sich im Stillen. *Eine Jensen weiß, sich zu beherrschen. Jedenfalls so lange es nötig ist.*

»Einen Job?«, wiederholte Lili langsam. »Hier in San Francisco?«

John schien es zu beruhigen, dass sie sich nicht aufregte, denn er redete sofort begeistert weiter: »Ja, stell dir vor, in einer Cadillac-Werkstatt. Die gehört einem weiteren Freund von Dad. Er hat einfach die besten Kontakte. Ich werde dort an den tollsten amerikanischen Straßenkreuzern arbeiten. Meine Stellung in Lüneburg habe ich ja vor meiner Abreise gekündigt.«

Offenbar schaffte sie es nicht mehr, ihren neutralen Gesichtsausdruck beizubehalten, denn sie sah auf einmal, wie sich Johns Miene verdüsterte.

»Was ist los?«

»Kannst du dir das nicht denken?«, fragte sie mit leiser Stimme zurück.

Er griff nach seinem Wasserglas und umfasste es so fest, dass sie schon fürchtete, es werde gleich zerspringen. »Du bist böse, weil ich hierbleiben will.«

»Ich … bin nicht böse. Nur traurig.«

Plötzlich schien er zur Besinnung zu kommen. Er ließ das Glas los, und in seinem Blick stand große Sorge. »Lili, du bist furchtbar blass. Möchtest du lieber woandershin gehen?«

Sie glaubte nicht, dass ihre Beine sie tragen würden, deshalb schüttelte sie den Kopf.

»Ist das endgültig?«, fragte sie mit zitternder Stimme. »Du siehst deine Zukunft in Amerika?«

»Hast du wirklich gedacht, ich komme nach Lüneburg zurück?«, konterte er, aber das schlechte Gewissen zeigte sich in seinen Augen.

»Ja, natürlich«, erwiderte sie, obwohl sie dabei vielleicht nicht ganz ehrlich war. Sie wäre ihm nicht nachgereist, hätte sie nicht befürchtet, ihn für immer zu verlieren, wenn sie nichts unternahm.

»Hier ist das Leben, das ich mir immer erträumt habe«, erklärte John fest.

Lili unterdrückte ein Seufzen. »Deine Mutter wird sehr unglücklich sein. Hast du daran schon mal gedacht? Oder ist sie dir gleichgültig?«

Er senkte den Blick auf die Tischplatte. »Sie hat Piet, sie kommt ohne mich zurecht.« Es klang schuldbewusst und trotzig zugleich.

»Aber du bist ihr einziges Kind.«

John erwiderte nichts. Die Holzmaserung des Tisches schien ihn brennend zu interessieren.

Lili holte tief Luft, bevor sie die nächste Frage stellte. »Und was wird aus uns?«

Wenigstens musste sie Klarheit haben. Margarethe hatte recht gehabt. Alles war besser als die schreckliche Ungewissheit.

Da hob er den Kopf. Sie entdeckte den Schmerz in seiner Miene und erkannte, wie schwer er mit sich zu kämpfen hatte.

»Ich liebe dich«, sagte er. Es klang gequält. »Und das weißt du.«

»Aber nicht genug«, entgegnete sie. »Nicht genug, John.«

Er stützte die Ellenbogen auf den Tisch und verbarg sein Gesicht in den Händen.

Erst nach einiger Zeit schaute er wieder auf. »Es könnte doch auch andersherum gehen.«

»Was meinst du?«

»Du könntest hierherziehen. Ist dir der Gedanke noch nicht gekommen?«

Lili richtete sich auf ihrem Stuhl auf. »Ich? Was um Gottes willen soll ich in Amerika? Und wieso sollte ich auf so eine Idee kommen? Ich weiß ja erst seit zwei Minuten, dass du hier leben willst.«

Wieder war sie nicht ganz ehrlich ihm gegenüber, aber, und das erkannte sie erst jetzt, sie war auch nicht ehrlich zu sich selbst gewesen.

John sprach es aus. »Du hast es von Anfang an geahnt. Sonst wärst du mir nicht nachgereist.«

Sie nickte zögerlich. Mehr würde sie nicht verraten. Sie würde ihm auch jetzt nicht erzählen, wie schlecht es ihr nach seiner Abreise gegangen war und dass sie nur dank der Hilfe ihrer Familie hier war. Das Gefühl von Fremdheit nahm zu, und sie hatte nicht die Absicht, als dumme, verliebte Gans dazustehen.

John wertete ihr Schweigen falsch. »Stell es dir nur für eine Minute vor. Du und ich hier in den Staaten. Wir könnten alles erreichen. Dies ist das Land der unbegrenzten Möglichkeiten.«

»John …«

»Du eröffnest deinen eigenen Kosmetiksalon, und eines Tages bist du die Königin der Schönheit.«

»John, bitte …«

Aber er redete sich immer mehr in seine Begeisterung hinein. »Und ich bleibe nicht bloß ein einfacher Mechaniker, sondern mache vielleicht meinen eigenen Autosalon auf. Dad sagt, ich habe großes Verkaufstalent.«

»John!« Sie schlug mit der flachen Hand auf den Tisch. So fest, dass es wehtat.

Aber endlich hielt er inne und blickte sie an.

»John, ich kann nicht aus Lüneburg weg. Meine Familie braucht mich.«

Da sackten seine Schultern hinab.

»Ich weiß«, sagte er. »Deine Mutter käme nicht ohne dich zurecht. Du hilfst ihr so viel mit Mia. Margarethe rechnet fest damit, dass du ihren Salon übernimmst. Und Leo wäre auch verloren.«

»Leo?«, fragte sie bange. »Was weißt du über ihn?«

»Nicht mehr viel«, gab John zu. »Aber ich habe irgendwie ein schlechtes Gefühl. Ich glaube, er ist in Hamburg in falsche Gesellschaft geraten.«

»Das fürchte ich auch.«

Sie schwieg einen Moment, bevor sie traurig sagte: »Dann hätten wir ja alles geklärt. Du willst nicht mit zurückkommen, und ich kann nicht hier leben.«

»Lili«, murmelte er, und sie hörte den großen Kummer in seiner Stimme. »Lass mir noch ein wenig Zeit. Bitte. Ich kann mir nicht vorstellen, dich zu verlieren. Wie lange bleibst du?«

»Bis Ende des Monats, aber vielleicht ist es besser, wenn ich schon vorher abreise.«

»Nein!«

Wieder sprang er auf und kam um den Tisch herum. Diesmal zog er sie sanft hoch und nahm sie fest in seine Arme.

»Bitte bleib hier, Darling. Ich bin sicher, wir finden eine Lösung.«

Sie glaubte nicht daran, aber sie hatte auch keine Kraft mehr, zu diskutieren. Erschöpft lehnte sie den Kopf an seinen Brustkorb.

»Okay.«

9. KAPITEL

Als Lili durch die rote Tür trat, die typisch für die Salons von Elizabeth Arden war, kam es ihr so vor, als beträte sie eine andere Welt. Draußen pulsierte das hektische Leben der Großstadt – Menschen hasteten über die Bürgersteige und schimpften über die Touristen und die vielen Hippies, die ihnen im Weg standen, Autos hupten und stießen Abgaswolken aus, Cable Cars klingelten, Ampeln sprangen wie im Zeitraffer von Rot auf Grün, riesige Busse verstopften die Straße.

Doch sobald sie die Tür hinter sich geschlossen hatte, war es damit vorbei, und eine entspannte, entschleunigte Atmosphäre umfing sie. Leise Instrumentalmusik klang aus versteckten Lautsprechern, die Stimmen der Angestellten waren gedämpft, es gab nur fließende, ruhige Bewegungen.

Das alles war in eine rosarote Welt eingebettet.

Lili staunte. Sie fühlte sich ein bisschen, als wäre sie ins Innere von Zuckerwatte getaucht, die allerdings nach dem legendären Parfum »Blue Grass«, nach feinen Cremes und Gesichtspuder duftete.

Natürlich hatte sie gewusst, dass in den Arden-Salons die Farbe Rosa vorherrschte. Sie hatte nur nicht geglaubt, wie enorm deren Wirkung auf sie und jede andere Kundin sein würde. Die Wände waren mit rosafarbenem Damast bezogen, eingefasst mit pinkem Satin. Rosa waren auch die Porzellanbecken, ebenso wie die Frotteehandtücher, die Frisierumhänge und die Arbeitskittel der Kosmetikerinnen.

Unwillkürlich lächelte sie und wandte sich zum Empfang.

»Guten Tag, ich habe einen Termin«, sagte sie in einigermaßen anständigem Englisch. »Mein Name ist Lili Jensen.«

Die Rezeptionistin erwiderte ihr Lächeln und blickte dann in einen großen Terminplaner. Sie besaß die Körpermaße und die feinen Gesichtszüge eines Mannequins, woraufhin Lili sich sogleich verflixt klein und unscheinbar fühlte. Im Geiste notierte sie sich bereits, dass sie, falls sie einmal eigene Angestellte haben würde, keine so bildschönen beschäftigen würde wie diese junge Frau. Da musste sich ja jede Kundin minderwertig fühlen.

Nun wurde eine Kollegin herbeigerufen, die zu Lilis stiller Erleichterung nur mittelgroß und sogar ein bisschen mollig war.

»Unsere Besucherin aus Deutschland«, sagte sie in Lilis Muttersprache, zwar mit starkem Akzent, aber gut verständlich. »Herzlich willkommen, ich bin Ingrid und werde dich heute betreuen.«

Lili ergriff die ihr dargebotene Hand. »Wunderbar. Ich freue mich schon. Bist du Deutsche?«

Mittlerweile hatte sie sich daran gewöhnt, sich mit Gleichaltrigen sofort zu duzen.

Ingrid schüttelte den Kopf. »Meine Eltern sind aus Düsseldorf eingewandert. Ich bin hier geboren, aber meine Mutter hat mich zweisprachig aufgezogen.«

Lili fragte sich, ob ihr das bei ihren eigenen Kindern auch gelingen könnte, falls …

Sie schob den Gedanken lieber schnell beiseite und nickte Ingrid freundlich zu.

Es war reines Glück gewesen, überhaupt einen Termin zu bekommen. Als sie vor zwei Wochen einfach bei Elizabeth Arden hineinspaziert war und um eine Behandlung gebeten hatte, war ihr überaus freundlich, aber unmissverständlich erklärt worden, dass der Salon normalerweise Monate oder zumindest Wochen im Voraus ausgebucht sei.

Das war am Tag nach Lilis Gespräch mit John in Fisherman's

Wharf gewesen, und sie hatte eine schlaflose Nacht hinter sich gehabt.

Sie hatte gedacht, es würde ihr guttun, sich von erfahrenen Kosmetikerinnen verwöhnen zu lassen. Vielleicht hätte dies ja das Gedankenkarussell in ihrem Kopf zum Schweigen gebracht, das sie seit dem Abend zuvor keine Sekunde lang zur Ruhe hatte kommen lassen.

John bleibt in Amerika. Er liebt mich nicht mehr. Oder er liebt mich noch, aber er bleibt trotzdem hier. John kommt nie nach Lüneburg zurück. Ich muss mich entscheiden. Hierherziehen oder John verlassen. Was soll ich tun, was soll ich tun, was soll ich tun?

Zu ihrem eigenen Entsetzen war sie vor den Augen der Kosmetikerinnen und Kundinnen in Tränen ausgebrochen, woraufhin man sich geradezu überschlug, ihr irgendetwas Gutes zu tun.

Es endete damit, dass Lili in einem schmalen rosaroten Sessel im Wartebereich saß und eine Tasse Kräutertee trank, während ihr ein höchstens fünfzehnjähriges Lehrlingsmädchen die Fingernägel in einem knalligen Rot bemalte, woraufhin Lili furchtbar kichern musste, weil sie mit diesen Nägeln, den orangefarbenen Schuhen und dem bunt gestreiften *Poncho* bald im Zirkus hätte auftreten können.

Als es dann hieß, Mitte September wäre ein Termin für eine Rundum-Behandlung frei geworden, weil eine Kundin abgesagt habe, griff sie sofort zu. Der Preis war horrend, aber Lili beschloss, ihre anderen Ausgaben drastisch zu reduzieren. Sie wollte unbedingt herausfinden, wie die amerikanischen Kolleginnen arbeiteten.

In den folgenden zwei Wochen gab sie dann tatsächlich kaum Geld aus, und das hatte sie in erster Linie John zu verdanken. Denn so oft er konnte, nahm er sich im Laden frei und führte

Lili zum Essen aus. Manchmal unternahmen sie auch Ausflüge, fuhren über die atemberaubend schöne Golden Gate Bridge oder hinüber nach Oakland, verbrachten einen Nachmittag am erstaunlich frischen Pazifik oder bummelten durch Chinatown, wo Lili aus dem Staunen über diese völlig andere Welt mit den scheinbar immer lächelnden Menschen und fremden Lauten kaum herauskam.

John war wie ausgewechselt, stellte Lili fest. Seit er ihr gestanden hatte, dass er sein Leben in Amerika verbringen wollte, war ihm offenbar eine schwere Last von der Seele gefallen, und auf einmal entdeckte sie in ihm wieder den liebevollen und aufmerksamen Mann, den sie kannte.

Manchmal übertrieb er es mit seinem Beschützerinstinkt, dann erinnerte sie ihn daran, dass sie eine moderne und selbstbewusste Frau war. Manchmal war sie aber auch froh darüber, dass sie sich einfach in seine Arme flüchten konnte, wenn ihr jeder Gedanke an die Zukunft zu viel wurde.

So lebte sie in einer Zeitblase, wusste, diese Blase würde Ende des Monats platzen, weigerte sich jedoch, sich gedanklich damit zu beschäftigen.

Der September verwöhnte sie mit herrlichem Sonnenschein, und John erklärte ihr, dass dies in San Francisco tatsächlich der schönste Monat des Jahres sei. Das habe ihm sein Dad verraten.

Den bekam Lili praktisch nie zu Gesicht. Die wenige Male, in denen sie im Laden vorbeischaute, um kurz mit Mona zu plaudern, ließ sich Gary Davies nicht blicken. Einmal war sie sicher, dass er bei ihrem Erscheinen ganz schnell die Treppe hinauf verschwunden war. Und John schlug niemals ein gemeinsames Treffen vor. Lili war davon überzeugt, dass sein Vater ihm die Anweisung gegeben hatte, ihm die deutsche Freundin vom Leib zu halten.

Sie konnte es ihm nicht einmal verübeln. Gary hatte Angst, er könnte seinen Sohn ein zweites Mal verlieren.

John hingegen tat genau das Gegenteil. Er unternahm alles, um Lili die Stadt und das Leben in Kalifornien schmackhaft zu machen.

Es gab Momente, in denen Lili so glücklich war, ihren Freund wieder an ihrer Seite zu haben, dass sie ernsthaft darüber nachdachte, bei ihm in Amerika zu bleiben. Mit seiner Hilfe würde sie in diesem Land schon zurechtkommen, dachte sie.

John hatte eine eigene Wohnung nicht weit vom Laden entfernt angemietet, und dort verbrachten sie ihre Nächte. Sie liebten sich voller wiedergefundener Leidenschaft, und wenn sie danach verschwitzt und keuchend nebeneinanderlagen, war Lili davon überzeugt, sie wünsche sich nichts anderes mehr in ihrem Leben.

John schlug ihr mehr als einmal vor, sie könne doch gleich bei ihm einziehen, aber sie meinte, die Pension sei im Voraus bezahlt und sie wolle zudem den Schein wahren. Woraufhin er sie mit ihrer spießigen deutschen Art neckte – bis sie ihm bewies, dass sie alles andere als spießig war.

Es gab aber auch die anderen Momente. Wenn John keine Zeit für sie hatte, wenn sie allein durch San Francisco streifte und sich von der Hektik der Großstadt eingeschüchtert fühlte, obwohl sie inzwischen weitere Kreise als am Anfang zog.

Dann wurde sie von einem schrecklichen Heimweh überfallen, sehnte sich nach ihrer Familie, nach Lüneburgs schönen Backsteinhäusern und nach dem vergleichsweise geruhsamen Leben. Dann begriff sie, dass sie nur an einem Ort glücklich sein konnte, in dem sie fast jede Straße kannte, wo die Menschen sie grüßten und wo hinter jeder Ecke ihr kleine Schwester Mia auf sie warten konnte.

Manchmal hörte sie Margarethes Stimme, als stünde sie neben ihr: »Liebchen, mach dir nichts vor. Du bist nicht zur Abenteurerin geboren. In dieser riesigen Stadt bist du aufgeschmissen. Und gefährlich ist es da auch. Das nächste Erdbeben kommt bestimmt.«

Gut, Letzteres konnte Margarethe vermutlich nicht wissen, aber Lili hatte etwas über den San-Andreas-Graben gelesen, der die Küste Kaliforniens vom Rest des Landes trennte, und fühlte sich kein bisschen sicher an einem Ort, der jederzeit mit einem lauten Krachen im Meer versinken konnte. Dagegen war das Absacken der Häuser in Lüneburg geradezu eine Kleinigkeit!

Als sie diese Angst John gegenüber erwähnt hatte, da hatte er sie nur zärtlich ausgelacht.

»Ich werde schon auf dich aufpassen, Darling. Und wir Einwohner von San Francisco haben uns daran gewöhnt, mit dieser Gefahr zu leben. Wir haben da einen einfachen Trick: Wir denken nicht weiter darüber nach.«

Darauf hatte sich erneut Zorn in ihr geregt – weil er schon redete, als hätte er sein ganzes Leben in Amerika verbracht, und weil er sich wieder einmal zu ihrem Beschützer aufspielte.

»Ich kann allein auf mich achtgeben«, hatte sie grimmig erwidert, dabei aber genau Margarethes zweifelnden Gesichtsausdruck vor ihrem inneren Auge gesehen.

Und so blieb sie eine Zerrissene zwischen zwei Welten und hatte nach zwei Wochen in San Francisco nur eines wirklich verstanden: Die Entscheidung musste sie ganz allein treffen. Niemand konnte sie ihr abnehmen.

Wenn das bloß nicht so furchtbar schwer gewesen wäre!

Schon der Gedanke, John wieder zu verlieren, brach ihr das Herz. Aber die Vorstellung, ihre Familie womöglich nur noch einmal im Jahr zu sehen, weil sie sich den teuren Flug mit Sicherheit nicht öfter würde leisten können, war ebenso schlimm.

Hinzu kam die Frage, ob sie in San Francisco beruflich überhaupt würde Fuß fassen können.

Nun, hatte sie gedacht, als sie die Tür zum Arden-Salon aufgestoßen hatte, *vielleicht bekomme ich ja heute eine Eingebung.*

Ingrid klatschte in die Hände und riss sie aus ihren Überlegungen.

»Nun, dann wollen wir mal mit deinem ›Tag der Schönheit‹ beginnen.«

Lili hatte nicht gewusst, was bei diesem kurzfristig frei gewordenen Termin auf sie zukommen würde, aber jetzt schaute sie ihre persönliche Kosmetikerin gespannt an. »Ein ›Tag der Schönheit‹? Was ist das?«

Ingrid lächelte geheimnisvoll. »Lass dich überraschen. Komm mit.«

Bereitwillig begab sich Lili in die Hände der erfahrenen Kosmetikerin. Zu ihrer Überraschung ging es zunächst in einen hinteren Teil des Salons, wo sie ausgiebig duschen sollte. Ihr Hinweis, sie habe bereits geduscht, bevor sie hergekommen sei, wurde von Ingrid mit einem höflichen Lächeln, aber auch mit einem entschiedenen Kopfschütteln quittiert.

»Das zählt nicht. Außerdem gehört es zum hiesigen Ritual, dass du dich unter die Dusche stellst und dabei unsere besonders erquickenden Duschgels und Körperlotionen ausprobierst.«

Lili tat also wie ihr geheißen und wurde wenig später mit einer entspannenden Körpermassage verwöhnt. Die bekam sie nicht von Ingrid, sondern von einer professionellen Masseurin, die ihr verriet, sie habe den Beruf drei Jahre lang gelernt.

Im Stillen verabschiedete sich Lili daher von der Idee, in ihrem eigenen Salon in Lüneburg auch Rückenmassagen anzubieten. Ihr war schlagartig klar geworden, dass sie diese Kunst niemals in ein paar Kursen würde lernen können.

Dann stutzte sie. *Mein eigener Salon in Lüneburg? Werde ich den überhaupt jemals führen?*

Die Masseurin bearbeitete besonders intensiv ihre Schultern, die Lili offensichtlich angespannt hatte, während ihre Gedanken nach Lüneburg abgeschweift waren. Sie zwang sich deshalb, an gar nichts mehr zu denken und sich ganz dem Wohlgefühl hinzugeben.

Einige Zeit später saß sie eingehüllt in einen flauschigen rosafarbenen Bademantel in einem Liegesessel und nippte an einem Kräutertee. Den hatte sie schon bei ihrem ersten Besuch bekommen, und er schmeckte ihr auch beim zweiten Mal nicht besonders gut. Aber Ingrid versicherte ihr, er reinige den Körper von innen.

Meine Kundinnen würden so einen Sud gleich wieder ausspucken und einen vernünftigen Kaffee verlangen.

Sie grinste in sich hinein, bis ihr auffiel, dass sie schon wieder an Lüneburg dachte.

Dass sie in dem Liegesessel einschlief, gehörte offenbar zum Programm. Als sie mittags wieder zu sich kam, wurde ihr ein kleiner Imbiss aus Gemüse und Obst gereicht. Der Nachmittag begann mit einer intensiven Gesichtspflege. Ingrid erklärte ihr, wie wichtig eine porentiefe Reinigung sei, und beinahe hätte Lili sich verraten, indem sie antwortete, ihr sei das wohl bewusst und sie würde das genauso handhaben und empfehlen.

Ingrid schwärmte von Ardens »Eight Hour Creme«, die wirklich das Gesicht acht Stunden lang pflegen und nähren würde, und Lili ließ sich dazu überreden, einen Tiegel davon zu kaufen.

Anschließend wurde sie an eine Friseurin weitergereicht, die ihr das Haar wusch und eine Pflegepackung einmassierte. Dann empfahl sie Lili, sich die Spitzen schneiden zu lassen, denn ihr wundervolles dunkles Haar habe unter der Sonne Kaliforniens ein wenig gelitten. Lili erklärte sich einverstanden und staunte danach, wie voll und glänzend ihr Haar nun wieder wirkte.

Dummerweise hörte sie erneut Margarethes Stimme in ihrem Kopf: »Einmal in der Woche könnte ich aus der Heide nach Lüneburg kommen, um deinen Kundinnen die Spitzen zu schneiden.«

Verflixt! Sie kam einfach nicht von Lüneburg los!

»Stimmt etwas nicht?«, fragte Ingrid besorgt. Sie war jetzt wieder für Lili zuständig und bemerkte ihre gerunzelte Stirn.

»Es ist alles ganz wunderbar«, entgegnete Lili schnell. »Ich bin rundum zufrieden.«

Ingrid wirkte nicht überzeugt, setzte aber wieder ihr professionelles Lächeln auf und bat Lili zu einem anderen Sessel, wo sie eine ausgiebige Mani- und Pediküre bekommen sollte. Das Lehrlingsmädchen, das ihr vor zwei Wochen den knallroten Nagellack verpasst hatte, bot ihr nun ein Glas Champagner an.

Lili lehnte dankend ab. *Champagner? Dann doch eher einen von Wilfrieds Wacholderschnäpsen.*

Anscheinend sah sie wieder unglücklich aus, denn Ingrid versicherte ihr, das Lehrlingsmädchen werde nicht mehr Hand an sie legen.

Eine Stunde später waren ihre Füße und Hände gepflegt, die Hand- und Zehennägel in Form gebracht, poliert und in einem sanften Lachsrosa lackiert.

»Sehr schön«, erklärte Lili dankbar.

Ingrid wirkte erleichtert. Offenbar hatte sie sich schon gefragt, was mit dieser jungen deutschen Kundin wohl los war, dass sie so bedrückt wirkte.

Zuletzt war das Make-up an der Reihe. Und Lili erhielt eine ausführliche Lektion über Grundierung, Puder, Lippenpflege und das Schminken der Augen.

Sie tat, als wäre das alles neu für sie, freute sich aber insgeheim, als Ingrid ihren bisherigen Schminkstil bestätigte: Für die Augen nur Mascara und Eyeliner, ein heller Puder, der den bronzenen Teint ihrer Haut hervorhob, ein paar Rouge-Reflexe auf ihre hohen Wangenknochen und ein zum Nagellack passender rosafarbener Lippenstift.

»Dir stehen die sanften Farben, die Pastelltöne«, erklärte Ingrid. »Dein dunkles Haar und die beinahe mandelförmigen Augen brauchen weiche Konturen, keine scharfen Linien und keine knalligen Farben.«

Lili war froh, dass sie an diesem Tag auf ihren *Poncho* und die *Espadrilles* verzichtet hatte.

Sie nickte und tat weiterhin, als sei das alles eine Offenbarung für sie. Auch verriet sie sich nicht, als Ingrid ihr noch einmal die Handhabung der verschiedenen Utensilien erläuterte.

Warum sie geheim hielt, dass sie eine Kollegin war, wusste sie selbst nicht so genau. Vielleicht war es einfach nur angenehmer, sich wie jede andere Kundin behandeln zu lassen. Und die eine oder andere Idee durfte sie sich doch ruhig aneignen, oder?

Denn es könnte ja auch sein, dass ich einen Salon hier in San Francisco eröffne, sagte sie sich, wusste aber im gleichen Moment, dass ihr ein solches Unterfangen unmöglich sein würde.

Zu Hause in Lüneburg konnte sie die Räumlichkeiten ihrer Großmutter übernehmen, hier hingegen würde es Unsummen kosten, einen geeigneten Salon zu mieten und einzurichten. Einmal ganz davon abgesehen, dass die Konkurrenz in dieser Weltstadt riesig war. Die schönheitsbewussten Amerikanerinnen warteten bestimmt nicht auf eine kleine Kosmetikerin aus der deutschen Provinz.

Am ehesten könnte sie noch versuchen, eine Anstellung in ihrem Beruf zu finden. So wie Ingrid. Aber wollte sie wirklich ihre Tage in einer rosaroten Wolke verbringen? Und träumte sie nicht schon seit Jahren von ihrem eigenen Salon?

Lili zahlte ihren »Tag der Schönheit«, vergaß auch nicht, ein in den Staaten üblich großes Trinkgeld dazulassen, und verließ Elizabeth Arden.

Sie fühlte sich rundherum gepflegt und schön, bloß die Gedanken um ihre Zukunft wurde sie nicht los. Es blieben nur noch zwei Wochen bis zu ihrem geplanten Rückflug, und sie war einer Lösung noch kein Stück näher gekommen.

Als Lili eine Stunde später ihre Pension erreichte, kam ihr Hannelore Kamp entgegengelaufen. Sie wirkte aufgewühlt, und Lili erschrak fast zu Tode.

»Was ist los?«, fragte sie mit bebender Stimme, während ihre Knie unter ihr nachgeben wollten.

Die Pensionswirtin scheuchte sie ins Haus.

»Schnell, schnell! Sie müssen sofort zu Hause anrufen! Es ist dringend!«

10. KAPITEL

Mit zitternder Stimme meldete Lili ein R-Gespräch nach Deutschland an. Sie stand im Frühstücksraum der Pension, wo sich auch das einzige Telefon befand, und lauschte dem fernen Rauschen. Stunden schienen zu vergehen, bis sich in Lüneburg jemand meldete, aber wahrscheinlich waren es nur zehn oder fünfzehn Minuten gewesen.

»Hier bei Jensen. Margarethe Jensen am Apparat. Wer spricht da?«

»Ich bin's«, flüsterte Lili.

Irgendwo hinter ihr drückte sich Hannelore Kamp herum. Lili hatte ihre Wirtin gefragt, ob sie wisse, was los sei, aber die hatte nur bedauernd den Kopf geschüttelt und gesagt, der Anruf sei schon am Vormittag gekommen, man habe ihr aber nichts verraten wollen – was sie offenbar als persönliche Beleidigung empfand, denn schließlich kümmerte sie sich wie eine Mutter um ihre junge deutsche Besucherin.

Sie habe sogar in dem Hippieladen von diesem unausstehlichen Gary Davies angerufen. Zum Glück sei die nette Mona rangegangen, hätte aber keine Auskunft über Lili geben können. Und John und sein Vater seien zum Fischen rausgefahren, die würden erst am Abend zurückkommen.

Das stimmte. Als Lili ihrem Freund von ihrem Termin bei Elizabeth Arden erzählt hatte, war ihm die Idee gekommen, er könnte den Tag mit seinem Dad verbringen. Das hätte er schon viel zu lange nicht mehr gemacht, und Gary würde sich bestimmt freuen.

Natürlich hatte sie nichts dagegen gehabt, nur ein leises schlechtes Gewissen verspürt, weil John seit ihrer Ankunft in

San Francisco mehr Zeit mit ihr als mit seinem Vater verbrachte.

»Den ganzen Tag warte ich nun schon auf Sie«, hatte Hannelore Kamp vorwurfsvoll gesagt. »Wer weiß, was bei Ihnen zu Hause passiert ist!«

Lili war darauf sofort zum Telefon geeilt.

»Wer?«, rief Margarethe nun auf der anderen Seite des Atlantiks.

»Lili!«

»Herrjemine! Warum meldest du dich erst mitten in der Nacht?«

Lili stutzte, dann rechnete sie schnell nach. Hier in San Francisco war es fünf Uhr am Nachmittag, dann musste es in Lüneburg drei Uhr früh sein.

»Es … tut mir leid«, stotterte sie.

»Wir haben den ganzen Abend lang auf deinen Anruf gewartet!«

»Ich war nicht da«, sagte sie lahm, während ihr das Herz bis zum Hals schlug. »Was ist denn los?«

»Warte mal.«

Es erklang ein Klappern und Schaben, und Lili konnte geradezu bildlich vor sich sehen, wie ihre Großmutter das Telefon vom Tischchen in der Diele nahm und damit in die Küche ging. Die Leitung war gerade lang genug dafür. Lili wusste das, weil sie es schon ausprobiert hatte, wenn sie ein Telefongespräch führen wollte, das nicht jeder im Haus mitbekommen sollte.

Im Augenblick steigerte Margarethes Verhalten ihre Angst jedoch ins Unermessliche.

»So«, verkündete ihre Großmutter endlich. »Jetzt können wir reden, ohne dass Benno und Leo aufwachen.«

»Warum bist du überhaupt in der Papenstraße?«, wollte Lili wissen. Das war nun beileibe nicht die brennendste Frage, und sie merkte, dass sie sie gestellt hatte, weil sie große Angst vor einer ganz anderen hatte.

»Unwichtig!«, tönte Margarethe. »Hör zu, Liebchen. Der Mia ist es nicht besonders gut gegangen.«

Ihr Herz blieb stehen. Lili war sich da ganz sicher. Es fühlte sich zumindest so an, als würde es nicht mehr schlagen.

»Was soll das heißen?«

»Nun, sie hat in der Schule am Turnunterricht teilgenommen, obwohl sie das eigentlich nicht sollte. Aber sie wollte wohl vor den anderen Kindern nicht als Schwächling dastehen. Ich glaube, da kommt sie ganz nach dir. Sie ist eine kleine Kämpferin.«

»Margarethe, bitte!«

»Entschuldige. Es ist alles nicht so schlimm, wie es noch am Nachmittag aussah.«

Lilis Herz nahm seine Arbeit wieder auf, und sie atmete ein paarmal tief durch.

»Also, die Lütte hat sich überanstrengt, war plötzlich schweißgebadet und ist zusammengeklappt. So wurde es deiner Mutter erzählt. Zu Hause hat sie dann hohes Fieber und Krämpfe bekommen.«

»Krämpfe?«, wiederholte Lili bange. Das war gefährlich. Jeder in der Familie fürchtete sich davor.

»Ja, deswegen sind Anne und Benno mit ihr auch ins Krankenhaus gefahren. Am Abend war das Fieber dann schon etwas runtergegangen, aber sie muss noch über Nacht dortbleiben. Anne ist bei ihr, und ich bin hier, damit mein Sohn und mein Enkel sich nicht vor Angst in die Hosen machen.«

Das klang schon wieder so sehr nach Margarethe, dass Lili beinahe aufgelacht hätte.

»Ich war ja dagegen, dich im fernen San Francisco verrückt zu machen«, fuhr Margarethe fort. »Aber Benno war der Meinung, du müsstest Bescheid wissen.«

Danke, Papa, dachte Lili. Trotz des Schreckens war sie froh, dass sie informiert worden war.

»Und es geht Mia wirklich wieder besser?«

»Ja«, sagte Margarethe. »Anne hat zuletzt um Mitternacht angerufen. Da schlief die Lütte schon fest.« Das klang überzeugend.

»In Ordnung«, sagte Lili, spürte, wie ihre Beine zitterten, zog sich einen Stuhl heran und ließ sich daraufsinken.

»Also«, sagte Margarethe. »Nun weißt du Bescheid, und ich lege wieder auf, sonst kriegt dein Vater einen Herzkasper, wenn die nächste Telefonrechnung kommt.«

»Warte!«, rief Lili.

»Ja?«

»Versprich mir, dass du sofort anrufst, wenn es Mia doch noch schlechter gehen sollte.«

»Natürlich, Liebchen.«

»Und bitte gib ihr einen Kuss von mir.«

»Nein.«

»Wie bitte? Warum nicht?«

»Dann fängt sie nur an zu weinen. Wie jedes Mal, wenn von dir die Rede ist.«

Sehr vorsichtig, als könnte er plötzlich zwischen ihren Fingern zerbrechen, legte Lili den Hörer wieder auf die Gabel.

Mit einigem Unbehagen starrte Lili auf das blutige Fleisch auf ihrem Teller. Ihr Magen hob sich. Sie hatte gehofft, es würde Fisch geben, denn sie kannte inzwischen die Vorliebe der Amerikaner für nur kurz angebratene Steaks. Aber anscheinend waren John und sein Vater bei ihren Ausflügen auf dem Pazifik mehr damit beschäftigt, ein paar Bier zu trinken und ihre Beziehung zu pflegen, als ernsthaft etwas zu fangen.

Gary grinste sie an und klatschte ihr eine Ofenkartoffel auf den Teller, die auch nicht sonderlich gar aussah.

Lili zwang sich zu einem dankbaren Lächeln. Immerhin war sie zum ersten Mal von Johns Vater zum Mittagessen eingeladen worden, und sie wollte es sich mit ihm auf keinen Fall verscherzen. Wobei sie sich aber auch nichts vormachte. Gary Davies war erst in dem Moment freundlich geworden, in dem festgestanden hatte, dass sie nach Deutschland zurückkehren würde – und zwar ohne seinen Sohn.

Schon vor zehn Tagen, gleich nach dem Anruf in Lüneburg, war für Lili klar gewesen: Sie musste und sie wollte zurück. Alle Hoffnungen, alle geheimen Träume waren wie weggeblasen gewesen. Es gab für sie keine Zukunft an Johns Seite in Amerika. Ihr Platz war in Lüneburg. Bei ihrer Familie.

Es hatte jedoch noch Tage gedauert, bis sie den Mut gefunden hatte, mit John darüber zu sprechen. Dann war fast eine Woche vergangen, in der er versucht hatte, sie doch noch von ihrem Vorhaben abzubringen.

Erst heute früh, aneinandergekuschelt in seinem schmalen Bett, hatte er eingelenkt. Sie ahnte jedoch, dass er noch immer nicht ganz aufgegeben hatte. Vielleicht glaubte er ja, es würde ein Wunder geschehen und seine Freundin doch noch bei ihm bleiben. Oder bald wiederkommen, wenn sie die Trennung von ihm nicht aushielt.

Als er ihr dann noch verraten hatte, sie seien beide zum Mittagessen bei seinem Vater eingeladen, hatte Lili sofort verstanden, dass zumindest Gary ihre bevorstehende Abreise als endgültig ansah.

In weniger als sechs Stunden würde sie wieder auf dem Weg nach Hause sein. Was sie John nicht verraten hatte, war, dass sie sogar versucht hatte, einen noch früheren Flug zu bekommen. Doch in dem Reisebüro an der Market Street, das sie dafür aufgesucht hatte, war man untröstlich gewesen. Eine Umbuchung hätte sie genauso viel gekostet wie ein neues Ticket, und über eine solch horrende Summe verfügte Lili nicht. Also hatte sie nach Hause telegrafiert, sie werde wie geplant am letzten Montag im September zurückkommen. Wenn alles nach Plan lief, sollte ihre Maschine morgens um acht in Hamburg-Fuhlsbüttel landen.

Lili säbelte ein winziges Stück von ihrem Steak ab und schob es zwischen die Zähne. Dann schaute sie hoch und bemerkte, dass Gary Davies sie angrinste.

John hingegen schimpfte mit seinem Vater. Den genauen Wortlaut verstand sie nicht, aber als John aufstand, sich ihren Teller schnappte und das Steak noch einmal in die Pfanne warf, war sie ihm überaus dankbar.

Anschließend war das Fleisch zwar zäh wie Leder, aber wenigstens musste sie nicht mehr würgen.

Vater und Sohn unterhielten sich über ein Thema, von dem Lili ebenfalls nichts mitbekam. Ihre Englischkenntnisse hatten sich während ihres Aufenthaltes in San Francisco kaum gebessert, da sie mit John, Hannelore Kamp und Mona Roth nur Deutsch gesprochen hatte. Also blieb ihr jetzt nur übrig, schweigend zu essen und beide zu beobachten.

Gary Davies hatte immer noch etwas von einem Bären an sich, fand sie, aber wenigstens wirkte er nicht mehr feindselig. Nun huschte sogar ein zärtlicher Ausdruck über sein Gesicht, und Lili glaubte, Franziskas Namen im Gespräch herauszuhören. Im nächsten Moment lächelte er sogar, und für den Bruchteil einer Sekunde konnte Lili sich vorstellen, warum sich die hübsche Franziska damals in diesen breitschultrigen Besatzungssoldaten aus Amerika verliebt hatte.

John wandte sich ihr zu. »Dad lässt fragen, ob du meiner Mutter einen Brief übergeben würdest.«

»Ja, sicher. Mit der Post würde er ja viel länger unterwegs sein.«

»Das ist es nicht allein«, sagte John nach einem schnellen Blick auf seinen Vater.

Lili wartete schweigend ab.

»Er fürchtet, Mama würde ihn vielleicht ungelesen wegwerfen.«

»Weil sie ihm vorwirft, dich von ihr weggelockt zu haben«, ergänzte Lili und wusste in dieser Sekunde, dass in ihrem Gesicht genau der gleiche Vorwurf zu lesen war. Dennoch fand sie die Vorstellung absurd, dass dieser Mann vor irgendetwas Angst haben könnte.

»Genau. Außerdem soll der Brief nicht in falsche Hände geraten.«

»Du meinst in Piets Hände?«

John schob seinen Teller beiseite. Beide Männer hatten bereits aufgegessen, während Lili nach ein paar Happen genug hatte.

»So ist es«, bestätigte John.

»Er weiß aber schon, dass deine Mutter glücklich verheiratet ist?«

Sie bemerkte, dass Gary aufmerksam von einem zum anderen schaute, obwohl er ebenso wenig Deutsch verstand wie Lili Englisch.

»Natürlich«, sagte John. »Er hat auch gar nicht vor, sie zurückzugewinnen. Er ist nämlich der Meinung, dass nicht jede Liebe gelebt werden muss.«

»Das verstehe ich nicht«, erwiderte Lili und spürte gleichzeitig, wie sie blass wurde.

Sie verstand es natürlich doch, und sie wusste, Gary meinte das nicht nur in Bezug auf sich selbst und Franziska, sondern auch in Bezug auf John und Lili.

»Er sagt, Liebe ist etwas Wunderbares«, versuchte es John erneut. »Aber manchmal kann es einfach kein Happy End geben.

Trotzdem ist eine erinnerte Liebe nicht weniger wert als eine gelebte.«

»Ich wusste gar nicht, dass dein Vater ein Philosoph ist«, entgegnete sie bitter, während sie von Gary den Brief entgegennahm und in ihrer Tasche verstaute.

John wurde offensichtlich erst jetzt bewusst, was sein Dad da eigentlich gesagt hatte, und auf seiner Stirn bildete sich eine steile Falte.

Lili schaute ihn bittend an. »Sag nichts. Es ist sowieso zwecklos. Heute Abend fliege ich, und niemand kann etwas daran ändern.«

Seine Augen glänzten plötzlich. Er sprang auf und nahm Lili bei der Hand.

»Dann komm. Lass uns diese letzten Stunden zu zweit verbringen.«

Er achtete nicht auf die Fragen seines Vaters, als er Lili hinter sich her aus der Küche zog, und ihr fiel auf, dass Gary ihnen voller Sorge nachsah.

Er hat Angst, sein geliebter Sohn könnte im letzten Moment doch noch mit ins Flugzeug springen, dachte sie voll innerer Genugtuung.

Anscheinend kannte er John nicht so gut wie Lili. Ihr war vollkommen klar, dass dies ein Abschied war, und sie erwartete nun, John würde sie noch einmal mit in seine Wohnung nehmen, damit sie sich ein letztes Mal lieben konnten.

Aber er hatte anderes im Sinn. Sie sprangen auf das nächste Cable Car auf, stiegen um und fuhren bis zum Golden Gate Park.

Hier war Lili bisher nicht gewesen, und sie war sehr froh, dass John diesen Ort für ihre letzten gemeinsamen Stunden gewählt hatte. In der grünen Oase fern jeder Großstadthektik vermochten sie vielleicht beide zur Ruhe zu kommen und sich ohne Groll voneinander zu verabschieden.

Anfangs sah es jedoch nicht danach aus. Während sie über die Wege spazierten, hörte John nicht auf zu reden. »Der Park ist fünf Kilometer lang und achthundert Meter breit«, dozierte er. »Damit ist er sogar größer als der Central Park in New York.«

Stolz sprach aus seiner Stimme, als hätte er höchstpersönlich die Pflanzen und Bäume gesetzt, aber Lili unterbrach ihn nicht. Sie war nur froh, seinem Vater entkommen zu sein.

»Stell dir vor, der Park wurde schon vor mehr als hundert Jahren angelegt. Es gibt künstliche Bäche, einen Wasserfall und Seen. Schau, dort drüben, das ist der Stow Lake, der größte von allen.«

Sie näherten sich dem Ufer, als Lili auf eine Gruppe von Leuten aufmerksam wurde, die hoch konzentriert, aber bestens gelaunt Übungen nachturnten, die ihnen von einer Trainerin vorgeführt wurden. Alle trugen eng anliegende Sportkleidung, lauschten ziemlich schnellen Tanzrhythmen, die aus einem Kassettenrekorder tönten, und gaben sich alle Mühe, im Takt zu bleiben. Was ihnen mal besser, mal weniger gut gelang. Sie gingen in die Knie und hüpften hoch, machten Ausfallschritte, warfen die Arme in die Luft und stellten sich auf die Zehenspitzen. All das in schnellem Wechsel.

»Guck mal«, sagte Lili. »Ich glaube, das ist dieser neue Sport. *Aerobic*. Mona hat mir davon erzählt. Sie lässt sich zur Trainerin ausbilden.«

John zuckte mit den Achseln. »Für mich wäre das nichts. Ich finde, die Leute sehen ziemlich albern aus. Das wird sich niemals durchsetzen.«

»Wer weiß. Es soll sehr gut für die Funktion von Herz und Lunge sein. In Deutschland kennt das jedenfalls noch niemand. Und die Leute da sehen zumindest alle frisch und rosig aus.«

»Frisch und rosig?« John lachte. »Wie kleine Schweinchen?«

»Nein.« Sie stampfte mit dem Fuß auf. »Wie kerngesunde Menschen mit gut durchbluteter Haut.«

Etwas an ihren eigenen Worten ließ sie aufhorchen, aber sie hatte keine Zeit, darüber nachzudenken, denn inzwischen waren sie weitergegangen und gerieten mitten in eine ganz andere Gruppe. Hier wurde weder gelacht noch herumgeturnt. Diese jungen Menschen saßen auf einer Wiese beieinander und diskutierten. Einige von ihnen waren dabei, große Schilder zu bemalen und zu beschriften. Lili erkannte das inzwischen überall berühmte Friedenszeichen, und sie entzifferte die Worte: »Make Love, No War.«

Drei, vier andere Leute sangen »Blowin' In The Wind« – ein Lied von Bob Dylan gegen den Krieg, das Lili schon oft gehört hatte. Sie summte leise mit.

»Hier formiert sich an jedem Samstag die Anti-Kriegs-Demonstration«, erklärte John mit nachdenklich gerunzelter Stirn. »Nachher werden noch viel mehr Teilnehmer hinzukommen, und dann zieht die Gruppe geschlossen in die Innenstadt. Lass uns lieber von hier verschwinden.«

»Warum denn?«, fragte Lili. Sie sympathisierte mit diesen jungen Demonstranten. Nach all dem, was ihre eigene Familie wie so viele andere weltweit im Zweiten Weltkrieg durchgemacht hatte, wünschte auch sie sich ein Leben in Frieden für alle Menschen. Manchmal dachte sie sogar, sie selbst müsse politisch aktiv werden. In Lüneburg war sie jedoch bisher nicht mit den großen Bewegungen ihrer Zeit konfrontiert worden. Aber das konnte ja noch kommen. Insgeheim aber ahnte sie, dass sie nicht für lautstarke Proteste geschaffen war.

»Manchmal taucht hier die Polizei auf und löst die Versammlung auf, bevor es richtig losgehen kann«, erklärte John.

»Aber warum denn? Amerika ist ein demokratisches Land. Genauso wie die Bundesrepublik.«

John stieß ein unwilliges Brummen aus. »In Deutschland wird neuerdings viel zu viel gegen alles Mögliche protestiert – das Establishment, die Politiker, die Generation der Eltern. Was gerade passt. Das sagt jedenfalls Dad, und der ist immer gut informiert. Diese ganze Studentenrevolte, meint er, wird noch mal übel ausgehen.«

Ein Zittern überlief Lili. »Wie meint er das?«

John hob die Schultern. »Er glaubt, dass einige dieser Leute sich irgendwann nicht mehr damit begnügen werden, nur zu demonstrieren.«

»Sondern?«

»Dass sie sich radikalisieren. Und davor hat man auch in Amerika Angst. Deshalb wird oft eingeschritten.«

»Aber …«

»Komm, Darling.«

Er zog sie mit sich, ohne auf ihre Proteste zu achten, und sie fühlte sich von ihm bevormundet. Etwas, das sie gar nicht mochte.

Als er ihre düstere Miene bemerkte, lächelte er zärtlich. »Ich möchte nur nicht, dass wir zwischen die Fronten geraten.«

Aber sie war noch nicht versöhnt. »Ich kann durchaus allein auf mich aufpassen.«

»Klar«, meinte er friedfertig, lies sie los und ging weiter.

Sie zögerte kurz, lief ihm dann jedoch nach und holte ihn ein. Es war kindisch, so kurz vor dem Abschied einen Streit anzufangen.

Sie gelangten in einen anderen Teil des Parks und schlenderten durch einen japanischen Teegarten.

»Zauberhaft«, murmelte Lili und bestaunte die Zierkirschen. Aber der Zwischenfall von gerade eben beschäftigte sie noch, und so fragte sie freiheraus: »Wie stehst du eigentlich zum Vietnamkrieg?«

John zuckte zusammen. Er war mit seinen Gedanken offenbar ganz woanders gewesen.

»Eine schreckliche Sache«, gestand er dann. »Dad und ich sind da einer Meinung. Die USA und Südvietnam kämpfen gegen den Vietkong im Norden – angeblich aus lauter Menschenfreundlichkeit und Hilfsbereitschaft. Die Amis sind ja schon immer gern die großen Helden gewesen. In Wahrheit handelt es sich dabei aber bloß um einen Stellvertreterkonflikt des Kalten Kriegs. Im Norden die Kommunisten, im Süden die Demokraten. Und ausgetragen wird das Ganze natürlich auf dem Rücken der einfachen Soldaten und der hilflosen Zivilbevölkerung.«

Es war das erste Mal, dass er etwas Negatives über seine Wahlheimat sagte, und das überraschte Lili.

»Ja,« sagte sie. »So denken die Leute zu Hause auch, aber nur die Mutigsten wagen es, gegen unsere Verbündeten auf die Straße zu gehen.«

John blieb stehen und zog sie an sich.

»Ich habe keine Lust, an unserem letzten gemeinsamen Nachmittag eine politische Diskussion zu führen.«

Lili machte sich von ihm frei und blickte zu ihm hoch. »Es ist aber wichtig. Wir haben bisher noch nicht darüber gesprochen. Kann es passieren, dass du eingezogen wirst?«

Johns herabgezogene Mundwinkel verrieten ihr, dass ihm der Gedanke auch schon gekommen war, doch er setzte schnell ein scheinbar unbekümmertes Lächeln auf.

»Das ist absolut unwahrscheinlich.«

»Ich nehme an, das sagt dein Vater?«

»Ja, und glaub mir, er kennt sich aus. Dad liest alle wichtigen Zeitungen. Erst gestern hat er gemeint, der Krieg in Vietnam wird bald vorbei sein.«

Lilis Englisch war nicht gut genug, um sich selbst über dieses Thema in der amerikanischen Berichterstattung zu informieren. Aber sie wollte John unbedingt glauben. Trotzdem verspürte sie wieder die bodenlose Furcht in sich, die ihr schon in Lüneburg, bald nach seiner Abreise, zu schaffen gemacht hatte. Und so betete sie im Stillen, dass dies nur die übertriebenen Ängste eines liebenden Mädchens wären.

»Nächste Woche fange ich in der Cadillac-Werkstatt an«, fügte John noch hinzu, und in ihren Ohren klang das, als glaube er, dadurch vor seiner Einberufung als Soldat geschützt zu sein. Was dumm war und was er wahrscheinlich auch selbst nur allzu gut wusste.

Endlich ließ sie sich in seine Arme sinken, und so standen sie lange eng umschlungen neben der roten japanischen Pagode.

Weder küssten noch streichelten sie einander – sie hielten sich nur fest und bewahrten diesen Moment in ihren Herzen.

Wie kann es sein, dachte Lili, *dass man einen anderen Menschen so sehr liebt und sich trotzdem von ihm trennen muss? Das ist ungerecht!*

Sie wünschte, die Zeit würde stehen bleiben und sie könnten für immer hier vor der Pagode verweilen. Doch so etwas geschah höchstens im Märchen.

Nach einer Weile machte sie sich frei. Ihr Hals war wie zugeschnürt, und sie presste nur mühsam hervor: »Ich muss jetzt gehen.«

John legte ihr zwei Finger unters Kinn und hob es sanft an. Sie schauten einander in die Augen.

»Ich bringe dich zur Pension«, sagte er mit rauer Stimme. »Damit du packen kannst. Und dann fahre ich dich zum Flughafen.«

»Bitte nicht«, flüsterte sie.

Er zog die Brauen zusammen. »Warum denn?«

»Es würde den Abschied nur hinauszögern. Das halte ich nicht aus. Ich fahre allein.«

»Aber … du könntest dich verirren. Weißt du überhaupt, wie du nach Haight-Ashbury fahren musst?«

»Ja, John. Ich komme zurecht. Und zum Flughafen nehme ich mir ein Taxi.«

»Aber …«

»Ich möchte es so«, sagte sie mit einer gewissen Schärfe.

Da gab er nach. »Okay, Darling. Schreibst du mir, wenn du wieder in Lüneburg bist?«

»Sicher.«

»Und wirst du wiederkommen?«

Die Antwort auf diese Frage blieb sie ihm schuldig. Sie wirbelte herum und ging schnellen Schrittes davon. Fast rannte sie.

11. KAPITEL

Lüneburg

An einem kalten und regnerischen Freitagmorgen Mitte November machte sich Lili endlich auf den Weg zu Franziska. Seit ihrer Rückkehr aus San Francisco vor sechs Wochen war sie Johns Mutter schon mehrfach begegnet, doch es waren immer andere Leute zugegen gewesen. Anne, Margarethe, die kleine Mia oder auch Franziskas Mann Piet. Jedes Mal hatte Lili sich vorgenommen, Franziska den Brief von Johns Vater bei der nächsten Gelegenheit zu geben.

Darüber war die Zeit vergangen.

Doch nachdem ihr an diesem Morgen eine Kundin einen Termin abgesagt hatte – mit der Begründung. das Wetter sei zu stürmisch, sie wolle nicht aus Bevensen mit dem Auto angefahren kommen –, hatte Lili kurzerhand bei Franziska angerufen. Diese wiederum hatte ihr erzählt, dass sie eine Fahrt übers Land für eine Avon-Beratung abgesagt hätte. Piet sei immer so besorgt um sie und habe sie gebeten, keine unnötigen Risiken einzugehen.

»Du kannst also gern auf einen Kaffee vorbeikommen. Dann können wir uns endlich mal in Ruhe unterhalten. Bisher hast du mir noch nicht viel von meinem Sohn erzählt.«

Bei dem traurigen Tonfall ihrer Stimme hätte Lili es sich fast noch einmal anders überlegt, aber dann wäre sie sich feige vorgekommen, und so versprach sie, gleich aufzubrechen.

Nachdenklich ging Lili nun die ehemalige Marktstraße Auf der Altstadt entlang. Rechts und links erhoben sich schmucke Giebel- und Traufenhäuser, schmaler und bescheidener als so manch anderes Gebäude in Lüneburg, denn hier hatten früher traditionell Kleinbürger und Handwerker gelebt.

Viele der Häuser waren jedoch schief und krumm, an manchen Stellen klafften sogar große Löcher im Boden – überall dort, wo ein altes einsturzgefährdetes Haus abgerissen worden war. Lili schauderte, und das lag nicht allein am kalten Regen, der den Weg unter ihren Schirm fand und ihr ins Gesicht schlug. Sie fragte sich, wie Franziska und Piet in einem so gefährlichen Gebiet noch ruhig schlafen konnten. Die Vernunft sagte ihr zwar, dass die Behörden alles für die Sicherheit der Bürger unternahmen, aber sie selbst würde es hier keinen Tag aushalten.

Dann dachte sie an San Francisco und die dort ständig drohende Gefahr eines neuen Erdbebens und einer Abspaltung von der Küste.

Vielleicht ist es ja nirgends auf der Welt sicher, überlegte sie beklommen.

Franziskas Wohnung lag im ersten Stock eines Hauses, das zu Lilis Erleichterung nach wie vor stabil wirkte, stabiler sogar als jenes, in dem John groß geworden war. Seit sie ihn kennengelernt hatte, war sie oft mit Leo bei ihm zu Hause gewesen. Zwar hatte es dort nur zwei winzige Zimmer, eine noch kleinere alte Küche und ein Bad gegeben, das seinen Namen nicht verdiente, doch in diesen Räumen war nie gestritten worden, nie hatte Lili Spannungen gespürt. Ganz anders als in der Papenstraße, wo ihre Eltern ständig in Auseinandersetzungen geraten waren.

Inzwischen lebte Franziska mit Piet in einer größeren Wohnung nur zwei Häuser weiter. Obwohl sie sich mit ihren beiden Einkommen auch ein Häuschen im Grünen hätten leisten können, waren sie der westlichen Altstadt treu geblieben.

Lili vermutete, dass Franziska nicht aus dem Viertel wegwollte, weil es sie an ihr Leben mit ihrem Sohn erinnerte. Etwas in diese Richtung hatte jedenfalls einmal Anne gesagt. Und Piet liebte seine Frau so sehr, dass er es klaglos hinnahm.

»Schön, dass du da bist.«

Franziskas freundliches Lächeln täuschte nicht über den Kummer in ihren Augen hinweg.

Wie fühlt es sich wohl an, wenn das eigene Kind auf und davon ist?, fragte sich Lili. *Ist es genauso schlimm wie bei der großen Liebe, die fortgegangen ist?*

Anne hatte ihr gegenüber zugegeben, sie hätte große Angst gehabt, ihre Tochter könnte in Amerika bleiben, woraufhin Lili sie fest in den Arm genommen und ihr versichert hatte, sie werde niemals weit wegziehen.

Nun stellte sie ihren Regenschirm im Treppenhaus ab und folgte dann Franziska ins Wohnzimmer, das mit einem schmalen, durchgesessenen Sofa, einem Wandregal und einem nierenförmigen Couchtisch möbliert war. Hier war die Zeit stehen geblieben, und Franziska schien sich dessen bewusst zu sein.

»Ja, das sind immer noch die Sachen aus der alten Wohnung«, gestand sie. »Aber ich habe Piet fest versprochen, dass wir uns im nächsten Jahr neu einrichten. Wenigstens ein paar bequeme Möbel hat der arme Mann verdient.«

»Mir gefällt es so, wie es ist«, erwiderte Lili und konnte gegen den traurigen Tonfall in ihrer Stimme nichts ausrichten.

Sie erinnerte sich daran, dass John ihr auf diesem Sofa zum ersten Mal einen Arm um die Schultern gelegt hatte. Vollkommen erstarrt war sie damals gewesen, weil sie nicht gewusst hatte, ob die Geste freundschaftlich gemeint war oder mehr bedeutete. Bis zum ersten Kuss hatte es dann noch eine Weile gedauert, aber jener Moment war unvergesslich.

»Ich hole mal den Kaffee.«

Lili nickte und setzte sich.

Kurz darauf kam Franziska mit einem Tablett wieder, auf dem eine Kaffeekanne, Tassen, Untertassen, Milchdose und Sahnekännchen standen.

»Möchtest du auch etwas Sandkuchen?«

»Nein danke. Ich habe vorhin mit Mama und Mia gefrühstückt.«

Außerdem war ihr Magen wie zugeschnürt.

Franziska reichte Lili ein Handtuch, das sie über dem Arm getragen hatte, und gesellte sich dann zu ihr auf das Sofa.

»Ist die Kleine nicht in der Schule?«

Lili trocknete sich dankbar das Gesicht und die Haare ab.

»Heute nicht. Bei so einem Wetter darf sie nicht aus dem Haus.«

»Natürlich. Das ist viel zu gefährlich für sie. Dann bleibt wahrscheinlich Anne bei ihr?«

»Ja, und Margarethe, weil Mama nachher noch zu einer Kundin nach Reppenstedt muss.«

Der Vorort war nicht weit weg, und Anne hatte gesagt, sie sei schon bei ganz anderem Wetter unterwegs gewesen – zudem noch in ihrer kleinen Knutschkugel.

»Gut«, sagte Franziska und goss den starken, heißen Bohnenkaffee ein. »Dann hast du ja ein bisschen Zeit für mich.«

Lili verzichtete auf Zucker – den brauchte sie nur für Margarethes Espresso – und goss etwas Sahne in ihre Tasse. Dann nahm sie einen Schluck, nickte anerkennend und fand ihre Reaktion im gleichen Moment völlig daneben.

Ich benehme mich, als sei das hier ein ganz gewöhnliches Kaffeekränzchen.

»Es tut mir leid«, begann sie und suchte nach den richtigen Worten. »Ich hätte längst zu dir kommen sollen.«

»Schon gut. Du hattest ziemlich viel zu tun«, entgegnete

Franziska großmütig. »Diese Idee mit dem ›Tag der Schönheit‹ ist übrigens grandios.«

Wollte Johns Mutter ihr noch eine Gnadenfrist gewähren? Lili hatte das Gefühl, Garys Brief brenne ein Loch in ihre Handtasche, aber sie ging trotzdem darauf ein.

»Bisher haben nur drei Kundinnen das Angebot wahrgenommen, aber ich hoffe, es werden noch ein paar mehr.«

»Ganz bestimmt. Anne und ich werden noch ordentlich Reklame für dich machen. Du wirst sehen, das wird ein Riesenerfolg.«

»Aber nur weil ihr beide, du und Margarethe, mir helft.«

Tatsächlich hatte Franziska das Schminken übernommen, weil es Lili allein gar nicht geschafft hätte, eine Kundin fast sechs Stunden lang mit einer Rundum-Behandlung zu verwöhnen.

Sogar Anne war immer wieder einmal kurz im Salon vorbeigekommen, um ihre Tochter zu unterstützen. Das war allerdings nur möglich gewesen, weil es Mia im trockenen und milden Oktober ungewöhnlich gut gegangen war.

Franziska trank von ihrem Kaffee, bevor sie antwortete. »Ein bisschen Starthilfe hat noch niemandem geschadet. In ein paar Wochen gehört der Salon ganz dir. Dann kannst du vielleicht schon eine zweite Kosmetikerin einstellen.«

»Ja, das habe ich vor. Und Margarethe hat versprochen, dass sie an meinen Tagen der Schönheit aus der Heide herkommen wird, um den Kundinnen die Haare zu waschen und sie zu frisieren.«

»Nicht schneiden?«

»Nein. Sie behauptet, sie kenne sich mit den neuen Schnitten nicht aus.«

Franziska lachte kurz auf. »Margarethe ist die modernste ältere Frau, die ich kenne.«

»Stimmt.«

Ein plötzliches Schweigen entstand – als hätten sie sich abgesprochen, dass sie nun genug über anderes geredet hatten. Lili dachte an ihre zweite Idee, die sie seit ihrer Reise im Kopf hin und her drehte und wendete. Sie hätte gern Franziskas Meinung dazu gehört.

Aber nicht heute, entschied sie bei sich. *Das hat Zeit. Ich muss sowieso noch darüber nachdenken.*

»Geht es meinem Sohn wirklich gut?«, fragte Franziska endlich. »Ich habe nur einen weiteren kurzen Brief von ihm bekommen, kurz nachdem du wieder hier warst. Da stand nicht viel drin. Tatsächlich waren es nur ein paar Zeilen übers Fischen.«

»Ja.« Lili nickte bekräftigend. »Er ist sehr glücklich in Amerika.«

Sie dachte daran, dass sie selbst bisher keine Post von John bekommen hatte – was aber daran liegen mochte, dass sie ihr eigenes Versprechen ihm gegenüber nicht eingehalten hatte.

Seit ihrer Rückkehr hatte sie versucht, ihm zu schreiben, doch jedes Mal, wenn ein leerer Briefbogen vor ihr gelegen hatte, war ihr Kopf wie leer gefegt gewesen. Sie verstand das nicht. Sie wollte ihm doch berichten, wie sehr er ihr fehlte, wie leer ihr Leben ohne ihn war und wie oft sie von ihm träumte. Aber nichts davon brachte sie zu Papier. Es war wie verhext.

Ein Schluchzer stieg in ihrer Kehle auf. Sie konnte nicht verhindern, dass er ihr herausrutschte.

»Es ist schwer für dich«, sagte Franziska.

Lili vergrub das Gesicht in den Händen. »Manchmal denke ich, dass ich es keinen Tag länger ohne ihn aushalte. Aber was soll ich machen? Ich kann mir frühestens nächstes Jahr wieder ein Flugticket leisten. Falls ich Erfolg mit meinem Salon habe. Und John geht es finanziell auch nicht besser. Er hat ja erst vor ein paar Wochen in seinem neuen Job angefangen.«

»Aber Gary scheint doch gute Geschäfte zu machen«, wandte Franziska ein.

Lili ließ die Hände sinken, bevor sie erwiderte: »Der wird sein Geld aber kaum John geben, damit er nach Deutschland reisen kann.«

»Du magst ihn nicht.« Es war eine Feststellung, keine Frage.

»Er war nicht besonders freundlich zu mir.«

Franziska stellte ihr Tasse ab. »Gary Davies ist ein guter Kerl. Es kann natürlich sein, dass er sich mit den Jahren verändert hat, aber ich glaube, im Kern ist er kein böser Mensch.«

»Das habe ich ja auch gar nicht behauptet«, verteidigte sich Lili.

Franziska schien sie gar nicht zu hören, ihr Blick war nach innen gerichtet.

»Damals, kurz nach dem Krieg. Er war meine Rettung, weißt du? Ohne ihn wäre ich nicht durchgekommen. Ich hatte in München keine Familie mehr. Mein Vater ist im Afrika-Feldzug gefallen, meine Mutter starb im letzten Kriegsjahr an Entkräftung, Geschwister gab es keine.«

»Aber du hattest eine Arbeit als Kellnerin bei den Amis. Das hat John mir erzählt.«

Ein halb wehmütiger, halb erschrockener Ausdruck huschte über Franziskas Gesicht. »Stimmt. Eine Freundin hatte mich da eingeschleust. Aber ich hauste in einem Kellerloch und hielt mich mit den Resten auf den Tellern der Offiziere gerade so über Wasser. Sergeant Davies hat sich meiner angenommen, und dafür werde ich ihm ewig dankbar sein. Keine Ahnung, wie, aber er hat es geschafft, für mich und meine Freundin eine kleine Wohnung zu organisieren, und er versorgte uns großzügig mit Lebensmitteln und Tauschwaren wie Nylonstrumpfhosen und Lucky-Strike-Zigaretten.«

Franziskas Augen leuchteten auf bei der Erinnerung. »Wir

fühlten uns auf einmal wie die Königinnen, und ich habe mich in Gary genauso verliebt wie er sich in mich. Es war eine glückliche Zeit, trotz des ganzen Elends um uns herum. Als ich festgestellt habe, dass ich schwanger bin, haben wir sofort Pläne für eine gemeinsame Zukunft geschmiedet.«

»Aber daraus wurde nichts.«

Lili dachte an den Sommertag am Stintmarkt zurück, als John ihr davon erzählt hatte. So viel war seitdem geschehen.

»Gary musste zurück in die Staaten, und du hast allein mit einem Kind dagesessen.«

»Ja. Aber er trug keine Schuld daran. Die Umstände waren gegen uns.«

»Du hast es allein geschafft«, sagte Lili. »Darauf kannst du stolz sein.«

Franziska schenkte ihr ein dankbares Lächeln und nickte leicht. »John war ein pflegeleichtes Kind, und auch später hatte ich nie Probleme mit ihm.«

»Bis jetzt.«

»Ja«, bestätigte Franziska leise. »Aber …«

»Aber was?«, fuhr Lili, plötzlich zornig, auf. Sie verstand nicht, wie eine Mutter so langmütig sein konnte. »Er hat dich einfach verlassen!«

»John ist erwachsen«, entgegnete Franziska sanft. »Man darf seine Kinder nicht ein Leben lang an sich fesseln. Das wäre egoistisch.«

Lili hätte schreien können. Sie beherrschte sich nur mühsam. »Ich verstehe dich nicht. Wie kannst du das alles einfach so hinnehmen?«

»Das tue ich doch gar nicht«, entgegnete Franziska. »Aber ich denke auch an Gary.«

»Ausgerechnet an den!«

»Ja. Ich habe unseren Sohn zweiundzwanzig Jahre lang für

mich allein gehabt. Nun soll auch Gary Freude an ihm haben.«

Lili presste die Lippen aufeinander, um nichts Falsches zu sagen. Sie fragte sich, ob sie eines Tages als Mutter auch so selbstlos sein könnte. Dann fiel ihr ein, dass der einzige Mann, mit dem sie eine Familie gründen wollte, fast neuntausend Kilometer Luftlinie weit weg von ihr lebte, und sie schluchzte erneut auf.

Franziska strich ihr übers Haar. »Sei nicht traurig. Vielleicht kommt John zurück zu dir.«

»So wie Gary zu dir?«, fragte Lili bitter.

»Das waren andere Zeiten.«

»Mag sein«, stimmte Lili zu. »Aber ich mache mir lieber keine großen Hoffnungen.«

Nun schien Franziska wirklich besorgt zu sein. »Du musst unbedingt daran glauben. Oder … liebst du ihn nicht mehr?«

»Doch. Mehr denn je. Es kommt mir so vor, als würde meine Liebe jeden Tag wachsen, obwohl wir getrennt sind.«

»Na, siehst du. Dann darfst du nicht so leicht aufgeben. Ich zähle auf dich. Eines Tages möchte ich Enkelkinder haben. Und zwar hier in Lüneburg.«

»Aber er ist richtig aufgeblüht in Amerika«, wandte Lili traurig ein.

Sie berichtete Franziska von Johns neuer Anstellung in einer Cadillac-Werkstatt, von seinen Ausflügen mit dem Vater aufs Meer, von der Harmonie, die zwischen den beiden herrschte.

Franziska lächelte, während in ihren Augen gleichzeitig Tränen der Sehnsucht glitzerten.

»Danke, dass du mir das erzählt hast.« Sie drehte gedankenvoll an ihrem Ehering. »Ich denke, wir werden uns beide gedulden müssen.«

Lili nahm ihre Tasche und stand auf.

»Geh noch nicht«, bat Franziska. »Ich bin gern mit dir zusammen.«

»Ich auch mit dir, aber …«

In diesem Moment fiel ihr Garys Brief wieder ein. Sie ließ sich zurück aufs Sofa sinken und fragte sich, wie sie den nur hatte vergessen können. Nur deswegen war sie überhaupt hergekommen, und noch vor zehn Minuten hatte sie an nichts anderes denken können.

»Was ist denn los?«, fragte Franziska besorgt. »Ist dir nicht gut?«

»Ich … ähm … muss dir was geben.«

Johns Mutter hob nur die Brauen.

Umständlich kramte Lili in ihrer Tasche herum, bis sie schließlich den Umschlag fand und herauszog.

Bei seinem Anblick wurde Franziska blass.

»Von John?«

»Nein, von Gary. Er wollte, dass ich ihn dir persönlich gebe.«

Aber Franziska zögerte, den ihr hingehaltenen Brief zu nehmen, und so legte ihn Lili schließlich auf den Sofatisch.

»Vielleicht möchtest du lieber allein sein, wenn du ihn liest.« Sie kam sich schon wieder feige vor, wollte aber trotzdem erneut aufstehen.

»Nein. Bitte. Bleib.«

Sie nahm den Umschlag mit spitzen Fingern und betrachtete ihn. »Ich verstehe nicht, warum er mir nicht ganz normal geschrieben hat. Er kennt doch meine Adresse. Er hat John ja schon einen Brief hierhergeschickt.«

Lili hob kurz die Schultern. »Ich habe mich auch gewundert, aber John meinte, das wäre vielleicht wegen Piet. Du weißt schon. Dass der eifersüchtig sein könnte, wenn du Post von Gary bekommst.«

»Das ist doch albern. Nein, da muss etwas anderes dahinterstecken.«

»Wenn du ihn nicht öffnest, wirst du es nie erfahren«, meinte Lili und fühlte sich fast so lebensklug wie Margarethe.

Einen Augenblick später wünschte sie, sie hätte nichts gesagt. Denn da hatte Franziska den Umschlag aufgerissen, die Nachricht gelesen und einen Schrei ausgestoßen, der Lili fast zu Tode erschreckte.

»Was ... was ist denn?«, fragte sie flüsternd, während sich ihr Gesicht heiß anfühlte.

Franziska schlug sich eine Hand vor den Mund, las die Zeilen noch einmal und schien regelrecht in sich zusammenzufallen. Eben noch war sie eine glücklich verheiratete Frau gewesen, deren einziger Kummer es war, dass ihr Sohn weit weg lebte. Auf einmal war sie nur noch ein Häufchen Elend.

»John hat seinen Einberufungsbefehl erhalten«, sagte sie tonlos.

Lili glaubte, in einen tiefen, schwarzen Abgrund zu blicken. Jeden Moment drohte sie hineinzufallen. Noch klammerte sie sich am Rand fest.

»Das glaube ich nicht. John hätte mir das niemals verschwiegen.«

Franziskas Augen liefen über. »Er wusste es zum Zeitpunkt deiner Abreise noch nicht. Gary schreibt, er hat es ihm nicht gesagt, um euch die letzten gemeinsamen Tage nicht zu verderben.«

Lili richtete sich auf. Sie war nicht bereit, in einen bodenlosen Abgrund zu stürzen. »Er lügt! Dieser Mistkerl! Ihm war natürlich klar, dass John vielleicht mit mir zurück nach Deutschland geflogen wäre, wenn er davon gewusst hätte.«

Franziska schüttelte langsam den Kopf. »Dafür wäre es zu spät gewesen. Das hätte bereits als Fahnenflucht gegolten. Aber ...«

»Aber was?«, fragte Lili ungeduldig.

»Gary schreibt auch, ich solle mir keine Sorgen machen. Er habe noch gute Kontakte zur Army, und er werde dafür sorgen, dass John als fähiger Mechaniker zu einer motorisierten Einheit komme und somit nicht an vorderster Front kämpfen muss.«

»Oh Gott!« Lili erschien das alles so unwirklich. »Ich mag gar nicht daran denken, dass John vielleicht in Vietnam eingesetzt wird.«

Franziska, die ihre Fassung sichtlich wiedergewonnen hatte, brachte ein tapferes Lächeln zustande. »Nun, vorerst kommt er erst einmal in ein Ausbildungslager.«

Lili schöpfte wieder Hoffnung.

»Gary hat John gesagt, dieser Krieg werde bald vorbei sein.«

Franziskas Lächeln verflog. »Dann hat er ihn angelogen. Es sieht nicht gut aus in Vietnam.«

»Wie meinst du das?«, fragte Lili angstvoll.

Nach ihrer Rückkehr aus San Francisco hatte sie kaum Zeit gehabt, sich mit dem Thema zu beschäftigen. Oder – und sie merkte erst in diesem Augenblick, dass dies wohl eher die Wahrheit war – sie hatte bewusst nichts darüber wissen wollen.

Franziska schaute sie ebenso verständnisvoll wie geduldig an. »Seit mein Sohn abgereist ist, halte ich mich auf dem Laufenden.«

Im Stillen bewunderte Lili Johns Mutter für ihren Mut, sich den Dingen zu stellen. Sie schwieg jedoch und hörte genau zu.

»Am 30. Januar kam es zu der sogenannten Tet-Offensive«, erklärte ihr Franziska. »Sie begann als Überraschungsangriff des Vietkong am Neujahrsfest, dem Tết Nguyên Đán. Daher der Name. Zwar hat der Vietkong schwere Verluste erlitten, aber eine Zeit lang konnte er US-Einheiten zum Rückzug zwingen.

Das war ein Schock, und seitdem ist der Widerstand in der amerikanischen Bevölkerung gegen den Vietnamkrieg stark angestiegen.«

Lili erinnerte sich an die Vorbereitungen für die Friedensdemonstration, die sie im Golden Gate Park gesehen hatte, und nickte wissend.

»Manche Zeitungen hatten im Winter geschrieben, die Tet-Offensive könnte der Wendepunkt in diesem Krieg sein, aber die südvietnamesische Armee und die verbündeten Amerikaner kämpfen seitdem nur noch verbissener. Ein Ende ist nicht in Sicht.«

Franziska tupfte sich die Augenwinkel mit einem Taschentuch ab.

»Wie furchtbar«, murmelte Lili. »Aber was machen wir denn jetzt?«

Franziska nahm Lilis Hände in ihre. »Wir können gar nichts tun. Außer warten und beten.«

Mit einem Ruck machte Lili sich los und sprang auf.

»Ich denke gar nicht daran! Ich laufe jetzt nach Hause und schreibe John. Er soll abhauen! Nach Kanada! Das machen viele junge Männer! Er muss einen Weg finden, um aus der Sache heil herauszukommen. Er muss einfach!«

»Manchmal«, sagte Franziska leise, »bist du genau wie deine Mutter. Ich bewundere euch dafür. Ihr seid Kämpferinnen.«

Lili stemmte die Fäuste in die Hüften. »Das tut jetzt nichts zur Sache! Ich muss etwas unternehmen!«

»Und wohin willst du deinen Brief an John schicken?«, fragte Franziska leise. »Etwa an Gary? Ich fürchte, er würde ihn nicht weiterleiten. Er hat in seinem Brief nicht verraten, wo genau sich John derzeit aufhält.«

»Mir fällt schon etwas ein!«, behauptete Lili. Sie dachte an Mona Roth, die Verkäuferin, sogar an ihre Pensionswirtin Hannelore Kamp. Auch Ingrid fiel ihr ein, die deutschstämmige Kosmetikerin.

»Ich muss jetzt gehen.«

Beinahe fluchtartig verließ sie die Wohnung, schämte sich, weil sie Franziska mit der schrecklichen Nachricht allein gelassen hatte, rechtfertigte dies aber vor sich selbst damit, dass sie dringend handeln müsse. Und auf dem ganzen Weg nach Hause war ihr, als verfolge sie der Abgrund wie ein nicht abzuschüttelnder Schatten.

12. KAPITEL

Januar 1969

Fröstelnd kroch Lili tiefer in ihren *Poncho* und hauchte warme Atemluft in die Hände. Die Mansarde in der Papenstraße war schwer zu heizen, und jedes Jahr aufs Neue versprach ihr Vater, die schrägen Wände besser zu isolieren und doppeltes Glas in den kleinen Fenstern anzubringen.

Allerdings geschah nie etwas.

Er habe einfach keine Zeit, behauptete Benno, sobald es im Spätherbst wieder kalt wurde. Lili war inzwischen zu dem Schluss gekommen, dass ihr Vater das mit Absicht machte. Er selbst hatte den russischen Winter überlebt, da sollte auch sein Nachwuchs abgehärtet werden. Davon ausgenommen war nur Mia, die eine kleine, gut geheizte Kammer neben dem Elternschlafzimmer bewohnte. Doch ausgerechnet sie, die sich auf keinen Fall verkühlen durfte, träumte davon, eines Tages in der Mansarde zu schlafen. Dann würde sie nicht mehr das von allen behütete Nesthäkchen der Familie sein, sondern ein fast erwachsenes, selbstständiges Mädchen.

Wahrscheinlich wird Papa erst an dem Tag wirklich etwas unternehmen, sagte sich Lili. Bis dahin hieß es durchhalten.

Sie dachte an die Wohnung ihrer Großmutter. Die stand leer, seit Margarethe kurz vor Weihnachten mit ihrem Wilfried in die Heide gezogen war. Vermieten wollte sie die Wohnung nicht, hatte sie behauptet. Niemand sollte dort leben, der nicht zur Familie gehörte. Wobei sie Lili aufmunternd angeschaut hatte.

Aber Lili hatte nur den Kopf geschüttelt. Ohne John wollte sie nicht über dem Salon einziehen. Sie fürchtete, sie würde dort vor Einsamkeit umkommen.

Im Laufe des Januars hatte sie ihre Entscheidung allerdings mehrfach bereut. Bei Margarethe würde sie wenigstens nicht erfrieren. Falls der Februar genauso kalt werden sollte, wollte sie ernsthaft überlegen, doch noch umzuziehen. Andererseits wollte schon Leo sein Elternhaus verlassen, und Lili wusste nicht, ob ihre Familie es verkraften würde, wenn sie gleichzeitig auch noch ginge.

Vielleicht muss ich aber auch mal damit aufhören, mir immer nur Gedanken um Mama, Papa, Leo und Mia zu machen, überlegte sie und stieß die Tür zum Zimmer ihres Bruders auf.

»In dem Ding siehst du aus wie eine verrückte Mexikanerin«, sagte Leo zur Begrüßung.

»Kann dir doch wurscht sein«, schoss Lili zurück. »Du musst mich ja bald nicht mehr darin sehen.«

Ihr *Poncho* hatte schon eine ganze Menge abfälliger Kommentare in der Familie geerntet. Einzig Margarethe hatte ihn bewundert, denn er entsprach durchaus ihrem eigenen ausgefallenen Stil.

Ihrem Bruder hatte Lili als Souvenir aus Amerika ebenfalls einen *Poncho* mitgebracht, der in Blautönen gehalten war. Leo hatte ein langes Gesicht gezogen und verkündet, so ein komisches Kleid werde er im Leben nicht anziehen. Tatsächlich benützte er ihn höchstens, um zu Hause seine Füße darin einzuwickeln.

Lili war die Meinung der anderen inzwischen egal. Das ungewöhnliche Kleidungsstück hielt sie sogar in der eisigen Mansarde warm. Außerdem erinnerte es sie an glückliche Tage – ebenso wie die orangefarbenen *Espadrilles,* die sie derzeit jedoch nicht tragen konnte, wollte sie sich nicht die Zehen abfrieren.

»Meine Schwester, die unter Geschmacksverirrung leidet, wird mir nie egal sein«, gab Leo zurück. Er stand in der Mitte seines Zimmers, an dem einzigen Platz, wo er nicht den Kopf einziehen musste. »Mal davon abgesehen, dass du auch in aller Öffentlichkeit so rumläufst. Ich kann ja nicht jedes Mal die Straßenseite wechseln, wenn wir uns treffen.«

Lili ging nicht darauf ein und hauchte nur wieder in ihre Hände.

»Wieso ist es bei dir eigentlich noch kälter als bei mir?«

Ihre Zimmer waren identisch und nur durch einen schmalen Treppenabsatz voneinander getrennt. Bei Lili war es allerdings zehn Mal gemütlicher, weil sie im Laufe der Jahre mit Postern, Decken und bunten Kissen eine heimelige Atmosphäre geschaffen hatte.

»Lili in ihrem Vogelnest«, hatte John immer gesagt. Sie musste schlucken und konzentrierte sich wieder auf ihren Bruder.

Leo zuckte mit den Schultern. »Keine Ahnung.«

»Aber ich weiß es. Du bist so selten hier, dass sich hier drin keine Wärme ausbreiten kann.«

Leo lachte. »Das klingt jetzt aber nicht nach meiner vernünftigen kleinen Schwester.«

»Ich bin nicht deine kleine Schwester«, erinnerte sie ihn wieder einmal.

Leo schaute sie nur von oben nach unten an, und sie fühlte sich prompt winzig neben ihm.

»Körpergröße ist nicht alles im Leben«, fügte sie schnippisch hinzu.

»Nee, schon klar. Aber sag mal, kann es sein, dass du in San Francisco ein paar Joints zu viel geraucht hast? Ist dieses komische Kleid da«, er deutete auf den *Poncho,* »deine neue Art, aus allem ein Drama zu machen, und jetzt auch noch der Spruch von der fehlenden Wärme. Ich finde das ziemlich bedenklich.«

Lili zwang sich, tief durchzuatmen. Leo war auf Streit aus, aber sie würde nicht darauf eingehen. Dies hier war zu wichtig, und sie musste einen kühlen Kopf behalten.

Also lächelte sie nur, hockte sich auf die Kante seines Bettes und klopfte einladend auf die zerwühlte Tagesdecke.

Verblüfft ließ sich Leo neben sie fallen, woraufhin das Bett bedenklich knarrte.

»Wenn wir damit nach unten durchbrechen«, sagte Lili, »landen wir bei Mama und Papa im Schlafzimmer.«

»Das fehlte noch!«, stieß Leo aus und machte sich steif, woraufhin nun auch Lili lachen musste.

Für einen Moment waren sie wieder die Zwillinge von früher, die trotz aller Streitereien immer zusammenhielten und den jeweils anderen gegenüber den Erwachsenen verteidigten.

Aber der Moment verflog, und Lili schaute Leo nachdenklich von der Seite an.

»Du könntest es dir noch mal anders überlegen.«

Es war Montag, der letzte im Januar, und Leo hatte am Frühstückstisch lautstark verkündet, er werde demnächst ausziehen. Die Wohngemeinschaft von John suche noch einen neuen Mitbewohner, und er habe das Zimmer bereits gemietet.

Benno war zu diesem Zeitpunkt zum Glück schon aus dem Haus gewesen, während Leo sich mit Kaffee und Schinkenbrötchen Zeit ließ. Mia war in Tränen ausgebrochen, und Anne hatte Lili flehentlich angesehen.

Also war sie Leo nach oben gefolgt, nachdem er sein Frühstück beendet hatte, und war nur noch schnell in ihr Zimmer geschlüpft, um ihren *Poncho* überzuziehen.

»Das werde ich nicht tun«, sagte er nun. »Ich bin ein Mann und habe keine Lust mehr, wie ein Kind behandelt zu werden.«

»Wenn du erst spät in der Nacht aus Hamburg zurückkommst

und dabei einen Heidenkrach machst, darfst du dich nicht wundern, wenn Papa sich aufregt«, gab sie zurück.

Leo zuckte mit den breiten Schultern. »Tja, das kann er sich in Zukunft sparen. Heute Abend packe ich meinen Kram zusammen und bin weg.«

»Aber dann bleibe ich ganz allein hier oben.«

Vielleicht half es ja, wenn sie an seine Geschwisterliebe appellierte.

»Rede keinen Stuss, Lili. Du wirst froh sein, wenn du mich los bist.«

»Das stimmt doch überhaupt nicht!«

Und sie meinte es ernst. Mochte es mit Leo auch viel Ärger in der Familie geben – er war ihr geliebter Bruder, und sie wollte ihn in ihrer Nähe wissen.

Wieder schaute sie ihn an. Er sah besser aus als noch im letzten Sommer. Er hatte etwas an Gewicht zugelegt, wirkte nicht mehr so hohlwangig, und auch seine Pupillen schienen nicht mehr unnatürlich geweitet zu sein. Sie erinnerte sich daran, wie sie nach ihrer Rückkehr aus Amerika mehr als einmal versucht hatte, mit ihm zu reden. Die vielen Drogensüchtigen in den Straßen von San Francisco waren ihr nicht mehr aus dem Kopf gegangen, und trotz ihrer eigenen Traurigkeit war ihre Sorge um Leo damals groß gewesen. Ihr Bruder hatte sich jedoch rigoros geweigert, mit ihr über seine privaten Angelegenheiten zu sprechen. Er habe keine Probleme, hatte er behauptet, und sie war einfach nicht weitergekommen. Lange hatte sie ein schlechtes Gewissen gehabt, weil sie nicht zu ihm durchdrang. Umso größer war nun ihre Erleichterung.

In der Werkstatt machte er sich offenbar auch wieder besser. Hatte Benno im Herbst noch über seine mangelnde Arbeitsmoral geklagt, schien er jetzt wieder zufrieden mit seinem Sohn zu sein. Und dass die beiden erneut darüber stritten, ob die Tischlerei am Stintmarkt bleiben sollte oder nicht, war in Lilis Augen ein Zeichen für eine neue Normalität.

Weil Leo schwieg, redete sie weiter. »Ich habe in Amerika nicht gehascht.«

»War nur 'n Scherz.«

»Du kennst dich damit besser aus als ich«, tastete sie sich vor.

»Mhm.«

»Aber das ist vorbei, oder?«

Er betrachtete angelegentlich seine Schuhspitzen. »War im Sommer 'ne ziemlich verrückte Zeit.«

Das war keine Antwort auf ihre Frage, aber sie ließ es ihm durchgehen. Wenigstens war sie endlich einmal zu ihm durchgedrungen.

Einen Moment schwiegen sie beide, bis Leo schließlich aus freien Stücken hinzufügte: »Ich habe jetzt andere Freunde in Hamburg. Die sind alle … na ja, ziemlich normal.«

»Was soll das denn bedeuten?«, fragte sie nun doch zurück. »Wie waren denn die anderen?«

Leo warf ihr einen Blick zu. »Glaub mir, kleine Schwester, das willst du gar nicht wissen.«

»Eigentlich schon. Aber du hast mir bisher nie auf meine Fragen geantwortet.«

Leo fuhr sich durch sein weizenblondes Haar. »Sagen wir mal so. Am Anfang schienen es ganz normale junge Leute zu sein. Ich fand sie fast ein bisschen langweilig, weil sie ständig über Politik diskutierten. Bis das mit den Joints losging und mit den wilden Partys, wo jeder mit jedem … Du weißt schon.«

»Sag bloß, die freie Liebe ist nichts für dich«, sagte Lili und grinste breit. »Bist eben doch ein Spießbürger aus Lüneburg. Wie heißt noch der Leitspruch der Kommunarden in Berlin? ›Wer zweimal mit demselben pennt, gehört schon zum Establishment‹?«

Leo knuffte sie in die Seite. »Mehr erzähle ich dir nicht, auch wenn du mich folterst. Meine neuen Freunde sind auf St. Pauli unterwegs. Die trinken ziemlich viel, aber Drogen habe ich noch keinen nehmen sehen.«

Lili fand das nicht sonderlich beruhigend. Alkohol konnte einen Menschen schließlich auch zerstören.

Leo wurde wieder ernst. »Die Kumpels von John sind auch in Ordnung. Vielleicht fahre ich in Zukunft gar nicht mehr so oft nach Hamburg.«

Weil ihm anscheinend auffiel, dass sie still geworden war, fragte er im nächsten Atemzug: »Hast du was von ihm gehört?«

Erst wollte Lili nicht antworten. Sie war Leo nach oben gefolgt, weil sie ihm ins Gewissen reden wollte, damit er im Elternhaus wohnen blieb. Aber sie ahnte, dass seine Entscheidung unumstößlich war.

Mia tat ihr leid. Die Lütte betete ihren großen Bruder an. Doch sie würde lernen müssen, dass Erwachsene das Recht hatten, ihrer Wege zu gehen.

»Bitte versprich mir, dass du Mia oft besuchst«, bat sie dennoch.

»Jeden Tag. Oder mindestens jeden zweiten. Großes Indianerehrenwort. Also?«

Einigermaßen beruhigt, antwortete sie: »Nichts Neues seit Weihnachten.«

Kurz vor den Feiertagen hatte sie von John ein Päckchen mit einem goldenen Armreif bekommen. Er bestand aus zwei ineinander verschlungenen Ringen, und Lili bildete sich ein, John habe damit seine Verbundenheit mit ihr zum Ausdruck bringen wollen. In dem beiliegenden Brief schrieb er, das Ausbildungscamp sei hart, aber er schlage sich gut und werde jeden Tag stärker.

Außerdem hätte man inzwischen sein Können als Mechaniker erkannt, und er werde immer öfter in den Fuhrpark gerufen, um dort auszuhelfen. Gut möglich, hatte er geschrieben, dass er deshalb in der Heimat unabkömmlich sein würde.

Lili hatte zwischen den Zeilen gelesen, dass er alles an seinem Rekrutendasein hasste – schon seine Zeit bei der Bundeswehr war für ihn schwer erträglich gewesen. Daran erinnerte sie sich noch zu gut.

Allein wenn er an Jeeps und anderen Übungsfahrzeugen herumschrauben durfte, schien er sich einigermaßen wohlzufühlen. Ob er seine Entscheidung, nach Amerika auszuwandern, bereute, hatte er nicht verraten.

Möglicherweise wurden die Briefe ja zensiert.

»Seine Kumpels in der WG haben auch nichts von ihm gehört«, sagte Leo.

Lili fröstelte, und diesmal lag es nicht an der Kälte in der Mansarde. »Genau wie Franziska.«

»Das heißt …«, begann Leo, brach aber ab.

»Das heißt noch gar nichts«, sagte Lili schnell. »Und wenn, dann würde Gary uns Bescheid geben.«

Leo legte ihr einen Arm um die Schultern und zog sie an sich. »Wie kommt es, dass du dem Mann noch über den Weg traust?«

»Ich habe keine andere Wahl«, verteidigte sich Lili. »Er ist der einzige Mensch, der Neuigkeiten über John haben könnte.«

Sie erinnerte sich an die Briefe, die sie im Herbst an ihre wenigen Bekannten geschrieben hatte. Niemand hatte Neues zu berichten gehabt. Nicht einmal Mona, die der Familie Davies noch am nächsten stand. Sie hatte Lili lediglich berichtet, dass Gary sich offenbar schwere Vorwürfe machte, weil er seinen Sohn in Kriegszeiten in die Vereinigten Staaten gelockt hatte. Aber Einzelheiten hatte sie auch nicht gekannt.

Immerhin schrieb sie Lili weiterhin, und wenn etwas Wichtiges geschah, würde sie es ihr hoffentlich mitteilen.

Leo drückte sie an sich. »Es wird schon alles gut gehen, kleine Schwester.«

Diesmal protestierte sie nicht, fühlte sie sich in diesem Moment doch wirklich sehr klein und sehr hilflos.

»Und wenn nicht?«

»So darfst du nicht denken.«

Lili kuschelte sich in seine Armbeuge. »Ich gebe mir Mühe«, flüsterte sie. »Aber manchmal habe ich so schreckliche Angst.«

»Ich weiß.«

»Du nicht?«

»Doch«, gestand Leo. »Aber ich habe mit dem lieben Gott einen Handel abgeschlossen. Deshalb bin ich sicher, dass John nichts passieren wird.«

»Einen Handel?«

Lili sah zu ihrem Bruder auf und entdeckte rote Flecken in seinem Gesicht.

Er brummte etwas Unverständliches.

»Bitte sag es mir, Leo. Ich habe dem lieben Gott nämlich versprochen, dass ich wieder jeden Sonntag in die Kirche gehe, wenn John nur gesund und am Leben bleibt.«

Zu beten, ihr Freund käme gar zu ihr zurück, hatte sie nicht gewagt. Es wäre ihr vermessen erschienen.

»Also gut«, sagte er. »Aber du darfst es niemandem verraten. Sonst lacht mich die ganze Stadt aus.«

»Ich schwöre.«

Während sie wartete, dass er endlich weitersprach, dachte sie daran, dass sie schon als Kinder die unmöglichsten Handel abgeschlossen hatten. Für einen Familienhund waren sie bereit gewesen, jeden Gottesdienst auf Knien zu ertragen, woraufhin Margarethe gemeint hatte, die Zwillinge würden prima Katholiken abgeben, wenn sie nicht schon Protestanten wären. Ein paar Jahre später waren sie fest davon überzeugt, dass ihr Papa die neue Musiktruhe nur angeschafft hatte, weil sie sich, wie vereinbart, einen Monat lang nicht um den Nachtisch gestritten hatten.

Es war tröstlich, zu hoffen, ihre flehentlichen Bitten könnten wie damals erhört werden.

Einen Hund hatten sie allerdings nie bekommen, aber daran dachte Lili lieber nicht.

»Ich habe geschworen, mit dem Kiffen aufzuhören«, murmelte John.

»Was?«

»Du hast mich schon richtig verstanden. In dem Moment, als ich erfahren habe, dass mein bester Freund vielleicht nach Vietnam muss, habe ich mit den Joints aufgehört und geschworen, nie wieder damit anzufangen, wenn John verschont bleibt.«

Lili drehte nachdenklich an ihrem goldenen Armreif, den John ihr zu Weihnachten geschickt hatte. Sie trug ihn Tag und Nacht. »Deshalb also.«

Er nickte. »Ja, deshalb.«

»Nicht der schlechteste Grund«, meinte Lili und lächelte ihren Bruder an. »Und wenn du nicht mehr so oft nach Hamburg zum Feiern fährst, hört dich der liebe Gott vielleicht noch besser.«

»Jetzt übertreib mal nicht. Übrigens, dein *Poncho*-Kleid ist nicht nur hässlich, es stinkt auch wie ein orientalischer Harem.«

Lili verstand den Wink. Der Moment der gemeinsamen Sorge sollte hiermit enden.

Sie erhob sich. »Woher willst du wissen, wie es in einem Harem riecht? Außerdem stimmt das überhaupt nicht. Er duftet nur etwas nach Patschuli.«

Leo krauste die Nase. »Was auch immer das für ein Zeug sein mag.«

Sie ging nicht weiter darauf ein, sondern wedelte mahnend mit dem Zeigefinger vor seinem Gesicht herum. »Du solltest dich langsam auf den Weg in die Werkstatt machen. Sonst kriegt Papa wieder furchtbar schlechte Laune.«

Leo bedachte sie mit einem frechen Grinsen. »Wer hat mich denn davon abgehalten?«

»Blödmann«, schimpfte sie. »Mama hat mich gebeten, dir nachzugehen.«

»Gut, das hast du ja erledigt.« Das Grinsen verschwand, und er wurde ernst. »Aber vielleicht musst du dich mehr um deine eigenen Dinge kümmern und dir nicht ständig Sorgen um andere machen. Das mal nur als kleiner Rat von mir.«

Lili schaute ihren Bruder eindringlich an. Im Stehen war sie kaum größer als er im Sitzen. »Ja, das habe ich mir vorhin auch gedacht.«

»Du hast ein eigenes Leben, Lili. Auch ohne John.«

»Ich weiß«, flüsterte sie.

»Gut. Ich verschwinde jetzt.«

»Okay.«

»Aber mein Entschluss steht fest. Heute Abend bin ich weg.«

»Willst du es dir nicht doch noch …«

»Nein. Es bleibt dabei. Ich muss hier raus. Sonst ersticke ich. Falls ich nicht vorher erfriere.«

»Okay«, murmelte sie wieder, weil sie erkannte, dass er seine Meinung nicht ändern würde. »Soll ich deine Sachen packen?«

Leo hob die Brauen. »Hast du denn Zeit dafür?«

»Heute ist Montag«, erinnerte sie ihn. »Der Salon hat geschlossen. Ich habe nur Mia versprochen, dass sie mich am Nachmittag schminken darf.«

»In Ordnung. Dann mach mal. Danke, kleine Schwester.«

»Gerne«, erwiderte sie, obwohl sie ihm diesen Dienst alles andere als gern erwies.

»Und sieh zu, dass du die Lütte im Salon behältst, bis ich hier weg bin. Ich rufe dich da an, wenn ich gehe.«

»Mach ich.«

Das Herz wurde ihr schwer, aber vielleicht war es so wirklich das Beste für alle Beteiligten. Vielleicht würde in der Papenstraße mehr Frieden herrschen, wenn Vater und Sohn nicht mehr ständig aneinandergerieten.

13. KAPITEL

»Das ist schon ganz prima geworden«, sagte Lili, während sie ihr Gesicht von allen Seiten im Spiegel betrachtete. Sie konnte ein Lachen unterdrücken, aber ihre Mundwinkel zuckten verräterisch.

Mia runzelte die schmale Stirn und stellte sich auf die Zehenspitzen. Trotzdem war sie im Stehen kaum so groß wie Lili, die in einem ihrer Kosmetikstühle saß.

Das Lachen verging ihr. Mia war zu klein für ihre bald sieben Jahre, und die Ärzte sorgten sich um ihr Wachstum. Es wäre möglich, hieß es, dass sie weit unter der Größe ihrer Mutter zurückbliebe, und Anne war nur knapp über eins fünfzig.

Zärtlich strich Lili ihrer Schwester übers Haar, das ebenso dunkel wie ihr eigenes und heute zu zwei langen Zöpfen geflochten war. Mias strahlend blaue Augen, die sie von ihrem Vater geerbt hatte, waren jetzt zusammengekniffen.

»Nee«, sagte Mia und schaute vom Spiegel zu Lili. »Das ist gar nicht gut.«

Sie trat einen Schritt zurück und legte den Kopf schief. Wenn sie so hoch konzentriert war, konnte ihr niemand widerstehen. Sie war einfach zu süß.

»Zu viel Rosa«, lautete Mias selbstkritischer Kommentar. »Du siehst aus wie ein Himbeerbonbon.«

»Unsinn. Du hast es nur ein bisschen mit dem Rouge übertrieben.«

Mia liebte das Schminken und erinnerte Lili damit an sich selbst. Allerdings hatte sie ihre Freude an Farben und Konturen erst später entdeckt. Was daran gelegen haben mochte, dass Anne erst Avon-Beraterin geworden war, als Lili bereits in der

Pubertät war. Dann hatte es allerdings kein Halten mehr gegeben, und ihr liebstes Versuchsobjekt war zur Überraschung aller ihre Großmutter Luise in Bardowick gewesen, die damals noch eine verbitterte, kalte Frau gewesen war.

Anne behauptete bis heute, es wäre Lilis Verdienst gewesen, dass Luise nach und nach umgänglicher geworden war. Unter den Händen ihrer älteren Tochter würden die härtesten Schalen aufbrechen.

An diesem Nachmittag nun hatte sich Lili ihrer kleinen Schwester wieder einmal als Modell zur Verfügung gestellt, und sie hoffte, sie würde die Lütte damit tatsächlich so lange im Salon beschäftigen können, bis Leo nach der Arbeit seinen Koffer geholt und sein Elternhaus verlassen hatte.

Die Grundierung war Mia wunderbar gelungen. Ihre kleinen Händchen hatten schnell und sicher gearbeitet. Nur ein paar Mal hatte sie nachbessern müssen, weil sie mit dem kürzeren linken Arm nicht überall hinreichte.

Aber mit dem Rouge hatte sie es wirklich ein wenig übertrieben. Sie war mit der richtigen Pinselführung noch nicht vertraut, und so hatte sie die sanft-rosige kompakte Teint-Tönung namens »Natural Blush« von Avon sehr, sehr großzügig verteilt.

»Vielleicht hast du bloß ein bisschen zu stark aufgedrückt«, meinte Lili lächelnd. »Das dürfen nur ganz feine Striche sein, puderleicht sozusagen. Und betont werden nur die Wangen, das Kinn und die Stirn. Auch noch ein wenig die Ohrläppchen, aber wirklich nur ein bisschen.«

»Ich verstehe«, erwiderte Mia ernsthaft. »Dann wasch das ab, und ich fange noch mal von vorne an.«

Lili unterdrückte ein Seufzen, stand auf und ging zu einem der Waschbecken. Das war jetzt der vierte Durchgang, und so langsam brannte ihre Gesichtshaut. Aber es war erst fünf Uhr, und Leo würde frühestens um sechs von der Werkstatt nach Hause kommen. Sie musste also noch eine Weile durchhalten.

Die Waschbecken gehörten noch zu Margarethes alter Einrichtung. Lili hatte nicht alles neu anschaffen können, nachdem sie den Salon übernommen hatte. So waren auch zwei Friseurstühle geblieben, was aber besonders an den »Tagen der Schönheit« sehr praktisch war.

Immerhin gab es einen zweiten Kosmetikstuhl, was ein echter Fortschritt war. In guten Momenten dachte Lili, sie würde es schon schaffen. Nach und nach würde sie einen Salon führen, der elegant und modern war und zudem über die neuesten Geräte aus der Schönheitsindustrie verfügte. In weniger guten Momenten fürchtete sie, auf unbestimmte Zeit in einem notdürftig ausgestatteten Salon arbeiten zu müssen, dem langsam die Kundinnen fernblieben, weil es woanders professioneller zuging und schöner war.

Selbst das Schild draußen war provisorisch. »Friseursalon Jensen« war übermalt worden – nun stand dort schlicht »Bei Lili«. Irgendwann würde das Geld hoffentlich für einen schönen Schriftzug aus bunten Neonröhren reichen.

Die Eingangstür wurde aufgerissen, und ein Schwall eisiger Januarluft wehte herein.

Lili trocknete sich mit einem Handtuch das Gesicht ab und rief ärgerlich: »Wir haben geschlossen! Sofort wieder zumachen!«

»Zu Befehl!«, entgegnete Margarethe zackig und knallte die Tür so laut zu, dass Lili um die altersschwachen Glasscheiben fürchtete. »Aber hier drinnen ist es so heiß wie im Vorhof zur Hölle.«

Mia kicherte laut. »Wenn das der Pastor hört, Omi! Dann kriegst du ordentlich Ärger.«

Margarethe lachte. »Dafür hätte er noch ein paar bessere Gründe.«

»Was denn für welche?«

»Das verstehst du vielleicht, wenn du ein bisschen älter bist, Lütte.«

Lili nahm das Handtuch rechtzeitig vom Gesicht, um zu sehen, wie sich Mias Miene verdunkelte.

»Ich bin fast sieben!«

Margarethe wollte in die Knie gehen, überlegte es sich aber anders, hockte sich auf einen Kosmetikstuhl und ließ ihn mit einem Hebel ganz nach unten fahren, damit sie mit ihrer jüngsten Enkelin auf Augenhöhe war.

»Das weiß ich. Bitte verzeih einer uralten Frau. Manchmal bin ich furchtbar vergesslich.«

Sofort strahlte Mia wieder und warf sich in ihre Arme. »Du bist doch nicht uralt. Du bist noch ziemlich jung. Stimmt doch, Lili?«

»Oh ja.« Sie zwinkerte Margarethe über Mias Kopf hinweg zu. »So jung und so rastlos.«

»Was heißt rastlos?«, fragte Mia.

»Dass jemand nie in Ruhe an ein und demselben Ort bleiben kann.«

»Ach so.«

Mia hatte das Interesse an dem Gespräch verloren und ging zu dem Schminktisch in der hintersten Ecke, wo sie alle Avon-Produkte aufgebaut hatte, die sie heute an ihrer großen Schwester ausprobieren wollte. Es waren Proben und Reste von Vorführartikeln, die ihre Mutter ihr zur Verfügung gestellt hatte. Sie würde jetzt ein Weilchen beschäftigt sein.

Lili klopfte eine nährende Feuchtigkeitscreme von Estée Lauder in ihre strapazierte Gesichtshaut ein und zog einen Hocker neben Margarethes Kosmetikstuhl.

»Du findest also, ich bin rastlos?«, fragte ihre Großmutter leise.

»Du warst letzte Woche fünf Mal hier. Wie würdest du das nennen?«

»In meinem Heidedorf ist es langweilig.«

»Glaube ich nicht.«

»Warst du schon mal in Egestorf?«

»Nein«, räumte Lili ein. »Ich wollte dich dort schon besuchen, aber es kommt immer was dazwischen.«

»Macht nichts. Ich bin ja oft hier.«

»Weil du rastlos bist.«

»Und mein feuriger Mann neuerdings wieder nach Schaf stinkt.«

»Wenn das der Pastor hört«, sagte Lili.

Margarethe warf einen Blick durch das Schaufenster nach draußen. St. Johannis mit seinem spitzen und leicht schiefen Turm war von hier aus gut zu sehen. Lili folgte ihrem Blick, bevor sie wieder Margarethe ansah.

»Mama hat dich angerufen.«

»Ja. Sie ist ziemlich aufgeregt, weil Leo wegwill.«

»Ich weiß«, erwiderte Lili. »Aber er zieht ja nicht ans andere Ende der Welt.«

»Nicht weinen, Liebchen.«

»Ich …« Da erst merkte sie, dass ihr eine Träne über die Wange lief. Dann noch eine und noch eine.

»Es … ist nicht wegen Leo.«

»Natürlich nicht«, sagte Margarethe sanft. »Sei stark, und lass dir vor Mia nichts anmerken.«

Lili nickte und straffte die Schultern. Ihre Augen trockneten wieder.

»Gut so«, lobte Margarethe sie. »Du hast das Rückgrat der Jensen-Frauen.«

Weil Mia immer noch konzentriert an ihrer Auswahl arbeitete, verriet Lili ihrer Großmutter: »Leo hat mir erzählt, dass er mit dem Kiffen aufgehört hat, damit John nichts passiert.«

»Oh, ein Handel mit Gott.« Wieder huschte Margarethes Blick nach draußen. »Tja, ist nicht so mein Fall. Ich denke, der hat Wichtigeres zu tun. Aber wenn es hilft, soll's mir recht sein. Übrigens habe ich neulich das Jungchen im Schlüpper getroffen.«

»Wen?«, fragte Lili verwirrt.

»Na, den hübschen jungen Mann, der dich letzten Sommer im Kurpark umgerannt hat. Diesmal trug er zum Glück lange Hosen. Ist ja Winter. Wahrscheinlich wollte er sich nicht sein bestes Stück abfrieren. Stell dir vor, das wird ein Eiszapfen und fällt einfach …«

»Margarethe!« Unwillkürlich hatte Lili die Stimme erhoben. Jetzt schaute sie schnell zu Mia. Aber ihre Schwester wandte ihr den Rücken zu und schien nach wie vor mit den Kosmetikartikeln beschäftigt zu sein.

Ihre Großmutter grinste. »Paul Habermann heißt er. Erinnerst du dich nicht?«

»Doch, jetzt schon. Er hatte im Kurpark gejoggt.«

»Ja, ja. Rumgerannt, sage ich doch. Seine Hosen sind übrigens sonnengelb, was an einem grauen Tag wie diesem ganz hübsch aussieht, finde ich. Würden zu deinem *Poncho* passen. Ach, und ich soll dich schön grüßen.«

»Wirklich? Warum denn?«

»Warum lassen junge Männer wohl hübsche Fräuleins grüßen?«

Endlich verstand Lili. Margarethe wollte sie von ihrer ständigen Sorge um John ablenken.

»Danke.«

»Da nicht für. Er kommt übrigens gleich vorbei.«

Alarmiert sprang Lili auf. »Was? Etwa hierher? Warum das denn?«

»Ich habe ihn eingeladen. Er braucht deinen Rat.«

Mia war aufmerksam geworden, hatte sich umgedreht und schaute jetzt neugierig von ihrer Schwester zur Großmutter.

Margarethe hob die runden Schultern. »Ich glaube, es geht um seinen Bartwuchs.«

»Damit kenne ich mich überhaupt nicht aus!«, rief Lili in einem Anflug von Panik.

In Amerika mochte die Kosmetikindustrie die Männer als Kunden bereits entdeckt haben, in Deutschland steckte dieser Zweig allerdings noch in den Kinderschuhen.

»Dir wird schon was einfallen«, entgegnete Margarethe, wuchtete sich aus dem Kosmetikstuhl hoch und streckte die Hand nach Mia aus.

»Kommst du mit nach oben, Lütte? Ich muss nachsehen, ob sich in der leeren Wohnung inzwischen ein paar Geister eingenistet haben.«

Mias Augen wurden riesengroß – vor Schreck und vor Begeisterung. Dennoch sagte sie mit ihrer hellen Stimme: »Es gibt keine Geister und auch keine Gespenster.«

Ein Anflug von Wehmut flog über Margarethes Gesicht. »Kannst du bitte wieder drei Jahre alt sein und alles glauben, was deine Omi dir erzählt?«

»Das wäre aber ziemlich dumm. Ich bin doch froh, wenn ich groß werde.«

»Und bist du auch schon zu groß für einen schönen warmen Kakao?«

Mia schüttelte den Kopf, dass ihre Zöpfe nur so durch die Luft flogen. »Für Kakao bin ich nie zu groß.«

»Das beruhigt mich außerordentlich. Und ich habe auch schon mächtig die Heizung aufgedreht«, sagte Margarethe und wandte sich an Lili. »Du hast doch nichts dagegen? Anne weiß Bescheid.«

Lili dachte an ihre malträtierte Gesichtshaut und nickte.

»Ich hole dich nachher ab«, versprach sie Mia.

Ihre Schwester nickte. »Aber nicht zu spät. Ich will da sein, wenn Leo nach Hause kommt. Vielleicht zieht er ja doch nicht aus.«

Lili unterdrückte ein Seufzen. Manchmal vergaß sie, wie klug Mia war. Natürlich hatte die Kleine noch im Kopf, was beim Frühstück vorgefallen war.

Mia eine Antwort zu geben, wurde ihr von Paul Habermann erspart, der in diesem Moment den Salon betrat.

»Tür zu!«, riefen Margarethe und Lili gleichzeitig.

Erschrocken tat er wie ihm geheißen und sagte: »Schön, Sie wiederzusehen.«

»Meinen Sie mich oder eine meiner Enkelinnen, Jungchen?«

Er sah von Lili zu Mia, wobei sein Blick länger und prüfend auf Mia liegen blieb.

Lili kannte das schon. Wenn Fremde zum ersten Mal ihre Schwester sahen, waren sie oft unsicher, wie sie das Kind einschätzen sollten. Die geringe Körpergröße sprach für ein Alter von höchstens vier Jahren, die klugen Augen sagten jedoch etwas anderes. Paul Habermann aber war Lehrer, wie Lili jetzt wieder einfiel, und er schien zu dem richtigen Schluss zu kommen.

»Es freut mich, deine Bekanntschaft zu machen«, sagte er, ging in die Hocke und reichte Mia die Hand. »In welche Klasse gehst du?«

Die schmale Brust vor Stolz geschwellt, ergriff Mia die Hand und antwortete: »Nach Ostern komme ich schon in die zweite.«

»Scheinst ein begabtes Mädchen zu sein. Ich bin Paul, und wie heißt du?«

»Mia.«

Lili sah, dass ihre Schwester heftig errötete, und musste grinsen. Die Neigung zum Rotwerden hatte auch sie von Anne geerbt, und dieser gut aussehende Mann, der sie wie ein großes Mädchen behandelte, machte sie offensichtlich ebenso glücklich wie verlegen.

Margarethe stieß eine Art Schnauben aus. »Ich glaube, jetzt sind wir doch plötzlich zu groß für Kakao.«

»Verzeihung?«, fragte Paul Habermann irritiert und richtete sich wieder auf. Seine Hosen waren wirklich sehr gelb, stellte Lili belustigt fest. Darüber trug er aber einen normalen braunen Rollkragenpulli und eine Winterjacke in der gleichen Farbe.

»Nichts«, sagte Margarethe. »Komm jetzt, Mia. Wir zwei Hübschen stören hier nur.«

»Wieso?«

»Das erkläre ich dir oben. Außerdem fängt gleich ›Flipper‹ an. Den will ich nicht verpassen.«

Daraufhin vergaß Mia sofort den netten Paul und drängte ihre Großmutter zum Aufbruch. Auch sie liebte die Serie um den klugen Delfin.

Als die beiden gegangen waren, fragte Paul: »Ihre kleine Schwester hat ein paar Probleme, richtig?«

Lili nickte, und obwohl sie normalerweise nicht gern darüber sprach, erzählte sie ihm von Mias Entwicklungsverzögerung, von der geschädigten Lunge, der Neigung zu Infekten, von dem etwas zu kurz geratenen Arm.

»Verdammtes Contergan!«, stieß er aus, als sie geendet hatte, schickte aber noch im gleichen Atemzug hinterher: »Bitte entschuldigen Sie.«

»Schon in Ordnung. Ich habe das schon oft gedacht und auch so manches Mal gesagt.«

Paul Habermann wurde ihr mit jeder Minute sympathischer. Und er sah wirklich gut aus. Die tiefblauen Augen unter dem dunkelblonden Haar blickten intelligent und warmherzig. Sie fand es auch angenehm, dass sie nicht den Kopf in den Nacken legen musste, um ihn anzusehen.

In einem anderen Leben, dachte sie wehmütig, *in einem Leben ohne John hätte mir dieser Mann gefallen können.*

»Möchten Sie sich setzen?«, fragte sie, um auf andere Gedanken zu kommen. »Ich habe hier allerdings nur Kosmetikstühle und Hocker. Kleine Sessel für wartende Kundinnen muss ich noch anschaffen.«

»Danke«, erwiderte er und ließ sich auf dem Hocker nieder, auf dem sie vorher gesessen hatte – was ihr seltsam vertraulich vorkam.

Sie lehnte sich gegen einen Schminktisch und schaute ihn auffordernd an.

Paul erwiderte ihren Blick fragend.

Also musste sie wohl deutlicher werden. »Was führt Sie zu mir?«

»Ich fürchte, ich verstehe nicht.«

Lili war kurz davor, die Geduld zu verlieren. Er mochte ja nett sein und ganz ordentlich aussehen, aber der Klügste war er offensichtlich nicht. Und dabei war er Lehrer.

Sportlehrer, korrigierte sie sich im Stillen und wunderte sich darüber, wie viel sie noch über ihn wusste. *Am Johanneum,* fiel ihr wieder ein.

»Ich kenne mich mit Bartwuchs nicht aus«, erklärte sie ruhig.

»Warum sollten Sie?«, gab er zurück und wirkte sichtlich durcheinander.

»Außerdem tragen Sie gar keinen Bart. Was soll das Ganze also?«

Auf einmal kam ihr ein Verdacht. »Was hat meine Großmutter zu Ihnen gesagt, als Sie ihr über den Weg gelaufen sind?«

»Dass Sie unbedingt mit mir reden müssen. Es ginge um ein sportliches Problem.«

Lili stutzte, dann lachte sie schallend los. Es dauerte eine Weile, bis sie dem armen Mann eine Erklärung liefern konnte.

»Vorhin hat Margarethe behauptet, dass *Sie* zu *mir* kommen würden, weil irgendwas mit ihrem Bart ist.«

»Ich rasiere mich täglich«, entgegnete Paul, rieb sich über die glatte Kinnpartie und lachte ebenfalls los.

»Frau Jensen scheint mir eine ziemlich durchtriebene alte Dame zu sein«, meinte er schließlich.

»Das ist sie«, erwiderte Lili, der erst jetzt bewusst wurde, dass Margarethe sie möglicherweise verkuppeln wollte. Vermutlich ging ihre Gesichtsfarbe jetzt in ein tiefes Rot über. Sie wandte sich schnell ab. »Es tut mir leid.«

»Das sollte es nicht. Ich freue mich wirklich, Sie wiederzusehen, und ich bin über zwei weitere Dinge sehr froh.«

»Nämlich?«

»Dass ich Sie diesmal nicht umgerannt habe und dass es nicht Sommer ist.«

Sie drehte sich wieder zu ihm um, und erneut lachten sie beide.

Erst nach einer Weile sagte Paul nachdenklich: »Aber vielleicht ist das auch alles kein Zufall.«

Oh Gott, dachte sie. *Er wird doch nicht …*

Aber er überraschte sie, indem er fragte: »Haben Sie es mal mit Sport versucht? Bei Mia?«

»Bisher nicht. Wir denken, sie ist zu schwach dafür. Die Ärzte sagen das auch.«

Konzentriert runzelte er die Stirn. »Ich unterrichte Jungs, und die sind alle ein paar Jahre älter, aber ich kann Ihnen versichern, dass so manches zarte Kind großen Gewinn aus den richtigen Übungen ziehen kann.«

Lili dachte an San Francisco, an Mona, an diese neue Sportart, die sie dort gesehen hatte. Sie erzählte ihm davon.

»*Aerobic?* Habe ich noch nie gehört«, sagte Paul Habermann, als sie geendet hatte. »Aber das klingt höchst interessant. Ich werde mich mal darüber informieren. Wie Sie vielleicht noch wissen, bin ich für neue Sportarten zu haben.« Er zwinkerte ihr zu.

Lili nickte dankbar. »Ich habe mir übrigens auch überlegt, dass die eine oder andere meiner Kundinnen davon profitieren könnte.«

Insgeheim wunderte sie sich darüber, dass sie mit ihm so offen sprach. Aber vielleicht war es ja einfacher, mit einem Fremden neue Gedanken zu erörtern als mit Bekannten und Vertrauten.

»Inwiefern?«, fragte er und wirkte wieder etwas ratlos. »Haben die Damen auch Entwicklungsprobleme?«

»Nein.« Sie lachte schon wieder, sagte dann aber nachdenklich: »Sport ist doch gut für unsere Gesundheit, richtig?«

»Vollkommen richtig.«

»Na, und da habe ich eins und eins zusammengezählt. Wer gesund ist, der hat auch eine gesunde Haut, weil sie …«

»Besser durchblutet wird«, ergänzte er fachmännisch.

»Ja, das ist es wohl. Und so jemand sieht insgesamt viel besser aus. Sport kann uns also schön machen.«

Als er nicht gleich reagierte, fügte sie unsicher hinzu: »Aber vielleicht ist das auch nur eine Schnapsidee.«

Paul Habermann erhob sich von seinem Hocker und zog sie ebenfalls hoch. Sie verspürte keinerlei Kribbeln auf der Haut, dennoch war da ein angenehmes Gefühl, das sie lieber nicht näher ergründen wollte.

»Das ist so ungefähr das Schlaueste, was ich seit Langem gehört habe«, sagte er mit großem Ernst in der Stimme.

»Lili Jensen, Sie sind eine sehr kluge junge Frau. Lassen Sie mich darüber nachdenken. Und auch darüber, wie wir Mia helfen können, in Ordnung?«

»In Ordnung«, erwiderte sie überwältigt.

14. KAPITEL

Mai 1969

Pfingsten fiel in diesem Jahr auf den letzten Sonntag und den letzten Montag im Mai. Bei herrlichstem Sonnenschein zog es die Lüneburger an beiden Tagen zu einem Spaziergang an die Ilmenau. Oder sie unternahmen einen Ausflug in die Heide, fuhren zur Elbe oder standen mit großen Augen in der Nähe von Artlenburg am Rande einer enormen Grube. Dort war ein Jahr zuvor mit dem Bau des Elbe-Seitenkanals begonnen worden, und die Besucher staunten über die riesige Menge Erde, die dort ausgehoben wurde.

Margarethe hatte die ganze Familie für den Sonntag nach Egestorf eingeladen, aber Lili hatte sich mit der Entschuldigung herausgeredet, sie erwarte Besuch.

Das stimmte zwar, sie war aber auch sehr froh über diesen Zufall, denn einen ganzen Tag im Kreise ihrer Lieben hätte sie nur schwer durchgestanden. Sie wusste, alle sorgten sich um sie. Manchmal kam es ihr sogar so vor, als habe sie sich mit Mia in diesem Punkt abgewechselt.

Ihre kleine Schwester war in dem milden Frühjahr wenig krank gewesen, und so konzentrierten sich Anne und Margarethe vor allem auf Lili, deren Gemütszustand sich verdunkelte, je heller die Tage wurden.

Auch Benno machte sich zunehmend Gedanken um seine Älteste, und Leo, der noch im Januar so viel besser ausgesehen hatte, schien sich wieder in seiner eigenen Abwärtsspirale zu bewegen.

Wenn Lili ihn an den Wochenenden in der WG besuchen wollte, traf sie ihn selten an. Meistens fuhr er doch wieder nach

Hamburg, und wenn er mal da war, merkte sie sehr wohl, dass er körperlich abbaute.

Sie ahnte, er nahm wieder Drogen. Lili hatte versucht, mit ihm zu reden, aber Leo hatte wieder vollkommen dicht gemacht. Es war, als würde sie gegen eine Wand rennen, und sie erkannte ihren Zwillingsbruder nicht wieder. Lili wusste nicht mehr, was sie noch tun sollte, und erwog, ihre Mutter einzuweihen. Anne schien nichts zu ahnen – was daran liegen mochte, dass Leo sich nur noch höchst selten zu Hause blicken ließ, und wenn, dann wirkte er stets besonders fröhlich und trug zwei Pullis übereinander, damit seine Magerkeit nicht auffiel. Wie ihre Mutter darauf reinfallen konnte, war Lili ein Rätsel. Möglicherweise lag es daran, dass Anne seit Jahren so stark auf Mia konzentriert war. Ihr Blick für ihre großen Kinder war nicht mehr so scharf wie früher.

Ihr Vater hingegen schien etwas zu merken, war aber offensichtlich hilflos. Lili hatte nur erfahren, dass es wieder öfter Streit zwischen Leo und Benno gab, der jedoch zu keinem Ergebnis führte. Womöglich erkannte Benno die Gefahr einfach nicht, in der sein Sohn schwebte.

Lili wusste, was Leo umtrieb. Sein Handel mit Gott hatte genauso wenig funktioniert wie ihr eigener.

Denn John war im März mit seiner Einheit nach Vietnam geschickt worden.

In den Krieg.

Um zu kämpfen.

Um zu sterben.

Niemand konnte Lili noch weismachen, alles würde gut werden. Weder Gary, der ihr jetzt häufig schrieb und schwor, John wäre als Fahrer und Mechaniker nicht in direkter Gefahr, noch Margarethe, die behauptete, John wäre viel zu clever, um sich als Kanonenfutter herzugeben, noch Benno, der seinen eigenen Krieg überlebt hatte und sagte, da unten in Vietnam wäre es wenigstens nicht so arschkalt, was schon einmal eine gute Voraussetzung fürs Durchkommen wäre.

Selbst wenn, überlegte Lili immer wieder. *Selbst wenn John zurückkommt* – wer *wird er dann sein?* Wie *wird er sein?*

Voller Angst dachte sie daran, wie viele Jahre ihr Vater gebraucht hatte, um die Schrecken seiner Erinnerungen zu verarbeiten.

Eines schien ihr vollkommen klar zu sein: John, die große Liebe ihres Lebens, würde nie wieder der Mensch sein, den sie kannte.

Wagte sie es, etwas in dieser Richtung zu sagen, tippte sich Margarethe gegen die Stirn und behauptete, nicht alle Soldaten dieser Welt würden durchgeknallt aus einem Krieg zurückkommen. Denn sonst wäre der männliche Teil der Erdbevölkerung ja so gut wie ohne Ausnahme verrückt.

Lili schaute ihre Großmutter dann so lange an, bis diese zugab, dass der Gedanke vielleicht doch nicht so abwegig war.

Franziska suchte oft Lilis Nähe. Ihr geteilter Kummer schien manchmal nicht gar so schwer zu wiegen. Manchmal aber fühlte es sich genau andersherum an, und Lili fürchtete, in Franziskas Gegenwart unter der doppelten Last zusammenzubrechen.

Und so war Lili inmitten all der wohlmeinenden Menschen vollkommen allein. Sie lenkte sich mit Arbeit ab, so gut sie konnte, und sie entwickelte einen Ehrgeiz, den sie selbst nie für möglich gehalten hätte. Es war eine unbarmherzige Ironie des Schicksals: Das Grauen, das in Johns Leben getreten war, sorgte dafür, dass Lili es endlich wagte, neue Wege zu gehen.

Der Besuch, den sie an diesem Pfingstsonntag erwartete, war ausschlaggebend für ihr Projekt. Sie stand am Bahnhof, wurde von Minute zu Minute aufgeregter und wartete auf den D-Zug aus Hamburg.

Als er einfuhr, reckte sie den Hals und musterte die aussteigenden Passagiere. Der Bahnsteig leerte sich schnell, und Lili ließ enttäuscht die Schultern hängen.

Da tippte sie jemand von hinten an. »Kann es sein, dass du mich nicht gesehen hast? Ich habe dir wie wild zugewunken.«

Lili wirbelte herum. Vor ihr stand Mona Roth. Allerdings hatte sie sich so stark verändert, dass Lili die Verkäuferin aus San Francisco kaum wiedererkannte.

Aus dem Hippiemädchen in wallenden Kleidern und mit wilden rotblonden Locken war eine geradezu bürgerlich anmutende junge Frau geworden, die ein taubenblaues Kostüm mit knielangem Rock trug und ihr Haar in einem Nackenknoten gebändigt hatte. Die vielen Sommersprossen und die blassgrünen Augen waren noch dieselben, aber ihre Haut war nicht mehr von der Sonne Kaliforniens verbrannt, und ihr Blick war ernster und klarer geworden.

»Du siehst so … anders aus«, murmelte Lili und versuchte, das erinnerte Bild von Mona mit dem Menschen vor ihr zusammenzubringen.

»Du meinst spießig«, gab Mona belustigt zurück. »Tja, seit ich wieder in Deutschland bin, ist es vorbei mit dem freien Leben und den auffälligen Klamotten. Aber soll ich dir was verraten? Ich habe die Zeit in San Francisco zwar genossen, aber ich weine ihr keine Träne nach. Die meisten echten Hippies sind sowieso nicht mehr dabei. Jetzt geht es fast nur noch um Sex und Drogen. Ist nichts für mich. Außerdem will ich mir eine Zukunft aufbauen.«

»In einem taubenblauen Kostüm?«, erkundigte sich Lili, während sie gemeinsam dem Ausgang zustrebten.

Mona lachte. »Ich gebe zu, das ist vielleicht ein bisschen übertrieben. Aber meine Mutter meinte, ich soll mir etwas Vernünftiges anziehen, wenn ich meine möglichen zukünftigen Geschäftspartner treffe.«

»Wir sind in erster Linie Freundinnen. Für mich hättest du dich nicht so verkleiden müssen. Und Paul trägt sowieso am liebsten Sportsachen.«

Mona seufzte und hielt eine kleine Reisetasche hoch. »Ich habe Jeans und T-Shirts dabei.«

»Schon besser«, entgegnete Lili, die sich für das Treffen leger angezogen hatte. Jeans und Shirt waren ihre Lieblingsklamotten geworden. »Du kannst dich später bei mir zu Hause umziehen. Jetzt gehen wir erst mal zu dem Gebäude.«

»Okay.« Mona hakte sich bei ihr ein. »Ich kann noch gar nicht glauben, dass du mich wirklich eingeladen hast. In Bremen habe ich mir die Hacken abgelaufen, aber kein Mensch hat sich für mein Sportprogramm interessiert. Und ganz allein eine Turnhalle anzumieten, schaffe ich nicht. Ich habe mir ja gerade mal eben das Rückflugticket leisten können.«

Lili nickte. Sie stand mit Mona im regen Briefwechsel und wusste, dass die junge Frau ihre Ausbildung zur *Aerobic*-Trainerin abgeschlossen hatte und kurz vor Ostern schließlich aus Amerika abgereist war. Aus Geldmangel wohnte sie zurzeit wieder bei ihren Eltern, was eine heftige Umstellung sein musste im Vergleich zu ihrem fröhlichen Leben in San Francisco.

Als Lili sie danach fragte, hob Mona kurz die Schultern. »Ich fühle mich, als wäre ich wieder fünfzehn, dabei bin ich inzwischen doppelt so alt. Wenn sich nicht bald was ändert, drehe ich wahrscheinlich durch.«

»Deshalb bist du ja hier«, erwiderte Lili tröstend.

Sie waren die Bahnhofsstraße hinuntergegangen und bogen jetzt stadtauswärts in die Dahlenburger Landstraße ein.

»Es ist nicht sehr weit«, versprach Lili. »Aber wenn du müde bist, nehmen wir den Bus.«

»Nein, nein. Ich bin froh über die Bewegung. Mit Umsteigen

in Hamburg habe ich fast drei Stunden im Zug gesessen. Das ist nichts für mich. Du weißt ja, ich sitze nicht gern still.«

Mona schaute auf Lilis Füße. »Sag bloß, die *Espadrilles* haben ausgedient.«

»Ja, leider. Aber diese Turnschuhe sind auch sehr bequem.«

Es war nicht die ganze Wahrheit. Sowohl die *Espadrilles* als auch der *Poncho* waren noch in gutem Zustand, aber Lili hatte beides ganz unten in ihrem Kleiderschrank vergraben. Es war einfacher, den Alltag zu meistern, wenn man nicht ständig an San Francisco, an John und glückliche Tage erinnert wurde.

Mona schien sie zu durchschauen, denn sie drückte verständnisvoll ihre Hand.

»Wie geht es dir? Wie kommst du mit all dem Mist zurecht?«

Lili beschleunigte ihren Schritt, als könnte sie vor dem Gespräch davonlaufen. Dabei wusste sie, es war wichtig, darüber zu reden. Laut Margarethe blieben einem die Sorgen sonst wie ein Kropf im Hals hängen, bis man elendig daran erstickte.

Und dies hier war Mona, die im Laufe der Monate ihre Freundin geworden war, wenn auch über eine große Entfernung hinweg. Sie gehörte nicht zur Familie, sie kannte Lili nicht seit ihrer Kindheit – was bedeutete, dass sie in ihr vermutlich nicht nur das bedauernswerte Mädchen sah, das beschützt werden sollte. Ganz im Gegenteil.

Als hätte sie einen Teil ihrer Gedanken erraten, sagte Mona jetzt: »Du brauchst mir nicht zu antworten. Aber ich will dir wenigstens sagen, wie toll ich dich finde.«

»Wirklich?«, fragte Lili überrascht zurück.

»Na, und ob! Erst bist du deinem Freund um die halbe Welt nachgereist, und jetzt hältst du zu ihm, obwohl er in einen völlig idiotischen Krieg gezogen ist. Und nebenbei eröffnest du deinen eigenen Kosmetiksalon und hast jetzt auch noch die geniale Idee mit dem Sportprogramm.«

Lili hätte gern eingewandt, dass sie den eigenen Salon nur ihrer Großmutter zu verdanken hatte und dass die Idee mit dem Sport nicht allein ihr Verdienst war, aber sie wusste, Mona würde nur widersprechen. Und vielleicht war ja wirklich was dran an dem, was sie sagte. Sicher, Margarethe hatte ihr Starthilfe gegeben, genau wie sie es damals bei Anne getan hatte, als sie ihr dabei geholfen hatte, Avon-Beraterin zu werden. Aber ohne Lilis Fleiß und Talent wäre es mit dem Salon schnell wieder vorbei gewesen. Stattdessen gab es nun schon eine Warteliste für den »Tag der Schönheit«, und selbst Kundinnen, die sich nur Wimpern und Augenbrauen färben lassen wollten, mussten sich gedulden. Lili war von morgens bis abends beschäftigt. Oft war sie furchtbar erschöpft, aber wenigstens lenkte die Arbeit sie von ihrer Sorge ab.

Sie lächelte Mona dankbar zu. Es tat gut, von einem anderen Menschen zur Abwechslung mal bewundert zu werden. Von mitleidigen Blicken und gut gemeinten Umarmungen hatte sie wirklich genug.

Ein Lastwagen fuhr so dicht an ihnen vorbei, dass Lili ihre Freundin schnell zur Seite drängte.

Selbst darum kümmere ich mich inzwischen selbst, dachte sie. *Ich passe auf mich und andere auf. Ich brauche John nicht mehr als Beschützer.*

»An die schmalen Straßen und Bürgersteige in Deutschland habe ich mich noch immer nicht gewöhnt«, bemerkte Mona. »Die hier geht ja sogar noch, aber ich schätze mal, in der Altstadt ist es genau wie in Bremen verflixt eng, richtig?«

Lili nickte. Sie wusste nicht, ob Mona ihr zuliebe das Thema gewechselt hatte oder nur so dahinredete. Da ihr jedoch noch etwas auf dem Herzen lag, sprach sie es aus: »John ist nicht freiwillig nach Vietnam gegangen. Er hatte keine Wahl.«

Mona gab einen Laut von sich, der ein Lachen sein mochte oder auch ein Fluch.

»So ein Quatsch. Man hat immer eine Wahl im Leben. Viele meiner amerikanischen Freunde sind da sehr kreativ geworden.«

Während sie weitergingen, fragte Lili: »Du meinst, sie sind nach Kanada geflüchtet?«

»Einige von ihnen, ja. Andere haben dafür gesorgt, dass sie bei der Musterung durchfielen.«

»Wie denn?«

Ihr Herz zog sich zusammen, als ihr klar wurde, dass John vermutlich nicht einmal den Versuch unternommen hatte, sich der Einberufung zu entziehen. Dafür war er viel zu geradlinig.

»Ach, da gab es viele Möglichkeiten. Ein Student hat innerhalb von sechs Wochen so viel gegessen, dass er als zu dick eingestuft wurde. Ein anderer verschaffte sich eine gefälschte Bescheinigung bezüglich seines Bluthochdrucks und rannte vor dem Termin noch schnell zehn Mal eine steile Treppe rauf und runter.«

Mona zupfte an ihren Haaren. Ein paar Strähnen hatten sich bereits aus dem strengen Knoten befreit und tanzten um ihr Gesicht. »Es gab aber auch Jungs, die haben hocherhobenen Kopfes den Kriegsdienst aus Gewissensgründen verweigert und waren bereit, dafür ins Gefängnis zu gehen. So wie dieser Boxer, Muhammad Ali. Der ist zwar berühmt und musste deshalb auch nicht hinter Gitter, aber die anderen haben die Strafe in Kauf genommen. Meiner Meinung nach sind das die wirklich mutigen Jungs.«

Lili musste ein paar Mal schlucken, bevor sie antworten konnte. »Vielleicht dachte John ja, er sei seiner neuen Heimat etwas schuldig.«

»Und muss sich deshalb wie ein Schaf zur Schlachtbank führen lassen?«

»Herrgott, Mona!« Lili blieb stehen und starrte ihre Freundin an.

»Sorry, ich wollte nicht gemein werden.«

Lili lag eine scharfe Erwiderung auf der Zunge. Aber sie biss fest die Zähne zusammen. Es hatte keinen Sinn, zu streiten. Mühsam setzte sie wieder einen Fuß vor den anderen.

Mona lief neben ihr her und machte ein zerknirschtes Gesicht. »Hoffentlich habe ich jetzt nicht alles ruiniert. Weißt du, ich glaube, ich bin hauptsächlich auf Gary wütend. Der hatte doch angeblich so viele Verbindungen zur Army. Er hätte was tun können, um seinen Sohn vor dem Einsatz zu bewahren.«

»Glaubst du?«

Ein paar weitere rotblonde Strähnen lösten sich. »Ehrlich gesagt, ich weiß es nicht. Vielleicht hat er auch nur damit angegeben. Als John fort war, ist er jedenfalls zusammengebrochen. Ich schwöre dir, so habe ich den Mann noch nie erlebt. Vollkommen apathisch. Ist nicht mehr aus seiner winzigen Wohnung gekommen und hat sich auch um nichts mehr gekümmert. Den Laden habe ich irgendwie weitergeführt, aber frag mich nicht, was inzwischen daraus geworden ist.«

In diesem Punkt war Lili besser informiert als Mona. »Gary hat mir vor ein paar Wochen geschrieben, dass er wieder selbst hinter der Theke steht. Aber er will ihn in ein Souvenirgeschäft umwandeln.«

Mona nickte nachdenklich. »Wenn das stimmt, ist es ein gutes Zeichen. Eigentlich wollte er ja was Größeres anmieten, aber Hauptsache, er tut wieder was.«

»Ja«, erwiderte Lili leise. »So machen wir mit unserem Leben weiter, während John …«

Mona, die eben noch von der Schlachtbank geredet hatte, hob eine Hand, um sie zu unterbrechen.

»Sprich es nicht aus. Das bringt Unglück.«

Also schwieg Lili, bis sie kurz darauf an ihrem Ziel ankamen, einem schmucklosen grauen Vorkriegsgebäude.

Über der Eingangstür stand in großen hölzernen Lettern »Kunst und Krempel«.

»*Das* ist es?«, fragte Mona ungläubig. »Ich hatte es mir irgendwie … bunter vorgestellt. Und einladender.«

Lili gluckste. »Warte ab, bis du es innen siehst. Da ist es noch schlimmer.«

Es tat gut, sich wieder auf das Hier und Jetzt zu konzentrieren.

»Das kann ja lustig werden«, murmelte Mona. »Ich bringe eine nagelneue Trainingsform aus Amerika nach Deutschland und unterrichte sie in einem hässlichen grauen Kasten. Die Leute werden sich darum reißen, bei mir üben zu dürfen. Entschuldige, Lili, aber als du geschrieben hast, du wüsstest den perfekten Ort für meine Turnhalle, habe ich mir darunter etwas anderes vorgestellt.«

»Sei nicht gleich so negativ. Erstens ist das ein beliebter Treffpunkt für die Lüneburger, denn die verschiedenen Künstler und Handwerker zeigen und verkaufen hier ihre Produkte. Zweitens ist die Miete günstig, weil wir nur einen hinteren Teil der Ausstellungsfläche abtrennen müssen, und drittens war das hier mal das Möbelhaus meines Vaters.«

»Ach ja? Und was wurde daraus?«

Lili grinste. »Ist pleitegegangen.«

»Das nenne ich mal schlechtes Karma!«, rief Mona aus.

Sie schauten einander an, dann brachen sie in schallendes Gelächter aus und klopften sich gegenseitig auf den Rücken.

Es ist so befreiend, dachte Lili, *einfach mal nur jung und albern zu sein.*

Ein Fahrradfahrer rauschte heran und bremste haarscharf vor ihnen ab.

Mona stieß einen erschrockenen Schrei aus, Lili rührte sich nicht. Sie kannte das schon. Paul Habermann tauchte selten auf wie normale Leute.

Er trug einen knallgrünen Trainingsanzug und strahlte Lili an, bevor er sich Mona zuwandte.

»Hallo, schön, dass Sie da sind.«

Mona, die noch an sich heruntersah, wohl um festzustellen, ob auch noch alles an ihr dran war, hob den Kopf und öffnete den Mund.

Jetzt wird sie Paul ordentlich runterputzen, überlegte Lili.

Aber dann klappte Mona den Mund wieder zu, ihre blassgrünen Augen leuchteten auf einmal, und sie lächelte verführerisch – verfehlte damit jedoch jegliche Wirkung.

»Du kannst mich ruhig duzen«, sagte sie. »Du musst Paul sein.«

Sie streckte den Arm aus, er nahm ihre Hand, ließ sie aber gleich wieder los. »Lili hat mich auf ein Hippiemädchen vorbereitet.«

»Bist du enttäuscht?«

»Nein, keineswegs.«

Er wirkte eher vollkommen desinteressiert, fand Lili.

Auch Mona schien es zu bemerken und setzte nun einen neutralen Gesichtsausdruck auf. »Nun, da wir alle da sind, können wir die Räumlichkeiten ja mal besichtigen, oder?«

»Sehr gern.«

Lili fischte die Schlüssel aus ihrer Handtasche und öffnete die Eingangstür. Heute am Sonntag war »Kunst und Krempel« geschlossen, und so konnten die drei zukünftigen Geschäftspartner sich in Ruhe umsehen.

Denn dies war der Plan: Lili, Mona und Paul wollten die Sportart *Aerobic* bekannt machen. Mona hoffte, sich als Trainerin eine Karriere aufbauen zu können. Paul wollte sich neben der Arbeit als Sportlehrer ein zweites Standbein schaffen, und Lili war davon überzeugt, ihre Kundinnen würden von dem Programm profitieren, wenn sie die Damen dazu überreden konnte, einen Kurs zu belegen. Zudem glaubte sie fest daran, dass schwächliche Kinder wie Mia von dieser speziellen Mischung aus Trainingseinheiten profitieren könnten. Mona hatte sich im Vorfeld dazu bereit erklärt, auch eine kleine Kindergruppe anzuleiten.

Da sie alle drei jung und voller Ideale waren, hatten sie sich darauf geeinigt, dass jeder einfach das miteinbringen sollte, was er konnte: Mona ihre Fähigkeiten als Trainerin, Lili ihre Kundinnen, die dann hoffentlich zahlende Teilnehmerinnen werden würden, Paul die ersten drei Monatsmieten, da er über die meisten Ersparnisse verfügte, und seine sportliche Unterstützung – falls der Ansturm so groß werden würde, dass Mona ihn allein nicht bewältigen konnte.

Es klang nach einem guten Plan, und nun sollte er Wirklichkeit werden.

Im Gänsemarsch liefen sie in der großen Halle an den verschiedenen Ständen vorbei. Es roch nach Holz, Klebstoff und Ölfarben, aber es gab auch schwächere Düfte nach Kaffee und Kuchen.

»Ist ein bisschen verrückt hier«, urteilte Mona. »Aber es gefällt mir. Wie eine kleine Stadt in der Stadt.«

Paul brummte zustimmend, Lili lächelte.

»Aber wie soll ich hier meine Kurse abhalten, wenn Betrieb herrscht? Ich arbeite mit Musik und lauten Zurufen. Das wird doch stören.«

»Wart's ab«, sagte Lili und ging weiter. Kurz darauf erreichten sie im hinteren Teil eine massiv wirkende Holzwand, die sich über die ganze Breite der Halle erstreckte.

»Mein Vater und seine Gesellen haben die für uns eingebaut«, erklärte sie. »Auf der anderen Seite ist sie mit Schaumstoff gepolstert. Sie wird also die meisten Geräusche abhalten. Komm.«

Sie öffnete eine Tür in der Holzwand und ging hindurch. Die

anderen beiden folgten ihr, und während Paul die derart abgeteilte kleine Turnhalle schon gesehen hatte, betrat Mona zum ersten Mal ihre künftige Wirkungsstätte.

Lili wusste, dass sie nur in einem leeren, rechteckigen Raum mit Linoleum auf dem Boden und hohen Fenstern standen, aber sie alle drei konnten sich vorstellen, wie hier schon bald bei schnellem Beat in bunten Trainingsklamotten Spaß, Leben und Schönheit vorherrschen würden.

»Tja«, sagte Mona nach einem kurzen Moment. »Ich denke, mit ein bisschen Farbe an den Wänden wird das ganz prima.«

Lili schaute zufrieden zu Paul, der ihr einen Moment zu lange in die Augen sah, und wandte sich dann schnell ab.

»Gut. Alles Weitere besprechen wir noch. Mona ist jetzt bestimmt müde von der Reise. Wir wollen nach Hause. Lasst uns gehen.«

Draußen vor der Tür verabschiedete sie sich freundlich von Paul und drängte Mona dann zum Aufbruch.

Auf dem Weg in die Stadt schwiegen sie. Erst als sie das Haus in der Papenstraße erreicht hatten, sagte Mona: »Ich glaube fest an unser Projekt, aber es gibt da eventuell ein kleines Problem.«

»Was meinst du?«, fragte Lili, obwohl sie es schon ahnte.

Mona befreite ihre Locken endgültig aus dem Haarknoten, bevor sie antwortete: »Ich finde Paul ausgesprochen attraktiv. Bei so einem Mann würde ich es keine Minute bedauern, dass ich die freie Liebe aufgegeben habe. Nur ist er dummerweise in dich verliebt.«

15. KAPITEL

Zwei Stunden später saßen die beiden jungen Frauen am Eichentisch in der Küche der Jensens, tranken Tee und aßen Schwarzbrot mit Schinken und Käse. Mona hatte inzwischen geduscht und ihr unsägliches taubenblaues Kostüm gegen Jeans und T-Shirt eingetauscht. Die noch feuchten Haare fielen ihr locker auf die Schultern, und nach den beiden Fußmärschen in der Sonne blühten ihre Sommersprossen auf Nase und Wangen.

»Jetzt siehst du wieder aus wie die Mona, die ich kenne«, stellte Lili fest.

»Ich fühle mich auch wieder wie ich selbst. Aber keine Angst, ich werde mir keine Blumen mehr hinter die Ohren stecken und als Hippiemädchen durch die Stadt hüpfen. Ich will ja schließlich, dass man mich in Lüneburg als Trainerin ernst nimmt.«

Sie nahm einen kräftigen Bissen. »Dieses Schwarzbrot ist köstlich. Gehört mit zu den Dingen, die ich in Amerika vermisst habe. Weißt du noch, dieses labberige Weißbrot, das die da haben? Kann man locker mit einer Hand zusammendrücken, und es schmeckt nach Pappe mit Zucker.«

Lili nickte mit vollem Mund. Die langen Wege hatten sie hungrig gemacht, und Monas Gesellschaft förderte zusätzlich ihren Appetit. Es war schön, Zeit mit einer Freundin zu verbringen.

»Und was hast du noch vermisst?«

Mona trank einen Schluck Tee und schien angestrengt nachzudenken. »Gar nicht mal so viel. Einen Kasselerbraten, wie ihn meine Mutter macht, ein starkes, dunkles Bier und … tja, die deutschen Männer.«

Lili hob abwehrend eine Hand. »Fang nicht schon wieder davon an.«

»Keine Sorge, das ist ganz allgemein gemeint«, behauptete Mona mit gespielt unschuldigem Gesichtsausdruck. »Ehrlich, die amerikanischen Boys sind nicht übel, aber ich fand zumindest die, mit denen ich … Umgang pflegte, unreif und oberflächlich.«

Lili dachte an die jungen Männer, von denen ihr Mona vorhin erzählt hatte. Die ihre Gesundheit und ihre Freiheit aufs Spiel setzten, um dem Vietnamkrieg zu entkommen. Ein solches Verhalten war alles andere als unreif oder oberflächlich, sondern mutig und wohlüberlegt, fand sie. Aber womöglich gehörten sie zu einer anderen Sorte von Freunden.

»Vielleicht hast du einfach nur die falschen kennengelernt«, meinte sie vorsichtig.

»Möglich. Und von einem richtigen Kennenlernen konnte auch keine Rede sein.« Mona feixte. »Es waren eher kurze Begegnungen, aber der Sex war selten gut.«

Lili spürte, wie ihr die Hitze von der Brust über den Hals ins Gesicht stieg. Monas Lebensstil in Amerika war ganz allein ihre Sache, und sie wollte sich bestimmt kein Urteil erlauben. Doch ihre Gefühle konnte sie offenbar nur schlecht verbergen.

»Jetzt guck nicht so vorwurfsvoll!«, verlangte die Freundin.

»Tue ich doch gar nicht!«

»Doch. Und knallrot bist du auch. Ich dachte, du wärst lockerer.«

Lili dachte nach.

»Ja und nein«, gab sie dann zurück. »Ich bin bestimmt emanzipierter, als meine Mutter es war, denn John und ich haben uns oft geliebt. Aber es hat auch nie einen anderen als ihn für mich gegeben. Insofern bin ich wohl doch ziemlich altmodisch.«

Mona trank von ihrem Tee und nickte freundlich.

»Meine Großmutter ist ein bisschen so wie du«, fuhr Lili fort.

»Wer?«

Mit einem Klirren stellte Mona die Tasse ab und prustete los. »Deine *Großmutter?*«

Sie lachte so heftig, dass sie sich den Bauch halten musste, und Lili wurde davon angesteckt. Sie kicherte erst und stimmte dann lauthals in das Gelächter ein.

Erst als der schlimmste Anfall vorbei war, konnte sie hinzufügen: »Oma Margarethe ist ein Freigeist. Sie war in den Zwanzigerjahren jung, musst du wissen. Sie hat sich noch nie um Konventionen geschert. Und dabei konnte ihre Generation von so etwas wie der Antibabypille nur träumen.«

Mona hatte einen Schluckauf bekommen und bekämpfte ihn, indem sie die Luft anhielt. Daher konnte sie erst nach einer Weile erwidern: »Die Frau gefällt mir. Ich muss sie unbedingt kennenlernen.«

»Das wirst du, keine Sorge. Sie hat schon angekündigt, dass sie zugucken will, wenn du deine Hampelmänner rumscheuchst.«

»Hampelmänner? Gnade, Lili. Sonst kriege ich keinen Bissen mehr runter.«

Sie grinsten sich über den Tisch hinweg an, und der Moment der Verlegenheit war vergessen.

Lili hatte gehofft, das Thema Männer wäre damit erledigt, aber Mona ließ nicht so schnell locker.

»Also, der Paul. Das ist ein Mann, der mir gefallen könnte. Hat einen guten Beruf und ist trotzdem für neue Projekte zu haben. Außerdem ist er sportlich und sieht verflixt gut aus.«

Lili schwieg, fischte sich eine saure Gurke aus einem Glas und biss ein Stück davon ab.

Mona verdrehte in gespielter Verzweiflung die Augen. »Das Schicksal kann ganz schön gemein sein. Ich liebe Paul, aber er liebt dich.«

»Hör schon auf!«, verlangte Lili und fuchtelte mit der sauren

Gurke in der Luft herum. »Von Liebe kann ja wohl keine Rede sein.«

»Wieso nicht? Ich bin da sehr schnell. Ich kann mich innerhalb von einer halben Minute verlieben.«

»Zweifellos.«

»Und Paul liebt dich schon viel länger. Das merkt man. Der hat sein Herz an dich verloren.«

»Blödsinn.«

»Doch, glaube mir. Ich habe einen Blick dafür.«

»Das will ich aber gar nicht.«

»Leider kannst du das wohl kaum entscheiden. Und bist du dir da überhaupt sicher?«

»Natürlich!«

Lili knallte die angebissene Gurke auf ihren Teller. Ihre Reaktion war zu heftig, das merkte sie selbst.

»Margarethe will mich mit Paul verkuppeln, weil sie nicht will, dass ich mich ständig um John sorge.«

»Kluge Frau«, murmelte Mona. »Und sie meint es bestimmt gut.«

»Aber nur weil etwas gut gemeint ist, heißt das noch lange nicht, dass es auch gut *ist.*«

»Stimmt auch wieder. Warst du in San Francisco auch schon so weise, Lili? Ich kann mich gar nicht daran erinnern.«

Die ging nicht darauf ein, sondern sagte: »Ich kann keinen Mann gegen den anderen eintauschen, nur weil er zufällig da ist.«

»Magst du ihn denn gar nicht?« Mona wirkte jetzt sehr ernst und konzentriert.

»Doch, schon«, gab Lili zu. »Ich habe sogar schon mal gedacht, dass zwischen uns alles anders kommen könnte, wenn die Umstände günstiger wären. Aber so …«

»Vielleicht solltest du ihm trotzdem eine Chance geben.«

Lili bemerkte, wie schwer es Mona fiel, diese Worte auszusprechen. Konnte es sein, dass sie sich wirklich innerhalb so kurzer Zeit in Paul verliebt hatte? Nein, so etwas gab es doch nur in Filmen, oder?

Dann bedachte sie die Freundin mit einem hoffentlich tröstlichen Lächeln.

»Das werde ich nicht tun. Ich liebe John und werde niemals aufhören, ihn zu lieben. Paul ist für mich wie ein Bruder. Mehr nicht.«

Sie sah kurz Hoffnung in Monas Augen aufflackern und wusste, sie hatte das Richtige gesagt. Trotzdem stimmte, was Mona schon vorhin prophezeit hatte: Möglicherweise würde dies zu Problemen in ihrer Partnerschaft führen.

»Da wir gerade von Brüdern reden«, sagte Mona. »Ist es wirklich in Ordnung, wenn ich die ersten Wochen in Leos Zimmer wohne?«

»Selbstverständlich.«

Lilis Eltern hatten nichts dagegen gehabt, und so hatte sie Mona das Zimmer angeboten.

»Du kannst so lange bleiben, bis du dir was Eigenes mieten kannst.«

»Das ist toll, danke.«

»Und wenn du es mit uns nicht mehr aushältst, kannst du auch eine Weile die Wohnung meiner Großmutter über dem Salon beziehen.«

»Warum sollte ich? Ich finde es schön, wenn wir zwei nahe beieinander schlafen. Wie Schwestern.«

»Das geht mir genauso«, erwiderte Lili. »Seit Leo ausgezogen ist, habe ich mich da oben oft ziemlich einsam gefühlt.«

Mona nickte. »Meine Koffer kommen erst am Dienstag mit der Bahn an, aber so lange reichen mir die paar Sachen, die ich in der Tasche dabeihabe.«

»Ich kann dir auch was leihen.«

»Du bist ein Schatz, Lili. Was bin ich froh, dass ich dich kenne.«

»Und ich freue mich, dass du da bist.«

Sie deutete auf Monas Teetasse. »Möchtest du vielleicht lieber ein Bier? Ich mag das nicht so, aber Papa hat immer ein paar Flaschen im Kühlschrank.«

»Du meinst, wenn ich schon nicht den deutschen Mann namens Paul kriegen kann, dann bekomme ich wenigstens ein kaltes deutsches Getränk?«, fragte Mona augenzwinkernd zurück. »Gern, aber wirklich nur eins. Seit meiner Rückkehr trinke ich nur noch ganz selten Alkohol, und von Drogen will ich gar nichts mehr wissen.«

Sie machte eine kurze, nachdenkliche Pause, bevor sie fortfuhr: »Nicht dass ich je viel davon konsumiert hätte. Ein paar Joints, mal LSD probiert. Aber das ist alles nichts für mich.«

»Du brauchst dich vor mir nicht zu rechtfertigen«, gab Lili zurück. »Außerdem kann ich dir ansehen, dass du sauber bist.«

»Ach ja? Kennst du dich aus?«

Lili schüttelte den Kopf. »Nicht so, wie du vielleicht denkst. Aber Leo geht es nicht gut. Er hat wohl eine ganze Zeit nur Hasch geraucht und dann damit aufgehört. Aber jetzt … Ich fürchte, er nimmt härtere Drogen, und ich weiß nicht, was ich machen soll.«

Sie stand auf, holte ein Bier aus dem Kühlschrank, öffnete es und stellte es zusammen mit einem Glas auf den Küchentisch.

»Soll ich mal mit ihm reden?«, fragte Mona. »Vielleicht fällt es ihm leichter, sich einer Fremden zu öffnen. Und ich könnte ihm ein paar echte Horrorgeschichten erzählen, um ihn davon wieder runterzubringen. Ein Typ, den ich kannte, ist von der Golden Gate Bridge gesprungen, weil er dachte, er könnte fliegen. Ein anderer ist vor ein Cable Car gefallen und in zwei Hälften zerteilt worden.«

Lili kroch es eiskalt über den Rücken. »Ja, bitte. Versuch es.«

Mona schob das Glas beiseite und trank einen großen Schluck direkt aus der Flasche.

»Aber mach dir keine großen Hoffnungen«, warnte sie dann. »Wer einmal richtig abhängig ist, braucht einen knallharten Entzug, um von dem Zeug wieder wegzukommen. Und wir wissen noch nicht mal, was genau er nimmt, oder?«

»Nein«, räumte Lili ein. »Ich sehe nur, dass er wieder abbaut. Er hat Gewicht verloren, ist unkonzentriert und hat eine fahle Hautfarbe.«

»Das ist übel.«

»Er hält es nicht aus, was mit John passiert«, sagte Lili leise. »Die zwei sind seit ihrer Kindheit beste Freunde gewesen.«

Mona trank schweigend. Erst nach einer Weile meinte sie: »Du bist die Stärkere von euch beiden.«

»Quatsch.«

»Und ob! Du könntest dich auch hängen lassen. Stattdessen machst du Karriere.«

»Vielleicht ist die Arbeit ja meine Droge.«

Mona zwinkerte ihr zu. »Dann ist das aber auf jeden Fall gesünder.«

Als im Flur das Telefon läutete, meinte Lili: »Das sind bestimmt meine Eltern.« Sie warf einen Blick auf die Wanduhr. Es war schon nach neun. »Wahrscheinlich werden sie sagen, dass sie über Nacht bei Margarethe in Egestorf bleiben.«

Sie stand auf und verließ die Küche. Mona folgte ihr.

»Wenn ich sie kurz sprechen darf, bedanke ich mich gleich für ihre Gastfreundschaft.«

»Klar, kein Problem.«

Lili nahm ab.

Die Stimme am anderen Ende der Leitung löste ein Beben in

ihrem Herzen aus. Sie stieß einen erstickten Laut aus und rutschte langsam an der Wand hinunter, während ihr der Hörer aus der Hand glitt.

»Lili!«, rief Mona. »Was ist los? Ist dir schlecht? Du bist leichenblass.«

Bei dem letzten Wort drehte Lili ihren Kopf zur Seite und übergab sich auf den Flur.

»Großer Gott!«

Mona rannte in die Küche und kam mit Putzeimer und Lappen wieder.

»Nicht so wichtig«, murmelte Lili und reichte ihr mit letzter Kraftanstrengung den Hörer.

Während es um sie herum dunkel wurde, vernahm sie Monas Stimme, die jetzt englisch redete. Mit Gary Davies in Kalifornien. Sie sah noch, wie Mona die Augen aufriss, und hörte ihren Schrei.

Als Lili wieder zu sich kam, lag sie in ihrem Bett in der Mansarde, und Mona saß auf der Kante. Auf der anderen Seite hockte ihr Vater, und sie stellte fest, dass ihre Hand in seiner großen Pranke lag und vollkommen darin verschwand.

»Papa? Was machst du denn hier?«

Bennos Lächeln wirkte gequält, während er einen schnellen Blick mit Mona tauschte.

»Ihr kennt euch noch gar nicht«, fuhr Lili fort, während ihr Verstand versuchte, zu verstehen, was überhaupt los war. Anscheinend befand sie sich immer noch im Halbschlaf.

»Wir haben uns schon vorgestellt«, brummte Benno. »Mona hat in Egestorf angerufen, und die Familie hat beschlossen, dass ich herfahren soll.«

»Warum ausgerechnet du?«

»Mia schlief schon«, sagte er ausweichend. »Und Anne wollte

sie nicht wecken, um mitzukommen. Aber einer von uns sollte hier sein.«

»Aber warum denn nur? Und wieso liege ich im Bett? Bin ich krank? Wie spät ist es?«

Ihr Vater sah auf seine Armbanduhr. »Schon bald Mitternacht.«

Sie erschrak. Wohin war der Abend verschwunden?

»Weißt du denn gar nichts mehr?«, fragte Mona sanft.

Lili dachte angestrengt nach. Sie erinnerte sich daran, dass sie Mona zusammen mit Paul die Turnhalle gezeigt hatte. Danach waren sie heimgegangen und hatten am Küchentisch belegte Brote gegessen. Seltsam. Im Mund hatte sie einen Geschmack nach Pfefferminz, aber sie wusste nicht mehr, ob sie sich die Zähne geputzt hatte.

»Das war ich«, sagte Mona, nachdem Lili danach gefragt hatte, als sei dieses Detail die wichtigste Frage auf der Welt. »Du hast ein bisschen übel gerochen.«

Vollends verwirrt richtete Lili sich im Bett auf. Und auf einmal war alles wieder da. Ihre Fingernägel gruben sich tief in die Handfläche ihres Vaters, aber er verzog keine Miene. Dann beugte er sich vor und nahm seine Tochter in die Arme.

Wie lange war es her, dass sie Trost bei ihm gesucht hatte? Sie wusste es nicht mehr. Seit Mia auf der Welt war, hatte die Schwächste in der Familie Anspruch auf diesen beruhigenden Ort gehabt.

Lili hatte nie das Gefühl gehabt, dass ihr etwas fehlte. Außerdem hatte sie ja John an ihrer Seite …

»John!«

»Er ist nicht tot«, sagte Benno. »Hörst du? Er ist nicht tot. Nur verschollen.«

»Sie ist schon wieder ganz bleich«, hörte sie Mona sagen.

Sie drückte ihr Gesicht gegen den harten Brustkorb und atmete die Mischung aus herbem Rasierwasser und einem Hauch von Sägemehl ein, der Benno Jensen anhaftete, egal, wie oft er duschte.

»John«, flüsterte sie.

Ihr Vater strich ihr sanft übers Haar. »Weine ruhig, meine Kleine.«

Aber sie wusste, wenn sie einmal anfangen würde, könnte sie womöglich nicht mehr aufhören. Nie mehr.

Also schluckte sie ein paar Mal hart, machte sich frei und schlang im Sitzen die Arme um die hochgezogenen Knie. Nur mit der Schulter berührte sie noch ihren Vater, weil sie diese Verbindung brauchte.

Dann schaute sie Mona fest in die Augen. »Was genau hat Gary gesagt?«

Ihre Freundin räusperte sich umständlich, bevor sie sprach. »Es gab eine Schlacht um einen Hügel, irgendwo an der Grenze zu Laos. Sie hat … zehn Tage gedauert, vom 10. bis zum 20. Mai.«

Lili wollte sie unterbrechen, ihr entgegenschleudern, dass ihr die Einzelheiten verdammt egal waren, aber sie schwieg eisern und hörte zu.

»Der Hügel hatte gar keinen besonderen strategischen Wert, aber trotzdem haben die US-Kommandeure eine groß angelegte Bodenoffensive angeordnet, um ihn von der vietnamesischen Volksarmee zu säubern.«

»Idioten«, knurrte Benno.

Lili achtete nicht auf ihn. »Dann ist die Schlacht schon vor fünf Tagen zu Ende gegangen?«

Mona nickte. »Aber Gary schwört, dass er erst heute Bescheid bekommen hat. John gilt als verschollen, wie auch einige andere seiner Kameraden.«

Lili sah, wie die Kiefer ihres Vaters mahlten.

»Glaubst du das?«, fragte sie ihn direkt. »Glaubst du, dass er noch lebt?«

Er schaute sie an. Sie sah den Zweifel in seinen Augen, aber er sagte: »Natürlich.«

Erst Monate später, als Lili längst die Hoffnung auf ein Lebenszeichen von John aufgegeben hatte, sollte sie erfahren, wie dieser Hügel von den amerikanischen Infanteristen genannt wurde: »Hamburger Hill«, weil der Mörserbeschuss des Vietkongs aus vielen Soldaten Hamburger Hackfleisch gemacht hatte.

16. KAPITEL

Juli 1969

Das Wohnzimmer der Jensens war in dieser Nacht überfüllt. Familienmitglieder und Gäste hatten sich zu fünft auf das schmale Sofa gequetscht, saßen mehr über als nebeneinander auf den beiden Sesseln, hockten auf dem Teppich oder standen wie die Tischlergesellen Piet Raben und Klaus Knoot halb drinnen, halb draußen im Flur und versperrten jedem den Weg, der hinein- oder hinauswollte.

»Platz da!«, rief Margarethe.

Sie balancierte einen Teller mit Schnittchen über dem Kopf und funkelte die beiden Männer zornig an – als könnten sie etwas dafür, dass es in dem Haus in der Papenstraße einfach zu eng für so viele Leute war. Aber im nächsten Moment lachte sie schon wieder und quetschte ihre füllige Figur an ihnen vorbei. Für den besonderen Anlass trug sie einen Kaftan, der mit seinen roten und weißen Streifen sowie den silbernen Sternen auf blauem Grund an die amerikanische Flagge erinnern sollte.

Lili konnte sie nicht ansehen, ohne dass ihr übel wurde, also konzentrierte sie sich lieber wieder auf Piet und Klaus. Die zwei teilten sich jetzt erneut den Türrahmen. Sie waren Zaungäste und fühlten sich anscheinend wohl in ihrer Rolle.

Piet ignorierte seine Frau, die ihm von einem der Sessel aus zuwinkte. Hätte er dort Platz genommen, hätte er zwar Franziska auf den Schoß nehmen können und dazu noch die hübsche Mona auf der Sessellehne neben sich gehabt, aber er hätte sich auch Knie an Knie mit Benno wiedergefunden, der den zweiten

Sessel zusammen mit Anne und Mia in Beschlag genommen hatte – wobei die schmale Anne ungefähr ein Viertel des Platzes einnahm und Mia auf dem Schoß ihres Vaters saß.

Seinem Chef außerhalb der Werkstatt so nahe zu sein, war ihm nach wie vor unangenehm. Also blieb er lieber, wo er war.

Lili bemerkte, wie Franziska gutmütig mit den Schultern zuckte. Sie kannte ihren Piet und gab es nach einem Versuch auf, seine Meinung ändern zu wollen.

Dann schaute Lili wieder zu den beiden Gesellen und spürte einen Anflug von Neid.

Ich bin auch nur ein Zaungast, schoss es ihr durch den Kopf. *Bloß bin ich in diesem Raum die Einzige, die das weiß.*

Alle anderen Menschen glaubten zu wissen, wer sie war: die älteste Tochter der Jensens, die geliebte große Schwester, die Enkelin, die es zu beschützen galt, die talentierte Kosmetikerin, die vorausschauende Geschäftsfrau, die gute Gefährtin, die traurige Freundin eines vermissten Soldaten …

Sie irrten sich einer wie der andere.

Lili war nichts mehr von alledem. Nur noch eine leere Hülle, die je nach Bedarf nach außen hin die Rolle spielte, die von ihr gerade erwartet wurde.

Die alleinige Ausnahme davon war, wenn sie mit Mia zusammen war. Einzig ihre kleine Schwester vermochte, ihr Herz zu erweichen und Lili manchmal ein echtes Lächeln, eine innige Umarmung, ein Gefühl von Liebe zu entlocken.

Alle anderen Menschen prallten an ihrer verhärteten Außenhülle ab.

Lili saß verloren auf dem Teppichboden und starrte blicklos auf den Farbfernseher, den ihr Vater extra für das große Ereignis angeschafft hatte. Auf Raten, wie er gestanden hatte. Aber nicht einmal Anne, die sonst so aufs Geld achtete, hatte protestiert. Bloß Mia vermisste ihr Sandmännchen in Schwarz-Weiß.

Bis eben noch hatte Leo neben ihr gesessen. Wo war er auf einmal hin?

»Hey.«

Mona hatte ihre Sessellehne verlassen und sich neben Lili auf den Teppichboden gehockt, ohne dass sie es mitbekommen hatte.

Das passierte ihr in letzter Zeit oft. Zeit verstrich - manchmal waren es Minuten, manchmal Stunden –, und sie bekam nicht mit, dass sich etwas um sie herum verändert hatte.

Anfangs war sie darüber erschrocken gewesen, mittlerweile hatte sie eine Erklärung gefunden: Jener Teil ihres Lebens, der mit dem Herzen gelebt wurde, befand sich bei ihr im Stillstand, während sich die Welt um sie herum einfach weiterdrehte. Inzwischen hatte sie sich daran gewöhnt und schaffte es meistens, ihre Überraschung zu verbergen.

Mona ließ sich jedoch nicht so leicht täuschen. »Wo bist du mit deinen Gedanken?«

»Ich ... nun ... denke an diese Helden.« Lili deutete vage auf die Mattscheibe.

»Quatsch. Du hast wieder diesen abwesenden Blick. Hör auf damit. Das ist ungesund.«

Sie zuckte bloß kurz mit den Achseln, gab sich aber alle Mühe, offen und gesellig zu erscheinen. Es misslang kläglich.

»Brauchst jetzt auch nicht zu grinsen wie ein Pausenclown«, sagte Mona und drückte ihre Hand. »Das sieht ein bisschen irre aus.«

Lili erwiderte den leichten Druck. Selbst in diesem leeren Leben war es tröstlich, eine Freundin zu haben.

Sie deutete zu dem Sessel, in dem ihre Eltern saßen. »Guck mal, Mia ist eingeschlafen.«

Ihre kleine Schwester, die so lange gebettelt hatte, bis sie schließlich zusammen mit den Erwachsenen aufbleiben durfte, schlummerte tief und fest in den Armen ihres Vaters. Weder die lauten Unterhaltungen noch das Gläserklingen noch die Geräusche aus dem Fernseher störten sie.

Mona lächelte zärtlich. Wie alle Menschen, die Mia kennenlernten, hatte sie die Kleine innerhalb kürzester Zeit in ihr Herz geschlossen. Und sie hatte bei Benno und Anne durchgesetzt, dass sie Mia einmal in der Woche eine private Stunde in *Aerobic* geben durfte.

Lili wusste, ihre Freundin hatte zusammen mit Paul einen Unterricht eigens für schwächliche Kinder entwickelt. Die Bewegungen waren sanfter, sollten die kleinen Sportler fordern, aber nicht überanstrengen.

Das Programm baute von Übung zu Übung auf und wurde dann wieder langsam runtergefahren. Statt Beatmusik gab es dazu Kinderlieder, und zusammen mit Mia trainierten inzwischen ein Junge, der als Frühchen zur Welt gekommen war, und ein Mädchen mit zwei kurzen Ärmchen, dessen Mutter ebenfalls Contergan während der Schwangerschaft genommen hatte.

Sie seien ihre drei kleinen Musketiere, sagte Mona gern, wenn sie Lili von der Kinderstunde erzählte. Und es sei einfach rührend zu sehen, wie groß deren Freude an der Bewegung war. Selbst wenn sie nur auf der Stelle traten oder ein paar seitliche Schritte machten – sie waren mit Begeisterung bei der Sache, und wenn ihnen nicht die Luft wegblieb, sangen sie sogar noch die Kinderlieder mit. »Fuchs, du hast die Gans gestohlen« oder »Spannenlanger Hansel« waren die Favoriten, die Mona wieder und wieder abspielen musste.

Auch in solchen Momenten wurde Lilis Hülle ein bisschen durchlässig, und sie dankte ihrer Freundin dafür, dass sie Mia und den anderen Kindern half.

Das sei ihr ein Vergnügen, antwortete Mona dann. Außerdem könne die Arbeit mit Kindern zu einem zweiten Standbein für sie werden.

Die Erwachsenen wurden von ihr natürlich stärker rangenommen. Lili hatte einmal dabei zugeschaut, wie sie in wesentlich schnellerem Tempo mit hochgezogenen Knien auf der Stelle marschieren, die Arme in die Luft werfen und dann tänzelnd von rechts nach links springen mussten – aber bislang gab es überhaupt nur vier junge Frauen in dem Kurs, und Mona meinte, lange könne sie mit nur so wenigen Teilnehmern nicht mehr durchhalten.

Es war nicht als Vorwurf gemeint, aber Lili wusste, dass sie noch viel mehr hätte tun können, um dem Projekt zum Erfolg zu verhelfen. Bloß sprach sie kaum noch mit ihren Kundinnen und vergaß schlichtweg, ihnen diese besondere Gymnastik ans Herz zu legen.

»Es war ja klar, dass die Lütte nicht durchhalten würde«, sagte Mona nun, während sie beide die tief schlafende Mia betrachteten. »Ihr hättet sie besser früh zu Bett bringen und dann rechtzeitig wecken sollen.«

»Aber sie hat uns nicht getraut. Sie war sicher, wir würden sie einfach schlafen lassen und dass sie dann das größte Ereignis des zwanzigsten Jahrhunderts verpasst.«

»Womit sie nicht ganz unrecht hat. Kein verantwortungsvoller Erwachsener würde dieses Kind mitten in der Nacht aus dem Schlaf reißen.«

»Eben. Deswegen hat sie sich abwechselnd an Mama und Papa geklammert. Wie ein Äffchen.«

Mona lächelte. »Mir scheint, dass sie in den vergangenen zwei Monaten schon ein bisschen stärker geworden ist, findest du nicht?«

»Doch, und das ist allein dein Verdienst.«

Mona winkte bescheiden ab. »Ohne Paul wären wir noch lange nicht so weit. Er kennt sich eben mit Kindern aus und weiß, was er ihnen zumuten kann.«

Ein Glitzern trat in ihre Augen, und Lili wusste, Mona war nach wie vor in Paul verliebt. Aber sie versuchte, sich nichts anmerken zu lassen, weil Paul seinerseits nur Augen für Lili hatte.

Eine ziemlich verzwickte Situation, doch bisher hatte es deswegen keine Probleme in ihrer Zusammenarbeit gegeben. Auch Paul gehörte zu den Gästen dieser Nacht. Er hatte sich mit aufs Sofa gequetscht und trug seinen grünen Trainingsanzug. Was vermutlich eine gute Wahl war, denn bei dieser Enge wurde jedes Kleidungsstück gnadenlos zerknittert.

Wie immer schien er zu merken, wenn Lili ihn anschaute, und erwiderte sofort ihren Blick.

Sie senkte schnell den Kopf und fragte Mona: »Hast du Leo irgendwo gesehen? Eben hat er noch hier neben mir gesessen.«

»Oh, da täuschst du dich. Er ist schon vor einer Stunde verschwunden.«

Da war es wieder, dieses Gefühl, dass die Zeit ohne sie davonlief.

»Er hat auch was zu dir gesagt, Lili, aber in dem allgemeinen Lärm konnte ich nicht hören, was. Ich war ja auch ein paar Meter weit weg.«

Lili runzelte die Stirn und gab sich alle Mühe, sich zu erinnern.

»Weißt du es nicht mehr?«, fragte Mona. Sie klang sorgenvoll.

»Ich … nein, aber es war bestimmt nichts Wichtiges. Wahrscheinlich wollte er nur ein bisschen frische Luft schnappen.«

Mona zog ein zweifelndes Gesicht. »Ich fürchte, er hatte etwas anderes vor.«

Lili hörte gar nicht hin. »Du wirst sehen, er ist bestimmt gleich wieder da.«

Wieder blickte sie zum Fernseher. »Lange dauert es nicht mehr. Das wird er nicht verpassen wollen. Früher waren wir immer furchtbar gespannt, wer wohl den Wettlauf ins All gewinnen würde. Die Amis oder die Russen. Natürlich waren wir für die Amis, allein schon wegen John …«

Ihre Stimme verlor sich mit jedem Wort mehr, wurde leiser und leiser, verschwand unter dem Klangteppich um sie herum.

Kaum merkte sie, dass Mona ihr einen Arm um die Schultern legte.

Wie aus dem Nichts erschien Margarethe und beugte sich in ihrem glitzernden Kaftan zu ihr herunter.

»Alles in Ordnung, Liebchen?«

Sie brachte ein halbherziges Nicken zustande. Aber Mona hatte ihrer Großmutter offenbar andere Signale gesendet, denn Margarethe ließ sich nun mit einem Ächzen zu Boden sinken. In der einen Hand hielt sie immer noch einen Teller mit Schnittchen.

Lili entdeckte kleine Weißbrotscheiben mit Mett und rohen Zwiebeln. Ihr drehte sich der Magen um.

»Stell dich nicht so an«, sagte Margarethe. »Hast du immer gern gegessen. Der Frosch wollte den Teller gleich auf dem Sofa behalten, aber ich habe ihm erklärt, er soll sich gefälligst ein paar Fliegen fangen.«

»Der Frosch?«, fragte Lili und atmete angestrengt durch den Mund.

»Na, das Jungchen, das zum großen Ereignis ganz in Grün erschienen ist.«

Seit es mit Paul und Lili nicht so recht voranging, war Margarethe auf den Sportlehrer gar nicht mehr gut zu sprechen.

Fast, aber nur fast hätte Lili gelacht. Dann erinnerte sie sich daran, dass sie gar nicht mehr wusste, wie man fröhlich war, und jede Heiterkeit der Vergangenheit angehörte, und verzog bloß die Mundwinkel.

Zu ihrer Erleichterung hielt Margarethe den Teller jetzt hoch in die Luft, und irgendjemand schnappte ihn sich. Vielleicht Benno mit seinen langen Armen oder einer der Gesellen, der sich dafür zwei Schritte ins Wohnzimmer traute.

Immerhin – Margarethe hatte sie abgelenkt.

»Wo ist mein missratener Enkel?«, wollte ihre Großmutter nun wissen.

»Ich weiß nicht. Eben war er noch hier.«

»Vor mehr als einer Stunde«, korrigierte Mona, deren Arm immer noch um Lilis Schultern lag.

Margarethe blickte von einer jungen Frau zur anderen. »Vielleicht erklärt ihr mir mal, was mit ihm los ist? Seit Wochen frage ich und kriege von niemandem eine zufriedenstellende Antwort. Entweder weiß keiner was, oder mir wird was verheimlicht. Ich sehe bloß, dass der Junge kaum noch Fleisch auf den Rippen hat. Und irgendwie scheint er mir auch nicht richtig da zu sein. Ganz ähnlich wie du, Liebchen, wenn auch auf eine andere Art und Weise. Tja, ich habe da so einen Verdacht, aber der ist so schlimm, dass ich lieber etwas anderes von euch beiden Hübschen hören würde.«

Lili glaubte nicht, dass sie in der Lage wäre, in dieser Nacht über ihren Bruder zu sprechen. Deswegen sagte sie: »Die Astronauten werden bald aussteigen. Wir sollten zuschauen. Neil Armstrong wird als erster Mensch einen Fuß auf den Mond setzen.«

Sie hörte selbst, wie falsch der versucht begeisterte Tonfall ihrer Stimme klang. Den anderen beiden schien jedoch nichts aufzufallen.

Margarethe warf einen Blick über die Schulter. »Das dauert

noch«, urteilte sie dann. »Der Falke ist schon vor sechs Stunden gelandet. Jetzt ist es bald vier Uhr früh. Was brauchen die so lange? Kann ja nicht so schwer sein, eine Tür aufzumachen.«

»Adler«, korrigierte Mona.

»Was?«

»Die Mondlandefähre heißt *The Eagle*, also *Der Adler*. Nicht *Der Falke*.«

»Unwichtig. Federvieh ist Federvieh. Im Moment scheint mir das sowieso eine lahme Ente zu sein.«

Mona gluckste, Margarethe lachte schnaubend, Lili blieb still.

»Wieso sehen wir eigentlich alles in so einem komischen verrauchten Grau?«, fragte Margarethe dann. »Wozu hat mein Holzkopp von Sohn denn einen Farbfernseher gekauft?«

»Die Übertragungen vom Mond sind in Schwarz-Weiß«, erklärte Mona. »Nur die Aufnahmen vom NASA-Kontrollzentrum in Cape Canaveral sind in Farbe zu sehen.«

»Was interessieren mich ein paar langweilige Männer an ihren Schreibtischen?«

Mona kicherte jetzt haltlos, Lili übte sich immerhin in einem Lächeln.

»Grins nicht so traurig, Liebchen«, sagte Margarethe prompt. »Und verrate mir endlich, was Leo hat. Vor lauter Sorge um euch Zwillinge sehe ich bald das Heidekraut von unten wachsen. Als hätte Mia nicht schon gereicht.«

»Mia geht es besser«, wandte Lili ein.

»Das sehe ich auch.«

Mit einem langen Blick auf Mona fügte Margarethe hinzu: »Deine Rumhampelei scheint bei der Lütten ja zu wirken. Hilft das auch, wenn jemand ein paar Pfündchen verlieren will?«

»Unbedingt«, erwiderte Mona, sah dabei aber ziemlich verzweifelt aus. Alle Heiterkeit war ihr schlagartig vergangen.

»Gut. Ich glaube, ich mache da auch mal mit. Das gute Leben in Egestorf schlägt mir auf die Hüften.«

»Wunderbar.«

Mona wirkte jetzt wie ein Verurteilter auf dem Weg zum Schafott. Der Gedanke, die energische Margarethe in ihrem Kurs zu haben, machte ihr eindeutig zu schaffen.

Schon wieder hätte Lili beinahe gelacht.

Sie stutzte. Konnte es sein, dass sie ganz langsam ins normale Leben zurückkehrte?

Nein, entschied sie. *Es gibt kein normales Leben ohne John. Nur finde ich vielleicht einen Weg, mit den Menschen, die mich lieben, besser umzugehen.*

Margarethe pikste Lili mit einem langen, knallrot bemalten Fingernagel in den Oberschenkel – was ziemlich wehtat, aber sie ließ sich nichts anmerken.

»Ich habe nach Leo gefragt, und du willst wieder nur ablenken.«

Lili hätte gern erwidert, dass Margarethe auf ihr Ausweichmanöver eingegangen war, indem sie mit Mona über die »Rumhampelei« geredet hatte, aber sie verzichtete darauf. Der Finger schwebte noch gefährlich nahe über ihrem Oberschenkel.

»Also?«, fing Margarethe wieder an. »Was ist mit deinem Bruder los?«

»So genau weiß ich das nicht.«

»Rede keinen Unsinn. Du weißt es sehr wohl, und Mona hier weiß es auch und ich sowieso.«

»Du?«

Margarethe rutschte auf dem Teppich herum. Da sie aber anscheinend keine bequemere Sitzposition fand, ließ sie es wieder bleiben.

»Glaubst du, ich bin von vorgestern? Es hat vielleicht ein bisschen gedauert, aber dann habe ich es begriffen. Leo sieht aus wie die armen Kameraden, die im Krieg zu viel Panzerschokolade gegessen haben.«

»Was ist das?«, fragte Mona dazwischen.

»Da war Pervitin drin«, erklärte Margarethe ungeduldig. »Irgend so ein chemisches Zeug. Haben die Nazis zusammengebraut. Damit konnte ein Soldat tagelang kämpfen, ohne müde zu werden. Und wenn er's übertrieben hat, sah er am Ende genauso aus wie unser Leo heute. Außerdem lese ich Zeitung und sehe Nachrichten. Ich weiß, dass es unter den jungen Leuten immer mehr Drogenabhängige gibt. Nun, was nimmt der Junge denn?«

»Das wissen wir wirklich nicht genau«, sagte Lili. »Ich schwör's dir.«

»Aber wahrscheinlich Heroin«, warf Mona ein.

Lili zuckte zusammen. »Oh, nein!«

Sie hatte nicht geahnt, dass es so schlimm um Leo stehen könnte.

Mona warf ihr einen mitfühlenden Blick zu. »Ich habe Einstichstellen an seinen Armen gesehen. Für mich ist das ziemlich eindeutig. Außerdem habe ich in San Francisco diese typischen Drogenkarrieren erlebt. Die Jungs und Mädchen fangen mit ein paar Joints an, und irgendwann hängen sie an der Nadel.«

Lili starrte ihre Freundin an. »Warum hast du nicht schon früher was gesagt?«

»Tut mir leid. Mir ist das erst letzte Woche klar geworden. Als ich wieder mal vergeblich versucht habe, ihn zur Vernunft zu bringen. Ich wollte auch mit dir reden, aber es ist schwierig, an dich ranzukommen.«

Lili senkte den Kopf. Sie fühlte sich auf einmal schrecklich schuldig. Da war sie seit zwei Monaten vollkommen in ihrem eigenen Kummer versunken und hatte übersehen, wie rapide es mit Leo bergab ging.

»Und wieso hat mein Sohn nichts gemerkt?«, fragte Margarethe.

Lili dachte angestrengt nach. Dann fiel es ihr ein. »Jetzt im Sommer gibt es nur wenig Aufträge. Papa hat Leo beurlaubt, damit er sein Leben wieder auf die Reihe kriegen kann.«

»Und Benno denkt, das reicht?«

»Ich glaube, er ahnt etwas, weiß aber nicht, wie schlimm es um ihn steht. Genauso wenig wie es mir bis gerade eben klar war«, flüsterte sie beschämt.

»Holzkopp«, murmelte Margarethe.

»Und Mama sieht ihn kaum noch, seit er nicht mehr hier wohnt. Außerdem verkleidet er sich, wenn er zu Besuch kommt.«

»Was?«

»Er trägt mehrere Kleidungsstücke übereinander, damit er nicht so dünn aussieht. Außerdem habe ich ihn im Verdacht, sich zu schminken.«

»Dein Bruder?«, fragte Margarethe ungläubig.

Lili nickte. »Er ist ja damit aufgewachsen. Natürlich putzt er sich nicht heraus wie eine Frau, aber neulich war ich sicher, ein wenig Rouge auf seinen Wangen entdeckt zu haben, und die Augen wirkten größer als sonst. Da war ein Hauch Wimperntusche im Spiel. Er gibt sich auch immer sehr fröhlich, lässt sich aber nie von Mama umarmen. Er behauptet, er sei kein Kind mehr. Trotzdem sehe ich, dass Mama sich mehr und mehr um ihn sorgt.«

»Anne ist entschuldigt. Die hat sowieso schon genug mit Mia und mit dir zu tun.«

»Mit mir?«, fragte Lili empört. »Um mich muss sich niemand kümmern.«

Weder Mona noch Margarethe sagten etwas dazu.

Um von sich abzulenken, fügte Lili hinzu: »Ein paar Mal habe ich mitgekriegt, dass unsere Eltern über Leo gesprochen haben. Mich wollten sie allerdings nicht einweihen, denn sie sind jedes

Mal verstummt, wenn ich dazugestoßen bin. Aber ich glaube, sie planen etwas.«

»Was kann das wohl sein?«, fragte Mona nachdenklich.

»Keine Ahnung. Aber ich bin sicher, sie sind nicht so blind, wie du vielleicht denkst, Oma.«

»Nu mal Butter bei die Fische«, verlangte Margarethe. Ganz selten, wenn sie wirklich betroffen war, verfiel sie kurz ins Plattdeutsche. »Wir können doch nicht abwarten, dass Anne und Benno zu Potte kommen. Was unternehmen wir, um dem Jungen zu helfen?«

»Das wird schwer«, erklärte Mona. »Er müsste zunächst einmal einen Entzug machen. Aber es gibt kaum Krankenhäuser, die so etwas anbieten.«

»Du hast dich schon erkundigt?«, fragte Lili überrascht und beschämt zugleich. Sie hätte selbst daran denken können. Und vielleicht hegten ihre Eltern ja ähnliche Pläne.

»Ja. Ich dachte, das könnte nicht schaden. Aber ich habe nur was in Berlin gefunden, wo das Problem schon seit Längerem immer größer wird. Allerdings gibt es da eine extrem lange Warteliste.«

Lili bemerkte, dass ihre Großmutter auf einmal sehr grüblerisch wirkte.

»Daran brauchst du überhaupt nicht zu denken«, sagte sie schnell.

»Du weißt doch gar nicht, was in meinem Kopf vor sich geht«, erwiderte Margarethe ruhig.

»Doch.«

Dieser Frau war alles zuzutrauen.

»Ein Drogenentzug darf nur unter strenger ärztlicher Aufsicht stattfinden«, bemerkte Mona, die genauso schnell wie Lili geschaltet hatte, obwohl sie Margarethe nicht annähernd so gut kannte.

»Das versteht sich wohl von selbst.«

Unter Ächzen und Stöhnen stand Margarethe auf. »So, Mädchen. Ich muss mal in die Küche und nachsehen, ob ich noch was zu futtern für die vielen hungrigen Mäuler finde.«

Offenbar war das Thema Leo für sie damit erledigt.

Die beiden Freundinnen schauten einander an und zuckten gleichzeitig mit den Schultern. Lili wurde allerdings den Verdacht nicht los, dass ihre Großmutter etwas im Schilde führte.

17. KAPITEL

Plötzlich entstand Unruhe im Wohnzimmer der Jensens. Gespräche wurden unterbrochen, Rufe erklangen.

»Es geht los!«

»Ruhe jetzt!«

»Passt auf, Leute!«

Lili bemerkte, dass Benno sanft an Mias Schulter rüttelte. Die Kleine rieb sich die Augen, gähnte ausgiebig und schaute dann wie gebannt auf den Bildschirm.

Selten hatte Lili ihren Vater so geliebt wie in diesem Moment. Er hatte gewusst, dass Mia es vermutlich ihr Leben lang bereuen würde, hätte sie das hier verpasst.

Trotzdem murrte sie, genau wie vorher ihre Großmutter: »Das ist alles so grau. Man sieht ja fast nichts. Bei der ›Enterprise‹ ist es viel schöner.«

Zum ersten Mal in dieser Nacht war Lilis Lächeln echt, sie spürte es selbst. Und es wurde noch tiefer, als sie hörte, wie Benno seiner Jüngsten den Unterschied zwischen einer Fernsehserie und einer Liveübertragung zu erklären versuchte.

Ihre Blicke trafen sich, und ihr Vater warf ihr einen stummen Hilferuf zu.

Gerade wollte sie aufstehen und die zwei Schritte zu den beiden hinübergehen, als Mia mit ihrer kleinen Hand Benno bedeutete, er möge jetzt still sein.

Der große breitschultrige Mann wirkte ziemlich erleichtert. Er legte seinen freien Arm um seine Frau, und Lili dachte: *Anne, Benno und Mia könnten die perfekte kleine Familie sein, wenn wir Zwillinge nicht wären und ihnen nicht so viel Kummer bereiten würden.*

Mona stieß ihr einen Ellenbogen in die Seite.

»Aua!«

»Musste sein. Du guckst schon wieder so abwesend. Da! Es ist so weit!«

Lili reckte den Hals und sah einen Mann in einem monströsen Raumanzug wie in Zeitlupe eine Metallleiter hinunterklettern.

»Neil Armstrong«, flüsterte Mona ergriffen. »Ich werde ihn immer lieben.«

»Nicht mehr Paul Habermann?«

»Halt die Klappe!«

Nun setzte der Astronaut oben auf dem Mond einen Fuß auf die pulverige Oberfläche.

Lili war versucht, hinaus auf die Straße zu laufen. Vielleicht bis zum Sande, wo sie freie Sicht in den Himmel haben würde. Ob der Mond wohl zu sehen war? Und der winzige Mensch darauf?

Sie schalt sich selbst einen Dummkopf, schaute weiter zu und war wie alle anderen im Raum und Millionen Menschen auf der ganzen Welt ergriffen von dem, was sie sah.

Rauschend und knackend erreichten Armstrongs wenige Sätze die Erde. Laut und deutlich übersetzte der deutsche Fernsehmoderator: »Das ist ein kleiner Schritt für einen Menschen, aber ein Riesensprung für die Menschheit.«

Da war es also geschehen: Ein Erdbewohner stand auf dem Mond und wagte die ersten hüpfenden Schritte.

Im Wohnzimmer setzten die Gespräche wieder ein. Neue Bierflaschen wurden geöffnet, jemand fragte, ob Kaffee nicht besser sei, schließlich sei es fast Morgen. Niemand achtete darauf. Es galt, zu feiern, und das wollte man auch tun. Mit neuen Schnittchen, mit einem Schlückchen von dem teuflisch starken Wacholderschnaps, mit Gelächter und dem gegenseitigen Versichern, die Landung wäre toll gewesen und man sei wirklich so gut wie dabei gewesen.

Keiner der Gäste achtete mehr groß darauf, dass nun auch der andere Astronaut, Buzz Aldrin, ausgestiegen war. Lili empfand Mitleid mit dem Mann. Er würde für immer im Schatten seines berühmten Kollegen stehen, nur weil er als zweiter Mensch den Mond betreten hatte.

Als die beiden sich daranmachten, die US-Flagge aufzustellen, wandte sie jedoch schnell den Blick ab. Die Sehnsucht nach John schoss in ihr Herz und ließ sich dort bleischwer nieder.

»Alles okay?«, fragte Mona.

Lili brachte nur ein Nicken zustande.

Mona schien noch etwas sagen zu wollen, überlegte es sich aber anders. In den vergangenen zwei Monaten hatte sie gelernt, wann es besser war, zu schweigen. Sie gähnte herzhaft.

»Geh ruhig schlafen«, meinte Lili und stand auf. »Ich helfe noch beim Aufräumen.«

»Ist die Party denn schon vorbei?«

»Scheint so.«

Eben noch hatte es so ausgesehen, als wollten die Gäste noch einmal richtig ausgelassen werden, nun jedoch leerte sich das Wohnzimmer in Windeseile.

Als Erster verschwand Klaus Knoot von seinem Platz im Türrahmen. Ihm folgten Franziska und Piet Raben. Kurz blickte Lili ihr nach. Franziska wirkte kleiner und schmaler als früher. Nahezu unsichtbar. Ganz so als wollte sie selbst nicht mehr auf dieser Welt sein, seit ihr Sohn verschollen war. Einzig die starken Arme ihres Mannes hielten sie zusammen.

Auch ein paar andere Gäste stellten fest, dass ja heute Montag war und man in ein paar Stunden zur Arbeit müsse. Obwohl die Chefs angesichts des epochalen Ereignisses hoffentlich nachsichtig sein würden.

»Ich kann auch helfen«, bot Mona an. Sie hatte sich ebenfalls erhoben. »Du brauchst das hier nicht allein zu machen.«

»Nicht nötig. Mein Salon ist heute geschlossen. Wenn ich will, kann ich den ganzen Tag schlafen. Aber du nicht. Du hast um zehn die Probestunde mit den beiden neuen Damen.«

»Welche Damen?«, erkundigte sich Margarethe, die genau in diesem Moment vorbeigekommen war und mitgehört hatte.

»Ach«, sagte Mona leichthin. »Das sind Kundinnen von Anne. Sie wohnen auf dem Land und wollen *Aerobic* mal ausprobieren.«

Nur für Lili sichtbar, hob sie dabei in leiser Verzweiflung eine Augenbraue.

»Nun, das passt mir gut«, sagte Margarethe prompt. »Um zehn? Ich werde da sein.«

»Wird dir das nicht zu viel?«, fragte Lili, um ihrer Freundin beizuspringen. »Weißt du, das ist ein ziemlich anstrengendes Programm, und die Nacht war ziemlich kurz.«

»Unsinn. Ich bin ja keine hundert. Nachher schlafe ich ein paar Stunden in meiner alten Wohnung, und dann bin ich frisch wie ein junger Hüpfer. Apropos. Wo ist der Frosch? Guck an, der sitzt immer noch breit auf dem Sofa. Den frage ich gleich mal, ob er mir einen Sportanzug besorgen kann. Bloß nicht in Grün.«

Überrascht stellte Lili fest, dass Paul Habermann tatsächlich als letzter Gast noch da war – im nächsten Moment verschwand er allerdings hinter Margarethes glitzerndem Kaftan.

»Der Arme«, murmelte Mona.

»Das macht ihm nichts aus«, erwiderte Lili. »Ich glaube, er hat Margarethe gern.«

»Und dich.«

»Mona, bitte. Fang nicht wieder davon an. Das hilft uns doch nicht.«

Die Freundin lachte ein kleines, trauriges Lachen.

»Bin schon weg. Gute Nacht, Lili.«

»Gute Nacht.«

Sie wünschte sich, sie besäße Zauberkräfte. Dann könnte sie dafür sorgen, dass Paul sich in Mona verliebte. Es gab aber auch eine leise Stimme in ihrem Herzen, die ihr erklärte, dass es durchaus ein Grund zur Freude sei, von einem Mann wie Paul begehrt und bewundert zu werden. Normalerweise brachte Lili diese Stimme schnell zum Schweigen. Doch heute Nacht fiel ihr das schwerer als sonst. Vielleicht, weil sie müde war. Vielleicht, weil es anstrengend war, immer nur die Sehnsucht nach John zu fühlen.

Margarethe redete immer noch auf Paul ein. Also fing Lili an, Teller, Gläser und Besteck abzuräumen.

Währenddessen waren auch ihre Eltern aufgestanden. Benno trug die wieder schlummernde Mia in Richtung ihrer Kammer, Anne folgte ihm mit einem zärtlichen Lächeln auf den Lippen. Als sie an Lili vorbeikam, drückte sie ihr kurz und liebevoll den Arm.

Lili schämte sich für ihren Gedanken von vorhin. Mochten Leo und sie selbst neuerdings den Eltern auch Kummer machen, so waren sie doch eine Familie, und sie würden jede Schwierigkeit gemeinsam durchstehen.

Margarethe drängte sich an ihr vorbei, und plötzlich war Lili mit Paul allein im Wohnzimmer.

Innerlich stöhnte sie auf. Das war genau die Situation, die sie stets zu vermeiden versucht hatte.

Paul war ein guter, ein liebenswerter Kerl, doch sie empfand nur Freundschaft für ihn.

Wirklich?

Lili stutzte.

Als er jetzt so vor ihr stand in seinem hässlichen grünen Trainingsanzug, regte sich auf einmal ein anderes Gefühl in ihrem

Innern. Sie wusste es nicht so recht einzuordnen, aber sie verspürte eine gewisse Wärme, die vorher nicht da gewesen war. Nachdenklich rieb sie sich die Schläfen. Was hatte das bloß zu bedeuten?

»Danke für die Einladung«, sagte Paul förmlich und reichte ihr die Hand.

»Sei nicht albern«, gab sie zurück, ignorierte seine Hand und zog ihn für eine kurze Umarmung an sich.

Und da begriff sie auf einmal, warum sie es bisher vermieden hatte, mit ihm allein zu sein.

Es war gefährlich. *Er* war gefährlich.

Paul mochte in ihren Augen bloß ein liebenswerter Kerl sein, aber er war auch ein Mann. Ein verflixt gut aussehender Mann mit einem muskulösen Brustkorb. Und sie erinnerte sich daran, dass sie sogar schon einmal gedacht hatte, sie könnte vielleicht schwach werden, wenn es John nicht gäbe.

Ein winziger Seufzer entschlüpfte ihrer Kehle. Lili musste ihre gesamte Willenskraft aufbringen, um Paul wieder loszulassen. Sie trat einen halben Schritt zurück und ließ die Arme hängen.

In seinen tiefblauen Augen stand Verwirrung.

»Das … war nett«, murmelte er.

Das war ein Fehler!, sagte sie zu sich selbst. Laut fügte sie hinzu: »In … ähm … Amerika macht man das so.«

»In Amerika, interessant.«

Ein winziges Lächeln umspielte seine Mundwinkel. Vermutlich wusste er ganz genau, was in ihr vorging. Dass sie hin- und hergerissen war zwischen ihrer Liebe zu John und dem Bedürfnis nach Zuwendung und Geborgenheit.

»Du solltest jetzt gehen«, meinte sie schroffer als beabsichtigt.

Sein Lächeln erlosch. »Bin schon weg.«

Er drehte sich um und verließ das Wohnzimmer mit zwei langen Schritten.

Sie wollte ihn aufhalten, ihn bitten, noch etwas zu bleiben, aber sie presste den Mund zusammen.

Als sie sicher sein konnte, dass er fort war, sammelte sie weitere Teller ein und ging in die Küche. Margarethe war verschwunden. Offenbar hatte sie es so eingefädelt, dass ihre Enkelin mit Paul allein blieb.

Lili wusste nicht, ob sie weinen oder lachen sollte. Ihre Großmutter benahm sich unmöglich, aber sie schien auch zu spüren, dass Lili schrecklich einsam war.

Als sie die nächste Ladung Geschirr aus dem Wohnzimmer holen wollte, fand sie dort zu ihrer Überraschung ihre Eltern vor.

Ihr Vater saß auf dem Sofa, ihre Mutter kam ihr entgegen. »Aufräumen können wir auch noch später. Ich koche uns Kaffee.«

»Ich dachte, ihr schlaft schon.«

Anne schüttelte den Kopf. »Wir haben nur Mia ins Bett gebracht. Und wir dachten, wir drei können uns in Ruhe unterhalten. Wir sind so selten einmal zusammen.«

»Das stimmt doch gar nicht.«

Lili fragte sich, was ihre Eltern bloß von ihr wollten. Ging es um Leo? Würden sie ihr nun verraten, was sie planten, um ihrem Sohn zu helfen?

»Doch, es ist immer jemand anderes dabei«, erklärte Benno vom Sofa aus. »Entweder die Lütte oder dein Bruder oder Margarethe.«

Das war richtig, wie Lili insgeheim zugeben musste. Trotzdem fühlte sie sich einem Gespräch nicht gewachsen. Nicht nach dem, was gerade mit Paul passiert war.

Es ist gar nichts passiert, sagte sie sich schnell. *Wir haben uns nur kurz umarmt.*

Doch sie wusste, dass das nicht die ganze Wahrheit war.

»Ich bin ziemlich müde«, behauptete sie.

Ihre Mutter lächelte, wirkte aber unnachgiebig. »Deswegen koche ich ja Kaffee.«

Es blieb ihr nichts anderes übrig, als sich zu ihrem Vater aufs Sofa zu setzen. Wenig später kehrte Anne zurück, stellte Kaffeekanne, Tassen, Zucker und Sahne auf den Couchtisch und nahm ebenfalls Platz.

So eingerahmt von ihren Eltern, mit einer dampfenden Tasse in der Hand, fühlte sich Lili auf einmal ruhig und gut.

Bis Benno sagte: »Es ist zwei Monate her.«

Sie wollten nicht über Leo reden. Das war jetzt sonnenklar. Sondern über sie.

Der Kaffee brannte in ihrem Hals, und sie musste schwer schlucken.

»Ja, und?«

»Wir glauben«, führte Anne aus, »dass du dich den Tatsachen stellen musst.«

»Welchen Tatsachen? John gilt nach wie vor als vermisst.«

Es hatte keine neuen Nachrichten über John gegeben aus Amerika. Rein gar nichts.

Manchmal schrieb Gary, er werde die Hoffnung niemals aufgeben, dass sein Sohn befreit werde. Er war davon überzeugt, John werde in Nordvietnam festgehalten, doch in den amerikanischen Zeitungen hatte gestanden, dass bei der Schlacht am Hamburger Hill kein US-Soldat in Gefangenschaft geraten war. Mona hatte ihr davon berichtet. Über Freunde in San Francisco hielt sie sich auf dem Laufenden, und wenn Lili darum bat, erzählte sie bereitwillig, was sie wusste.

»Franziska versucht, sich damit abzufinden«, setzte Anne sanft hinzu. »Es ist schwer für sie, aber sie weiß, dass sie ihren Sohn gehen lassen muss.«

Lili dachte an den Eindruck, den sie vorhin von Franziska gehabt hatte, und fragte sich, wie andere Menschen nur so blind sein konnten.

»Jetzt reicht es aber!« Sie sprang auf und baute sich mit verschränkten Armen vor ihren Eltern auf. »Was wollt ihr von mir? Soll ich zugeben, dass John tot ist? Und dann weinen wir ein bisschen zusammen, und alles ist wieder gut?«

»Es wäre ein Anfang«, murmelte Benno.

»Aber *du* hast mir doch gesagt, dass er nur als verschollen gilt!«

»Das war zu Pfingsten.«

»Na und? Was sind schon zwei Monate? Es kann alles Mögliche passiert sein. Er ist vielleicht verletzt und liegt irgendwo in einem Lazarett …« Ihre Stimme überschlug sich.

Anne streckte die Hand nach ihr aus. »Lili, bitte nicht so laut. Du weckst noch Mia.«

Also ließ sie sich wieder zwischen ihren Eltern aufs Sofa fallen – auf einmal vollkommen erschöpft.

»Jeder Soldat trägt eine Erkennungsmarke«, sagte Benno in schonungsloser Offenheit. »Man nennt sie auch Hundemarke. Wäre John in ein Lazarett gebracht worden, hätte man ihn daran erkannt und die Angehörigen informiert.«

Seine Worte trafen Lili wie Messerstiche. Sie krümmte sich und schluchzte auf.

Anne legte die Arme um sie, Benno nahm Frau und Tochter in den Arm.

»Du musst mit deinem Leben weitermachen«, sagte Anne zärtlich. »Wir können nicht mehr mit ansehen, wie du dich zwischen Hoffnung und Kummer aufreibst.«

»Ich weiß«, flüsterte Lili und dachte an Paul, an die kurze Umarmung, an das gute Gefühl dabei.

»Wir sind immer für dich da«, erklärte Benno.

Sie verkroch sich tiefer in die elterliche Umarmung, und nach einer Weile versprach sie: »Ich werde mir Mühe geben. Ich werde mich ändern.«

Als Anne und Benno – beide mit einem vorsichtigen Ausdruck der Erleichterung im Gesicht – endlich schlafen gegangen waren, blieb Lili noch auf dem Sofa sitzen und schaute lange Zeit auf die graue Mattscheibe des Fernsehers.

Heute sind zwei Menschen auf dem Mond spazieren gegangen, überlegte sie. *Das ist ein Wunder, und Wunder kann es immer geben.*

Diese Erkennungsmarken, von denen ihr Vater gesprochen hatte, die wurden auch bei gefallenen Soldaten gefunden. Nicht so bei John.

Das hieß, er konnte noch am Leben sein. Sie drehte an ihrem Armreif und fühlte Johns Nähe, als säße er neben ihr.

18. KAPITEL

Himmlisch«, stieß Birthe Lüttmann genussvoll aus. »Das tut gut! So schlimmen Muskelkater hatte ich nicht mehr, seit ich meinem Mann zuletzt bei der Rübenernte geholfen habe. Und das ist Jahre her.«

Lili schwieg und massierte weiter den Nackenbereich der Kundin.

Die Frau des Großbauern Lüttmann war vor einer halben Stunde zusammen mit ihren Freundinnen Hilde Overbeck und Corinna Petersen in den Salon gestürmt.

»Einen Termin haben wir nicht, Deern«, hatte sie selbstbewusst verkündet. »Aber wir sind Kundinnen der ersten Stunde deiner Mutter und brauchen deine magischen Hände. Diese Turnerei gestern hat uns fast umgebracht.«

Lili hatte erklären wollen, dass sie keine ausgebildete Masseurin für den ganzen Körper sei und auch gar keine Zeit hätte – angesichts eines gähnend leeren Salons an einem Dienstagvormittag wäre jedoch zumindest der zweite Teil der Antwort eine faule Ausrede gewesen.

Also hatte sie nur erwidert, dass sie sich lediglich mit Gesichts- und höchstens noch Nackenmassagen auskenne.

»Geht in Ordnung«, hatte Birthe Lüttmann erwidert und sich auf den Kosmetikstuhl gepflanzt. »Das Gesicht können wir weglassen. Aber Schultern und Nacken bringen mich um.«

Und so hatte Lili sich mit einem nach Lavendel duftenden Massageöl an die Arbeit gemacht.

»Zu schade«, sagte Birthe Lüttmann jetzt, »dass du nicht auch den Rücken machen kannst. Ich glaube, ich habe mir irgendwo unten was ausgerenkt.«

»Das ist dein dicker Hintern«, warf Hilde Overbeck hilfsbereit ein. »Der ist gestern in zu große Schwingungen geraten.«

Die drei Frauen lachten herzhaft, und Lili musste Birthe ermahnen, die Muskeln locker zu lassen.

Sie erinnerte sich daran, dass sie im vergangenen Jahr daran gedacht hatte, eine Zusatzausbildung zur Masseurin zu machen. Diesen Plan hatte sie inzwischen aufgegeben. Mit ihrer normalen Arbeit als Kosmetikerin, dem »Tag der Schönheit« und dem Projekt *Aerobic* war sie vollkommen ausgelastet. Und wenn einmal an einem Vormittag keine Termine anstanden, belegten prompt drei Damen wie diese hier ihren Salon.

»Bin schon wieder ganz ruhig«, versprach Birthe. »Mach bitte weiter.«

Es störte Lili nicht, dass sie einfach geduzt wurde. Sie kannte die Frauen seit ihrer frühesten Jugend, und sie hatten tatsächlich ihrer Mutter damals als Avon-Beraterin zum Durchbruch verholfen. Allen voran die Gattin des Großbauern Lüttmann, die als erste Frau in der Gegend Anne eine Chance gegeben und bei ihren Freundinnen ein gutes Wort für sie eingelegt hatte.

Ihre Tochter Martina Stemmer wiederum war Lilis Stammkundin, und so wurde die gute Arbeit der Jensen-Frauen bereits in der zweiten Generation fortgeführt.

Birthe stieß einen weiteren wohligen Laut aus.

»Ich habe wirklich gemerkt, dass ich zu faul geworden bin. Seit wir die italienischen Landarbeiter auf dem Hof haben, muss ich nur noch ganz selten mit anpacken. Das ist zwar angenehm, aber auf Dauer gar nicht gesund für mich.« Sie rieb sich über den Bauch, der sich auch in dieser halb liegenden Position imposant nach oben wölbte.

»Deswegen tut Ihnen der Sport bestimmt gut«, sagte Lili vorsichtig. Sie brannte darauf, zu erfahren, wie es den Frauen in

Monas Kurs ergangen war, aber sie wollte nicht übereifrig erscheinen.

Tatsächlich ging Birthe nicht weiter darauf ein, sondern fragte: »Kannst du mir auch noch die Augenbrauen und Wimpern färben? Bei meiner Martina hast du das letztes Jahr toll gemacht. Ich wollte schon lange deswegen herkommen.«

Lili antwortete, ohne dabei mit der Massage aufzuhören. »Tut mir leid, das schaffe ich nicht. Ich habe nur zwei Hände, und die anderen beiden Damen möchten doch sicherlich auch noch behandelt werden, oder?«

»Und ob!«, rief Corinna Petersen aus.

»Unbedingt!«, stimmte Hilde Overbeck zu.

Beide schauten sehnsuchtsvoll auf ihre Freundin, die sich bereits sichtlich entspannt hatte.

»Aber *ich* habe noch ein paar Hände«, sagte Anne, die in diesem Moment zur Tür hereinkam.

Erleichtert lächelte Lili ihrer Mutter zu. Kurz nachdem die drei Frauen den Salon betreten hatten, war sie zum Telefon geeilt und hatte zu Hause angerufen. Anne hatte versprochen, vorbeizukommen.

»Kannst du denn so was?«, fragte Hilde zweifelnd.

Anne setzte sich zu den beiden wartenden Kundinnen. »Nein, ich bin ja keine Kosmetikerin. Solche Fertigkeiten beherrscht nur meine Tochter. Genauso wie diese Massagen. Aber ich kann euch schminken, wenn ihr bei Lili fertig seid.«

»Klingt gut«, meldete sich Birthe zu Wort. »Nach der Turnerei war ich gestern knallrot im Gesicht. Als hätte ich den Sonnenbrand meines Lebens. Da hätte kein Puder was geholfen. Aber heute sehe ich zum Glück wieder normal aus.«

Während Lili mit sanften und zugleich festen Bewegungen fortfuhr, die Muskeln der Kundin zu lockern, fragte sie nun doch direkt: »Hat es Ihnen denn gefallen?«

Gespannt wartete sie auf eine Antwort. Denn von dieser hing vieles ab, womöglich die ganze Zukunft des Projekts. Birthe, Hilde und Corinna gehörten zu den einflussreichsten Frauen im Landkreis. Wenn ihnen die Stunde mit Mona zugesagt hatte, würden sie für ordentlich Mund-zu-Mund-Propaganda sorgen – genau wie sie es damals bei Anne getan hatten. Dann würde sich Mona bald vor Anfragen nicht mehr retten können.

Im Stillen wunderte sich Lili über sich selbst. War ihr nicht vor zwei Tagen noch alles um sie herum gleichgültig gewesen? Konnte es sein, dass die Nacht der Mondlandung sie aufgerüttelt hatte? Oder die Umarmung mit Paul? Oder das Gespräch mit ihren Eltern?

Sie hatte keine Erklärung dafür. Sie merkte nur, dass sie wieder mehr Anteil an dem nahm, was um sie herum geschah. Außerdem war sie sich ihrer Verantwortung bewusst. Das Projekt *Aerobic* in Lüneburg war schließlich ihre Idee gewesen. Sie hatte Mona und Paul mit ins Boot geholt.

Wenn sie scheiterten, würde Lili sich das niemals verzeihen können. Paul hätte dann wenigstens noch seine Anstellung als Sportlehrer, aber Mona stünde vor dem Nichts.

Birthe schwieg. Lili warf ihrer Mutter einen verzweifelten Blick zu, aber die betrachtete gerade gründlich Corinnas Gesicht und bemerkte den Hilferuf ihrer Tochter nicht.

Hilde schon. »Keine Sorge. Die Birthe ist bloß eingeschlafen. Das liegt an deinen magischen Händen, Deern.«

Lili erhob sich von ihrem Drehhocker und schaute kurz nach. Tatsächlich. Birthe Lüttmann schlummerte und schnarchte sogar leise.

»Also«, fuhr Hilde fort. »Wir fanden die Turnerei ganz prima. Vor allem, weil mal der ganze Körper gefordert wurde und nicht nur einzelne Muskeln wie beim Melken oder beim Schweinefüttern.«

»Hat auch weniger streng gerochen«, warf Corinna grinsend ein.

Hilde stieß die Freundin mit dem Ellenbogen an. »Als ob du das noch riechen würdest!«

Dann wandte sie sich wieder an Lili: »Am schönsten fanden wir, dass es sich mit der Musik so flott herumhopsen ließ. Bloß sind die Beatles und die Rolling Stones nicht so ganz unser Geschmack. Glaubst du, wir könnten Mona überreden, auch ein bisschen schöne Volksmusik aufzulegen?«

Bevor Lili sich eine Antwort überlegt hatte, sagte Anne bereits: »Ich bin sicher, das wird möglich sein. Bei uns sind die Kundinnen immer Königinnen. Die Kinder haben ja auch ihre eigene Musik. Sag mal, Corinna, ist dir gar nichts aufgefallen?«

»Hä, wo?«

»In deinem Gesicht.«

Lili schaute wieder zu ihrer Mutter, während ihre Hände routiniert weiterarbeiteten.

Anne hielt Corinna nun einen Handspiegel hin. »Hier, siehst du? Deine Haut sieht wunderbar aus. Ich würde sagen, sie ist viel besser durchblutet. Und deine Wangenknochen treten deutlicher hervor.«

»Nach einer einzigen Turnstunde?«, fragte Corinna zweifelnd.

Aber da Menschen gern das sahen, was sie sehen wollten, nickte sie schließlich vorsichtig. »Ja, ich glaube, du hast recht. Was meinst du, Hilde?«

Die Freundin riss ihr darauf nur den Spiegel aus der Hand und betrachtete sich selbst. »Bei mir ist es genauso. Ich sehe fünf Jährchen jünger aus.«

Lili hütete sich, irgendetwas zu sagen, aber sie bemerkte, wie Anne ihr verschwörerisch zuzwinkerte.

Sanft weckte sie dann Birthe Lüttmann und erklärte die Massage für beendet.

»Schon? Aber ich habe zuletzt ja gar nichts mehr davon mitgekriegt.«

»Sie waren eben … sehr entspannt.«

Hilde wurde deutlicher. »Du hast tief und fest gepennt, Birthe.«

»Ach so.« Die Bäuerin setzte sich auf und ließ die Schultern kreisen. »Hat aber geholfen. Bloß Rücken und Beine tun noch weh.«

»Das ist der Muskelkater«, erklärte Lili geduldig. »Wenn sie öfter zum Training gehen, werden sie davon nicht mehr viel spüren.«

»Na, das werde ich mir noch überlegen«, erwiderte Birthe vage und stand auf. »Dieses Mona-Schätzchen springt ganz schön hart mit uns um.«

Oha!, dachte Lili besorgt. Wenn Birthe Lüttmann jemanden Schätzchen nannte, war sie meistens nicht besonders gut auf ihn zu sprechen.

Sie wechselte das Handtuch auf dem Kosmetikstuhl und bat nun Hilde, darauf Platz zu nehmen.

»Was heißt hier überlegen?«, fragte Hilde ihre Freundin und lehnte sich zurück. »Wir brauchen alle drei eine strenge Lehrerin. Corinna und ich sind jedenfalls fest entschlossen, weiterzumachen. Wir haben jetzt nämlich schöne Wangenknochen.«

»Ihr spinnt ja!«

Birthe Lüttmann war nicht so leichtgläubig wie ihre Freundinnen. Sie lehnte auch den Handspiegel ab, den Anne ihr reichen wollte. »Aber eines ist sicher. Ich fühle mich wirklich sehr gut. Und ich werde bestimmt ein paar Pfund verlieren, oder, Anne?«

»Mit Sicherheit. Und wenn ich dir noch einen Rat geben darf: Du solltest gleich nach dem Training heiß duschen. Dann merkst du am nächsten Tag nicht so viel vom Muskelkater.«

Lili dankte ihrer Mutter im Stillen. Wie nebenbei machte

Anne die Kundinnen darauf aufmerksam, dass die Turnhalle über allen Komfort verfügte, obwohl sie im ehemaligen Möbelhaus untergebracht war.

»Wo sind denn da Duschen?«, fragte Birthe prompt. »Wir waren nur in dem kleinen Umkleideraum.«

»Direkt daneben«, gab Anne bereitwillig Auskunft. »Sie wurden letzten Monat neu eingebaut, damit es den Gästen an nichts fehlt. Aber die Hinweisschilder müssen noch angebracht werden.«

Lili erinnerte sich kaum daran. Vor vier Wochen war sie noch fest in ihrer undurchlässigen Hülle gefangen gewesen. Sie wusste nur noch, dass Mona sich ein paar Mal beklagt hatte, weil der Einbau Dreck und Lärmbelästigung mit sich brachte – von den Kosten ganz zu schweigen. Aber Paul hatte wohl zu Recht darauf bestanden.

Natürlich, überlegte sie. *Wir können ja nicht eine Turnhalle betreiben, ohne einen gewissen Komfort anzubieten.*

Sie war heilfroh, dass Paul ihr Geschäftspartner war.

Während Lili sich nun auf Hildes Behandlung konzentrierte, hörte sie, wie Anne nach Margarethe fragte.

»Sie hat mir gestern früh gesagt, sie wollte an der Stunde teilnehmen. War sie da?«

»Und ob!« Corinna lachte auf. »Sie ist im rosafarbenen Pyjama aufgetaucht.«

Birthe stimmte in das Lachen ein. »Sie hat behauptet, der schöne Paul Habermann sei mit ihr extra zu Karstadt am Markt gegangen und habe diesen modernen Trainingsanzug für sie ausgewählt.«

Lili kicherte. *Das war die Rache für den »Schlüpper« und den »Frosch«,* dachte sie.

Dann erst fiel ihr auf, was Birthe noch gesagt hatte: *der schöne Paul Habermann.*

Etwas rührte sich in ihrem Innern, doch sie achtete nicht weiter darauf.

»Also«, fuhr nun wieder Corinna fort, »die gute Margarethe war mit Feuereifer bei der Sache, aber sie ist einfach nicht mitgekommen. Nach den ersten Übungen zum Aufwärmen, als es dann so richtig flott losging, hat sie auf einmal geschnauft wie ein Walross und ist nur noch aus dem Takt gekommen.«

»Das war zu anstrengend für sie«, stimmte Birthe ihrer Freundin zu. Keine von beiden lachte mehr. Vielmehr wirkten sie nun sehr nachdenklich.

Hilde, die die Augen geschlossen hielt, aber offenbar genau zugehört hatte, warf ein: »Leider hat sie uns alle aufgehalten, weil Mona immer wieder unterbrechen und sich um sie kümmern musste.«

»Nun«, sagte Anne schnell, »mit der Zeit wird meine Schwiegermutter schon mithalten können. Sie ist eine Kämpferin.«

»Das glauben wir eher nicht«, wandte Birthe ein. »Die gute Margarethe ist ja auch um die zwanzig Jahre älter als wir anderen.«

Lili überlegte fieberhaft, während sie ihre Hände dazu zwang, ruhig und gleichmäßig zu arbeiten. Dann hatte sie einen Einfall: »Ich werde mit Mona darüber sprechen. Wir könnten eine Seniorengruppe anbieten. Mit speziell abgestimmten Übungen. Genauso wie wir es ja schon mit der Kindergruppe machen.«

Birthe klatschte in die Hände. »Lili«, sagte sie, »du bist eine Wucht. Das ist die rettende Idee.«

»Aber wird Margarethe damit einverstanden sein?«, fragte Anne mit leisem Zweifel in der Stimme. »Sie zählt sich nicht gern zu den alten Leuten.«

»Wir müssen es versuchen«, gab Lili zurück. »Und wir können das Wort Seniorengruppe ja weglassen. Vielleicht nennen wir sie …«, angestrengt dachte sie über einen Namen nach. Es durfte nicht sein, dass ausgerechnet ihre Großmutter das Projekt gefährdete.

Dann hatte sie es: »Die Ladys-Gruppe.«

»Und was sind wir dann?«, fragte Corinna verstimmt. »Die Bäuerinnen? Das klingt aber nicht so vornehm.«

Birthe stimmte ihr zu. »Ladys-Gruppe. Pah! Allein schon dieser Sport ist unaussprechlich. Und jetzt noch mehr Englisch. Eines Tages wird unsere schöne deutsche Muttersprache ganz verschandelt sein.«

»Wie wär's mit Junge-Ladys-Gruppe?«, schlug Lili vor.

Sofort beruhigten sich die Gemüter. Wenn er auf sie selbst gemünzt war, war der englische Begriff offenbar durchaus akzeptabel.

Lili nutzte den günstigen Moment. »Uns ist es sehr wichtig, dass Sie sich in dem Kurs wohlfühlen. Und nach einer Weile werden Sie merken, wie gut Ihnen der Sport tut. Nicht nur Ihrer Haut und Ihrer Figur, sondern vor allem auch Ihrer Gesundheit.«

Sie warf der offenbar immer noch nicht vollends überzeugten Birthe Lüttmann einen Blick zu. »Sie können mir glauben. Auf Dauer werden Sie sich besser und jünger fühlen.«

Sollte sie darauf hinweisen, das *Aerobic* möglicherweise auch Fältchen glätten würde? Darauf hatte Anne schon hingewiesen, nachdem Lili und Mona ihr als Allerersten von ihrem Plan erzählt hatten. Besonders die Landfrauen, die einen Großteil des Tages im Freien verbrachten, litten unter frühzeitiger Hautalterung, hatte Anne ihnen erklärt. Eine bessere Durchblutung könne da wahre Wunder wirken.

Lili entschied sich dagegen. Dieses Argument konnte sie noch bei einer anderen Gelegenheit anbringen.

»Aber es hat noch nie jemand was von dieser Hopserei gehört«, wandte Birthe ein. »Wer sagt denn, dass aus Amerika neuerdings nur Gutes kommt?«

So langsam gingen Lili die Ideen aus, womit sie die Frau noch überzeugen könnte.

Anne mischte sich ein. »Vor zehn Jahren kannte auch noch niemand die Avon-Produkte oder mich als Beraterin. Du warst eine Pionierin, als du deine erste Bestellung aufgegeben hast.«

Lili nagte an ihrer Unterlippe. Trugen sie nicht etwas zu dick auf? Sie selbst versprach Birthe Lüttmann eine zweite Jugend, und Anne verglich sie mit Frauen, die einst im Planwagen gen Westen gezogen waren?

Aber offenbar war die Bäuerin für Komplimente empfänglich, denn sie tätschelte gutmütig Annes Schulter.

»Ist ja schon gut. Ihr habt mich überzeugt. Ich mache weiter. Was ist mit euch?«, fragte sie ihre Freundinnen.

»Ich auch«, bestätigte Corinna.

»Ich sowieso«, murmelte Hilde schläfrig. Auch sie entspannte sich bereits unter Lilis Händen.

»Aber dass eines klar ist«, wandte Birthe noch ein: »Wir werden nicht jedes Mal am nächsten Tag für eine Massage herkommen. So einen Luxus können wir uns nicht ständig leisten.«

»Die heutige Behandlung ist kostenlos«, bot Lili an. »Als Dank dafür, dass Sie es mit *Aerobic* und Mona weiter versuchen wollen.«

»Nun, das lassen wir uns gern gefallen«, sagte Birthe und kreuzte zufrieden die Arme vor der Brust.

Lili fing ein anerkennendes Nicken ihrer Mutter auf. Anne hatte sofort verstanden, wie klug ihr Schachzug gewesen war. Zufriedene Kundinnen waren gute Kundinnen.

Während Lili nun weiterhin die inzwischen eingeschlafene Hilde massierte, bat Anne bereits Birthe auf einen der Friseurstühle und verschönerte sie mit einem leichten Make-up. Etwas

Grundierungscreme, ein heller Puder, Mascara für die Augen und ein zartrosa Lippenstift.

Lili fragte sich, ob es an der ersten Sportstunde oder an der Kunstfertigkeit ihrer Mutter lag. Birthe Lüttmann sah auf jeden Fall wirklich jünger und gesünder aus.

Bevor die Frauen zwei Stunden später den Salon wieder verließen, versprachen sie noch, weiteren Freundinnen *Aerobic* zu empfehlen.

»Das könnte auch was für meine Martina sein«, sagte Birthe Lüttmann. »Die muss unbedingt mal was für sich tun. Die geht nämlich neuerdings wieder ganz schön in die Breite. Und ein paar andere junge Mütter, die ich kenne, brauchen das auch.«

»Wunderbar«, bedankte sich Lili, schloss dann die Tür hinter ihnen und schüttelte anschließend ihre schmerzenden Arme und Hände aus.

»Das war bestimmt anstrengend«, sagte ihre Mutter. »Aber du hast das gut gemacht.«

»Danke.«

Lili lächelte, und sie merkte, dass es ein echtes Lächeln war. Sie war zufrieden mit ihrer Arbeit, zufrieden mit dem, was sie an diesem Vormittag erreicht hatte.

Vielleicht war ja Zufriedenheit etwas, das sich anzustreben lohnte. Mehr noch als Glück.

Weil es für mich sowieso kein Glück mehr geben wird, schoss es ihr durch den Kopf.

Sie strich sich eine Haarsträhne aus der Stirn. Gestern in aller Herrgottsfrühe hatte sie sich noch eingeredet, es gäbe weiterhin Hoffnung für John. Jetzt glaubte sie es wieder nicht. Es war schwer, zwischen Zuversicht und Verzweiflung hin und her zu schwanken.

»Was ist?«, fragte Anne sofort. Sie bemerkte jeden Stimmungswechsel bei ihrer Tochter.

»Ach, nichts. Ich bin nur wirklich erschöpft.«

Zu ihrer Erleichterung ließ ihre Mutter die Ausrede durchgehen.

»Soll ich hochlaufen und uns einen Espresso machen? Ich verspreche, dass er nicht so stark wird wie Margarethes Gebräu.«

Lili nickte. »Ich komme mit. Es ist sowieso fast Mittag. Lass mich nur noch den Laden abschließen.«

Als sie eine halbe Stunde später am Ausklapptisch in Margarethes Küche saßen, tauchte Lili aus alter Gewohnheit den Löffel in die Zuckerdose.

Anne lächelte wissend und reichte ihr die winzige Kaffeetasse. »Probiere doch erst mal.«

Also nahm Lili einen kleinen Schluck und sagte: »Der ist gut.«

Nach einem Moment einvernehmlichen Schweigens fügte sie hinzu: »Danke, dass du mir zu Hilfe geeilt bist. Ohne dich hätte ich es nicht geschafft.«

Anne winkte ab. »Das war doch selbstverständlich. Ich muss nur in zehn Minuten los und Mia von der Schule abholen.«

»Kann ich mitkommen? Ich brauche ein bisschen Bewegung.«

»Sicher. Die Lütte wird sich freuen.«

Die lange Nacht der Mondlandung hatte Mia ohne Probleme überstanden. Auch weil Anne sie am gestrigen Tag zu Hause behalten hatte, damit sie den versäumten Schlaf nachholen konnte.

»Bestimmt malen sie Raumschiffe im Zeichenunterricht«, meinte Lili schmunzelnd.

»Ganz sicher sogar. Und den Mond und die Landefähre und die Astronauten. Ich fürchte, ich werde so schnell kein anderes Bild mehr von Mia zu sehen bekommen.«

Sie lachten beide, dann fragte Anne: »Es ist gut gelaufen mit den drei Damen, findest du nicht?«

»Ja. Ich glaube, wir haben sie überzeugt. Ich werde gleich Mona anrufen. Sie wird sich freuen.«

»Mona ist eine reizende junge Frau«, meinte Anne. »Sie hat es verdient, Erfolg zu haben. Genau wie du.«

»Stört es euch, dass sie immer noch mit mir in der Mansarde wohnt?«

»Überhaupt nicht. Für mich ist sie wie eine dritte Tochter.«

Manchmal vergaß Lili, wie großherzig ihre Mutter war. Zärtlich lächelte sie ihr zu.

»Außerdem«, fuhr Anne fort, »würde es dir nicht guttun, da oben ganz allein zu sein.«

»Das stimmt. Es ist einsam ohne Leo.«

Annes Miene verdüsterte sich. Sie sorgte sich um ihren Sohn, das war ihr deutlich anzusehen.

Lili fragte sich, ob sie mit ihr über Leos Drogenprobleme reden sollte. Doch sie entschied sich dagegen. Lieber wollte sie sich erst selbst besser informieren und hoffentlich eine Möglichkeit finden, ihm zu helfen. Was immer ihre Eltern in den vergangenen Monaten besprochen hatten – sie waren offenbar noch zu keiner Lösung gelangt. Lili stutzte. Wäre es nicht doch klüger, ganz offen mit ihrer Mutter zu sein? Aber was, wenn sie sich täuschte? Wenn Anne und Benno die Gefahr noch nicht erkannt hatten, in der ihr Sohn schwebte? Würde sie ihnen dann nicht nur zusätzlichen Kummer bereiten? Sie war hin- und hergerissen.

Schließlich sagte sie nur: »Ich wohne gern zu Hause, Mama. Außerdem kann ich dir auf diese Weise mit Mia helfen.«

»Danke. Aber wenn ihr beiden jungen Frauen lieber eure

Freiheit genießen wollt, könntet ihr auch hier einziehen.« Mit einer weit ausholenden Geste umfasste sie Margarethes Wohnung. »Ich finde, es wirkt so leer hier.«

»Aber Omas Möbel sind fast alle noch da«, wandte Lili überrascht ein.

»Ich meine das anders. Man merkt, dass hier schon seit einer Weile niemand mehr lebt. Es fehlt die Seele.«

Insgeheim musste Lili ihrer Mutter recht geben, aber sie behielt es für sich. Sie wollte nicht mit Mona in eine Wohnung ziehen, die ihr erstes Liebesnest mit John hätte werden sollen. Es fühlte sich falsch an und machte sie traurig.

Anne verstand sie offenbar auch so, denn sie sagte nichts weiter dazu.

Stattdessen fragte sie: »Wo ist eigentlich Margarethe? Als sie gestern angekommen ist, hat sie mir gesagt, sie wolle ein paar Tage bleiben.«

Lili wiegte nachdenklich den Kopf hin und her. »Ja, mir auch. Sie meinte, vor Ende der Woche wollte sie nicht nach Egestorf zurückfahren.«

»In Monas Kurs war sie. Das wissen wir von den Damen. Aber jetzt fällt mir ein, dass sie danach eigentlich zu mir in die Papenstraße kommen wollte.« Anne wurde bleich. »Glaubst du, wir müssen uns Sorgen machen?«

Lili dachte angestrengt nach. Ihr kam ein Verdacht. Margarethes seltsames Verhalten musste etwas mit ihrem Bruder zu tun haben. Erneut überlegte sie, sich ihrer Mutter anzuvertrauen. Doch in ihrem Kopf herrschte ein heilloses Durcheinander, und der Moment verstrich ungenutzt.

Es kann ja auch sein, dass ich mich täusche, überlegte sie.

»Nein«, sagte sie daher entschlossen. »Wenn ihr etwas passiert wäre, hätten wir es erfahren. So gut wie jeder Einwohner von Lüneburg kennt Margarethe Jensen.«

»Ja, du hast recht. Wahrscheinlich hat sie bloß kurzfristig ihre Meinung geändert und ist doch wieder in die Heide gefahren.«

»Genau.«

Lili stand auf und spülte die Espressotassen ab. Anschließend machten sich Mutter und Tochter auf den Weg zu Mias Schule. Über Margarethe sprachen sie nicht mehr, auch nicht über Leo.

19. KAPITEL

Mit Schultern, so breit, dass darauf zwei Heidschnucken Platz gefunden hätten, blockierte Wilfried Eggert den Eingang zum Schafstall.

»Da darf niemand rein.«

Wie zur Bestätigung hob er mit der rechten Hand seinen Hütestab, der die Ausmaße eines jungen Birkenstammes besaß. Sein von tausend Furchen durchzogenes Gesicht wirkte gleichzeitig bedrohlich und hilflos, sein Blick richtete sich auf Benno, den er trotz dessen beachtlicher Größe noch um einiges überragte.

»Befehl von Margarethe«, setzte er überflüssigerweise hinzu. »Du weißt, was mir blüht, wenn ich ihr nicht gehorche.«

Lili, die sich neben diesen beiden Riesen ausgesprochen klein und unscheinbar fühlte, bemerkte, wie ihr Vater nachdenklich nickte.

»Sie wird dir den Kopf abreißen.«

»Mindestens!«

Wilfried Eggert, von Margarethe liebevoll Willi genannt, war ein gestandener Schäfer und ein feinsinniger Kunstmaler – seine Lebenspartnerin jedoch hatte ihn fest in der Hand.

»Da kann man wohl nichts machen«, sinnierte Benno.

»Tja ...«

»Ihr spinnt ja!«, rief Anne. »Alle beide!«

Lili fuhr zusammen. Kurz hatte sie die Anwesenheit ihrer Mutter vergessen, aber obwohl auch Anne neben den beiden Männern winzig wirkte, verschaffte sie sich nun Gehör. »Ich will zu meinem Sohn! Sofort!«

Wilfried wischte sich mit der freien Hand den Schweiß von der Stirn.

Fast hätte er Lili leidgetan. Er steckte in einer wahren Zwickmühle. Eine wütende Mutter war mindestens so einschüchternd wie eine energische Margarethe.

Wieder schaute er Benno an. »Was soll ich denn bloß machen?«

Lili sah, dass Anne ihrem Mann einen spitzen Ellenbogen in die Hüfte stieß, worauf dieser sich daran erinnerte, dass er hier in der Vaterrolle auftrat.

»Meine Frau hat recht«, sagte er und richtete sich zu voller Größe auf. »Wir wollen Leo sehen. Und zwar auf der Stelle.«

Einzig die Tatsache, dass er nervös mit den Fingerknöcheln knackte, verriet Lili, dass er sich nicht wohl in seiner Haut fühlte. Normalerweise verstand er sich prima mit Wilfried, und es widerstrebte ihm, sich nun gegen ihn stellen zu müssen.

»Aber der Doktor sagt, es darf niemand zu ihm.«

»Welcher Doktor?«, fragte Anne gereizt. »Leo wird seit zehn Tagen in einem stinkenden Schafstall gefangen gehalten. Von ärztlicher Betreuung war bisher keine Rede.«

»Es stinkt dadrinnen überhaupt nicht«, widersprach Wilfried und wies mit seinem Hütestab kurz auf das flache Holzgebäude hinter sich. »Der Stall wird schon ewig nicht mehr für die Heidschnucken genutzt.«

Als ob es jetzt darum ginge, dachte Lili.

»Wen interessiert das?«, fragte Anne prompt. Dann formte sie mit den Händen einen Trichter und schrie: »Leo! Leo! Leo! Antworte, wenn du mich hören kannst!«

Wilfrieds Hütehund Oskar, ein Nachkomme vieler vorangegangener Oskars, denn der Schäfer hatte sich nie die Mühe gemacht, sich neue Namen auszudenken, begann laut zu bellen. Sonst war nichts zu hören.

Keine Rufe von Leo.

Seelenruhig erklärte Wilfried weiter: »Der Stall ist zu klein geworden, seit die Herden vergrößert worden sind. Ein Gastwirt aus Egestorf hat ihn instand gesetzt und vermietet ihn für Feste. Oder … für andere Dinge.«

»Wie zum Beispiel die Entführung eines Kindes!«, stieß Anne wütend aus.

»Na ja, ein Kind ist Leo mit dreiundzwanzig Jahren eigentlich nicht mehr«, warf Benno ein, wurde aber von seiner Frau mit einem flammenden Blick gleich wieder zum Schweigen gebracht.

Lili hätte schwören können, dass er sogar um ein, zwei Zentimeter schrumpfte.

Sie war sich deutlich bewusst, wie absurd die ganze Situation war. Nach dem Tag mit den Bäuerinnen in Lilis Salon war Leos Verbleib zunächst kein Gesprächsthema gewesen. Benno schimpfte zwar über seine Unzuverlässigkeit, aber da in der Werkstatt wenig zu tun war, regte er sich nicht mehr als üblich auf. Anne wirkte manchmal nachdenklich, wurde aber wie gewohnt von Mia und von ihrer Arbeit in Anspruch genommen. Allerdings entgingen Lili nicht die Blicke, die ihre Eltern während der gemeinsamen Mahlzeiten tauschten, und an einem Abend hörte sie Gesprächsfetzen aus dem Wohnzimmer in den Flur dringen: »… endlich etwas unternehmen …« Das war die Stimme ihres Vaters. Und ihre Mutter sagte irgendetwas über eine Nachricht aus Hamburg, auf die sie dringend wartete. Nur konnte Lili sich keinen rechten Reim darauf machen.

Um Margarethe musste sich niemand sorgen, denn die rief am nächsten Tag an, erzählte, sie sei schon wieder in Egestorf und alles sei in bester Ordnung.

Lili spürte eine wachsende Unruhe in sich.

Irgendetwas stimmte da nicht. Leo, der so gar nichts von sich hören ließ – Margarethe, die sich plötzlich von Lüneburg fernhielt, während sie es doch sonst kaum länger als einen Tag in ihrem Heidedorf aushielt.

Sie erinnerte sich an ihr Gespräch mit der Großmutter in der Nacht der Mondlandung und ahnte, da war etwas im Gange.

Und dann wusste sie auf einmal: Es war an der Zeit, mit ihren Eltern zu reden. So konnte es nicht weitergehen. Auch Mona riet ihr dazu. Sie war zu Lilis engsten Vertrauten geworden und glaubte ebenfalls, dass Margarethe etwas mit Leos Verschwinden zu tun hatte.

»Wenn sie ihn bloß keiner Rosskur unterzieht«, hatte sie eines Abends gesagt. »Das kann übel ausgehen.«

»Rosskur?«, hatte Lili ahnungslos zurückgefragt.

»Ich meine einen kalten Entzug ohne ärztlichen Beistand und medikamentöse Begleitung. Ich habe das mal erlebt. Einer meiner Freunde in San Francisco wollte sich selbst von seiner Sucht kurieren. Er hat sich in seinem Zimmer einschließen lassen, und wir mussten schwören, ihn erst nach drei Tagen wieder zu befreien. Erst hat er getobt wie wild, aber als es gegen Morgen seltsam still wurde, habe ich aufgeschlossen. Da war er schon fast an seinem eigenen Erbrochenen erstickt.«

Dies war der Moment gewesen, an dem Lili entschied, ihre Eltern einzuweihen.

Vier Tage war das jetzt her, und in dieser Zeit hatten Anne, Benno und Lili nach Leos Verbleib geforscht.

Aus Margarethe war zunächst nichts rauszukriegen gewesen.

Die hatte in ihrem mit Reetdach gedeckten Häuschen in Egestorf gesessen, Espresso angeboten, den niemand wollte, und ganz unschuldig getan.

Einzig Lili hatte bemerkt, dass ihr Blick ein paar Mal zu oft zum Aquarell eines Schafstalles gewandert war, das an der

Wohnzimmerwand hing. Ein Werk Wilfrieds, wie an der Signatur unschwer zu erkennen war.

»Bitte, Margarethe«, hatte Anne gefleht. »Ich habe solche Angst um mein Kind.«

»Die brauchst du nicht zu haben«, hatte die ältere Frau geantwortet und damit endgültig verraten, dass sie etwas mit dem Verschwinden ihres Enkels zu tun hatte. »Dem Jungen geht es gut. Besser als seit langer, langer Zeit.«

Da war Anne aufgesprungen. »Also steckst du doch dahinter! Wo ist er?«

»Kann ich dir leider nicht verraten, Liebchen«, hatte Margarethe erwidert und wohl gehofft, ihre Schwiegertochter mit dem Kosenamen zu beruhigen.

Hatte bloß nicht geklappt.

»Entweder du sagst mir jetzt, wo er ist!«, hatte Anne gerufen. »Oder ich suche die ganze Lüneburger Heide nach ihm ab!«

Wieder war Margarethes Blick zu dem Aquarell gehuscht, und damit war für Lili alles klar gewesen.

»Er ist noch nicht ganz über den Berg«, hatte Margarethe ruhig geantwortet. »Habt noch etwas Geduld.«

Anne hatte nach dem Besuch geweint, Benno war es nicht gelungen, sie zu trösten, Lili hingegen hatte eine Idee gehabt.

Zurück in Lüneburg, war sie sofort zum ehemaligen Möbelhaus gefahren. Sie war sich ziemlich sicher gewesen, dass sie bei »Kunst und Krempel« am Stand von Wilfried Eggert schon einmal ein ähnliches Bild gesehen hatte wie in Egestorf. Und tatsächlich, da war es: ein wenig heller in den Farben, aber eindeutig der Schafstall, den sie in Margarethes Wohnzimmer gesehen hatte. Zwei Birken standen neben dem niedrigen Tor, die Äste ineinander verschlungen wie die Arme von Liebenden.

Sie fuhr nach Hause in die Papenstraße, hielt ihren Eltern das Bild hin und erklärte: »Dort müssen wir nach Leo suchen.«

»Er soll in einem Stall sein?« Annes Augen verrieten, dass sie auf einmal am Verstand ihrer Tochter zweifelte. »Wie das Jesuskind?«

»Glaubt mir, da ist er«, gab sie zurück und erzählte, wie sie auf den Gedanken gekommen war.

»Bist du sicher?«, fragte wieder Anne. »Bloß weil Margarethe immer wieder auf das Bild geschielt hat, als wir bei ihr waren?«

Einen Moment lang zweifelte Lili an ihrer Eingebung, aber dann nickte sie entschieden. »Ich fand Margarethes Verhalten ziemlich verräterisch. Außerdem: Habt ihr eine bessere Idee?«

Ihre Eltern sahen einander lange an. Dann sagte Anne: »Ich habe schon vor Wochen Kontakt zum Universitätskrankenhaus Eppendorf in Hamburg aufgenommen. Ich kenne dort noch ein paar Ärzte, seit ich früher oft mit Mia dort war. Deinem Vater und mir ist bewusst, dass mit unserem Sohn etwas nicht stimmt. Wir wissen nur nicht, was. Deshalb habe ich auf einen Termin für eine gründliche Untersuchung gewartet. Wir haben uns bloß ständig gefragt, wie wir Leo dazu überreden können.«

»Wahrscheinlich gar nicht«, brummte Benno. »Wir hätten ihn wohl fesseln und entführen müssen.«

Woraufhin Lili nach Luft schnappte, denn ihr war klar, dass Margarethe vermutlich nichts anderes getan hatte.

»Mutter ist uns bloß zuvorgekommen«, setzte Benno denn auch prompt hinzu. »Sie hat anscheinend auch kapiert, dass unser Sohn Drogen nimmt. Eine Zeit lang hat er anscheinend von selbst damit aufhören können, aber nun ist es wieder schlimmer geworden.«

Lili überlegte, ob sie John erwähnen sollte und Leos Gründe für seinen Rückfall. Sie entschied sich dagegen. Hier ging es nicht um sie selbst und ihre verlorene Liebe. Nur um Leo. Einzig und allein um Leo.

Annes Gesicht war aschfahl geworden. »Warum habe ich

nicht schneller gehandelt? Ich hätte den Ärzten in Hamburg mehr Druck machen müssen. Was bin ich nur für eine Mutter?«

»Eine sehr gute«, sagte Benno tröstend. »Aber du bist auch eine Frau, die von ihren vielfältigen Aufgaben manchmal überfordert ist. Außerdem sind die Ärzte, die Mia behandelt haben, auf jüngere Patienten spezialisiert. Vielleicht müssen sie sich noch unter ihren Kollegen umhören, wer als Doktor für Leo infrage käme.«

»Aber nun wird unser Sohn womöglich in einem Stall festgehalten, anstatt die richtige Pflege in einem Krankenhaus zu bekommen!«

Lili fühlte sich auf einmal schuldig, weil auch sie ihren Eltern einige Sorgen bereitet hatte, doch sie schob das Gefühl beiseite.

»Wir können den Schafstall suchen«, schlug sie vor. »Falls Leo wirklich dort ist, können wir ihn immer noch ins Universitätskrankenhaus Eppendorf bringen.«

»Von der Sorte gibt es Dutzende auf der Heide«, gab Benno zu bedenken. »Ich muss meine Mutter zum Reden bringen.«

»Das hat ja heute schon prima geklappt«, sagte Anne bitter. »Du kennst sie doch. Margarethe kann härter sein als ein Findling.«

Lili erinnerte sich daran, dass ihre Großmutter während der Nazizeit ein jüdisches Ehepaar auf dem Dachboden versteckt gehalten hatte. Wer so etwas schaffte, für den war es ein Leichtes, einen einzelnen jungen Mann verschwinden zu lassen.

Sie hielt noch einmal das Bild hoch. »Vielleicht ist dieser Stall gar nicht so schwer zu finden.«

»Warum glaubst du das?«, fragte ihre Mutter, und Hoffnung schwang in ihrer Stimme mit.

»Nun, zum einen bin ich sicher, dass er sich im näheren Umkreis von Egestorf befinden muss. Margarethe wird bestimmt täglich nach Leo sehen und ihn deshalb nicht so weit weg untergebracht haben.«

Zumindest hoffte sie, dass ihre Vermutung stimmte.

»Und dann sind da diese beiden Birken. Seht ihr?« Sie tippte auf die Leinwand. »Wilfried ist bekannt dafür, dass er sich keine künstlerischen Freiheiten erlaubt, sondern Landschaft, Tierwelt und die Gebäude so wiedergibt, wie sie wirklich aussehen.«

»Ist er das?«, fragte Benno, der als Kunsttischler hingegen gern seiner Fantasie freien Lauf ließ.

Lili nickte. »Wir müssen also nur nach einem Schafstall suchen, neben dessen Tor zwei Birken so dicht beieinanderstehen, dass ihre Äste ineinander übergehen.«

»Kleinigkeit«, bemerkte Anne mutlos. Dann sah sie Lili an. »Entschuldige. Ich kann es bloß immer noch nicht glauben, dass Margarethe mir so etwas antun würde.«

Lili schwieg, denn sie glaubte, dass ihre Großmutter genau das Richtige getan hatte, zumindest in ihren Augen. So grausam es auf den ersten Blick auch wirken mochte. Margarethe hatte zudem nicht wissen können, dass Anne und Benno bereits aktiv nach Hilfe für ihren Sohn suchten.

Am nächsten Morgen machten sich Lili und ihre Eltern auf die Suche nach dem verloren gegangenen Sohn und Bruder. Mona bot an, mitzukommen, aber sie wurde zu Hause gebraucht, um Mia zu betreuen. Die beiden verstanden sich inzwischen wunderbar, und Mia war sehr stolz auf ihre neue große Freundin, die sie in der Kindergruppe immer öfter vorturnen ließ, weil sie offenbar ein Naturtalent bei *Aerobic* war.

Lili wusste, dass Anne Mona inzwischen vollkommen vertraute. Außerdem verabredeten sie, dreimal am Tag miteinander zu telefonieren.

Kurz hatte Lili überlegt, Paul um Hilfe zu bitten. Doch sie

Anne nickte, wirkte aber keineswegs beruhigt.

Lili verstand auch, warum. Von Leo war bisher noch kein Lebenszeichen zu vernehmen gewesen.

Trotz der sommerlichen Hitze fröstelte sie auf einmal.

Margarethe, die einen ihrer Kaftane trug, wischte sich mit dem Ärmel den Schweiß von der Stirn. Ihr Atem ging weiterhin schwer.

»Antworte mir, Benno!«

Aber Lilis Vater wirkte vollkommen überfordert, und so trat Lili vor.

»Oma, du kannst doch nicht einfach unseren Leo entführen.«

Margarethe wirbelte zu ihr herum. »Was heißt hier entführen? Ich habe ihn kuriert!«

»Mit Verlaub, Frau Jensen, das war meine Wenigkeit«, mischte sich der kleine Mann nun ein, wurde aber glatt überhört.

»Keiner hat sich vernünftig um den armen Jungen gekümmert!«

Lili fühlte sich erbärmlich unter Margarethes zornigem Blick, und auch Benno machte sich noch kleiner. Anne war auf einmal nicht mehr zu sehen. Wahrscheinlich war sie vor ihrer Schwiegermutter geflüchtet.

Aber eigentlich passt das nicht zu Mama, dachte Lili.

»Da musste erst die arme, alte, gebrechliche Großmutter kommen, um den schwer abhängigen Jungen zu retten«, schwadronierte Margarethe weiter.

»So schlimm stand es nun auch wieder nicht um ihn«, wandte der kleine Mann erneut ein.

»Unterbrechen Sie mich nicht ständig, Doktor Kryzowski!« Margarethe wirkte weder alt noch gebrechlich, sondern äußerst agil und kämpferisch.

Immerhin, ein Arzt, überlegte Lili und fühlte sich einigermaßen erleichtert. Oma Margarethe mochte manchmal ein bisschen verrückt sein, aber sie war nicht verantwortungslos. Niemals würde sie Leo ohne medizinische Hilfe zu einem Entzug zwingen.

»Doktor?«, fragte Benno und richtete sich wieder zu seiner vollen Größe auf. Er hatte wohl beschlossen, dass er sich von seiner Mutter mit Mitte vierzig nicht mehr maßregeln lassen durfte. »Hoffentlich kein Tierarzt, der sonst die Heidschnucken kuriert.«

Lili zuckte zusammen. Das war nicht wahr, oder?

Doktor Kryzowski nahm seine Brille ab und putzte sie ausgiebig. »Keine Sorge. Ich bin Humanmediziner. Zwar praktiziere ich schon seit einigen Jahren nicht mehr, denn meine Augen sind nicht mehr die besten, aber ich weiß durchaus noch, was ich tue.«

»Herr im Himmel!«, stieß Benno aus. »Ein halb blinder alter Mann hat meinen Sohn in seiner Gewalt. Wilfried! Mach Platz!«

»Du bleibst, wo du bist!«, schrie Margarethe ihren Freund an. »Und du, Holzkopp, entschuldigst dich auf der Stelle bei Doktor Kryzowski! Er hat im Krieg unzähligen Soldaten das Leben gerettet, und später war er einer der wenigen Ärzte, der den Männern half, von dem verdammten Pervitin loszukommen. Du glaubst doch wohl nicht, dass ich einen beliebigen Dorfdoktor auf meinen einzigen Enkelsohn losgelassen hätte?«

Bevor der Streit zwischen Mutter und Sohn ausufern konnte, sagte Lili liebenswürdig: »Oma, wir wissen, dass du nur das Beste für Leo willst. Aber du verstehst doch sicherlich, dass wir uns selbst davon überzeugen müssen, wie er zurechtkommt.«

Margarethe ging nicht darauf ein, aber der pensionierte Arzt wandte sich an Lili. »Sie sind seine Zwillingsschwester, richtig? In seinen ersten Nächten war der Patient ein wenig wirr. Er hat oft von Ihnen und einem gewissen John gesprochen. Aber es waren keine zusammenhängenden Sätze. Ich möchte ihnen nicht zu nahe treten, doch mir scheint, dass Sie und dieser John ihm außerordentlich wichtig sind.«

Lilis Herz verkrampfte sich, aber sie nickte höflich. Vielleicht war dieser kleine Mann der Einzige hier, der ihr Auskunft über Leo geben konnte.

»War es sehr schlimm?«

Doktor Kryzowski wischte sich wieder über den runden Kopf. »Nun, ich war offen gestanden dagegen, den Patienten hier draußen zu verstecken, aber Frau Jensen hat behauptet, bei ihr zu Hause oder in einem Krankenhaus wäre er nicht sicher. Vor sich selbst und vor seiner Familie.«

»Na hören Sie mal!«, fuhr Benno auf, wurde aber von Margarethe mit einer Handbewegung zum Schweigen gebracht. Zu spät schien er zu bemerken, dass er sich so etwas ja nicht mehr gefallen lassen wollte.

Der Arzt blieb auf Lili konzentriert. »Tatsächlich hat sich dieser Ort als sehr heilsam erwiesen. Abgelegen, ruhig, mitten in der Natur. Der Patient wurde in seinem Heilungsprozess durch nichts abgelenkt. Ich überlege sogar, ob ich hier auf meine alten Tage vielleicht nicht noch ein Zentrum für Drogenentzug eröffne. Mitten in unserer schönen Lüneburger Heide.«

»Nach der ersten Nacht mussten wir ihn schon nicht mehr anbinden«, warf Margarethe ein.

»Anbinden?«, fragte Lili erschrocken.

»Nur mit weichen Stoffen, Liebchen. Der arme Junge hat ein bisschen um sich geschlagen und sollte sich nicht selbst verletzen.«

»Oh Gott«, stöhnte Lili, während ihr Vater einen Fluch ausstieß.

Angestrengt versuchte sie, das Bild ihres gefesselten Bruders wieder aus dem Kopf zu bekommen. Dann wandte sie sich erneut an den Arzt: »Sie wollten mir erklären, wie es meinem Bruder geht.«

Aus dem Inneren des Schafstalls waren schabende und knackende Geräusche zu hören, die sie nicht einordnen konnte.

Doktor Kryzowski setzte seine Brille wieder auf. Lili erkannte auf einmal, dass er kluge und gütige Augen hatte.

»Nun, der körperliche Entzug war nicht einfach, aber der junge Mann ist stark, obwohl er untergewichtig ist. Ich habe ihn mit Paracetamol behandelt, um die Nebenwirkungen zu lindern, und der Herr Eggert hat ihn festgehalten, wenn das Zittern zu schlimm wurde.«

Lili sah kurz zu Margarethes Freund. An seiner Miene las sie ab, dass er so etwas nie wieder erleben wollte.

»Ihr Bruder ist übrigens auch nicht entführt worden«, fügte der Arzt hinzu. »Soweit mir bekannt ist, wollte er selbst vom Heroin loskommen.«

Margarethe sagte: »Ich musste ihn gar nicht groß überreden. Hab ihm nur erklärt, dass er wählen kann. Entweder ein neues, gesundes Leben anfangen oder elendig verrecken. Sei sicher, Liebchen, dein Bruder war froh und dankbar, dass ich die Sache in die Hand genommen habe.«

Lili glaubte ihr sofort, und auf einmal war sie ihrer Großmutter unendlich dankbar.

»Anne und ich hatten vor, ihn ins UKE nach Hamburg zu bringen«, warf Benno ein, wurde aber nicht weiter beachtet.

»Aber ist er wirklich noch dadrinnen?«, fragte Lili. »Wir haben ihn gar nicht gehört.«

»Er schläft viel«, erklärte Doktor Kryzowski.

»Jetzt reicht es!«, rief Benno aus. »Ich will meinen Sohn mitnehmen!«

Margarethe lächelte. »Das trifft sich gut. Ich wollte ihn sowieso nach Hause schicken.«

»Aber als wir bei dir waren, hast du behauptet, er wäre noch nicht ganz über den Berg«, bemerkte Lili.

»Das war vor vier Tagen. Da hat er sich noch geweigert, vernünftig zu essen. Inzwischen frisst er mir die Haare vom Kopf. Ihr könnt ihn also wiederhaben.«

»Nun, da habe ich auch noch ein Wörtchen mitzureden«, warf der Arzt ein. Er ging auf Wilfried zu. »Wenn Sie mich bitte eintreten lassen, damit ich die abschließende Untersuchung vornehmen kann.«

In diesem Moment wurde von innen das Stalltor geöffnet, und Anne trat mit ihrem Sohn hinaus.

»Ich habe auf der Rückseite ein paar lose Bretter entdeckt und bin durchgeschlüpft«, erklärte sie ihrem verblüfften Mann. »Während du hier palavert hast, wollte ich endlich zu Leo.«

Sie hielt ihren Sohn fest am Arm. »Sieh nur, es geht ihm gut.«

Lili fand zwar, dass er sehr blass war, aber ihre Mutter hatte trotzdem recht. Ihr Bruder erinnerte sie wieder an den Leo, wie sie ihn früher gekannt hatte. Er grinste sogar und warf sich in die Brust.

»Da staunt ihr, was? Zehn Tage in einem Schafstall, und ich bin wie neu.«

Er blinzelte gegen die tief stehende Sonne an und konnte nicht sehen, wie sich der Zorn in Bennos Gesicht ausbreitete.

Lili trat schnell zu ihrem Vater und flüsterte: »Bitte, sag jetzt nichts. Hauptsache, er wird wieder. Von nun an ändern sich die Dinge. Du wirst schon sehen.«

Sie konnte spüren, wie Benno mit aller Kraft um Fassung rang. Dann ging er zu Frau und Sohn, legte Leo seine schaufelgroße Hand auf die Schultern und sagte: »Tue uns so etwas nie wieder an. Haben wir uns verstanden, mein Sohn?«

Leo nickte und sah auf einmal wieder aus wie ein kleiner Junge. Dann verschwand er in einer Umarmung seiner Eltern. Lili gesellte sich dazu, und erst nach einer langen Weile lösten sie sich voneinander und machten sich zu viert auf den Rückweg ins Dorf.

»Ein Dankeschön wäre nett gewesen!«, rief ihnen Margarethe nach.

Lili, die sich bei ihrer Mutter eingehakt hatte, merkte, wie diese sich versteifte. Dann blieb Anne kurz stehen und drehte sich zu ihrer Schwiegermutter um.

»Mit dir bin ich noch lange nicht fertig, Margarethe. Das wird ein Nachspiel haben!«

»Pah!«, machte die ältere Frau abfällig, lehnte sich aber ängstlich gegen Wilfried.

Lili fragte sich beklommen, ob diese ganze Aktion womöglich die Familie zerstören würde.

Sie konnte nur hoffen, dass die Gemüter sich bald wieder beruhigten. Letztlich hatte Margarethe ihrem Enkelsohn geholfen – wenn auch auf höchst unkonventionelle Art und Weise.

Nur die Zeit würde zeigen, ob der Entzug erfolgreich war und ob Leo wirklich gewillt war, in Zukunft ohne Drogen durchs Leben zu gehen.

Lili betrachtete die schmal gewordene, hohe Gestalt ihres Bruders, der neben Benno ein Stück vor ihr und Anne über den Sandweg stapfte.

Du musst es schaffen, flehte sie im Stillen. *Mir zuliebe. Uns allen zuliebe.*

20. KAPITEL

Weihnachten 1969

Lili legte ihre eiskalten Hände auf den bullernden Heizkörper und seufzte wohlig.

»Danke, dass wir herkommen durften«, sagte sie zu Mona.

Leo ging neben ihr in die Hocke und drehte sein Gesicht in Richtung der Wärmequelle.

»In der Mansarde wären wir elendig erfroren«, stimmte er seiner Schwester zu. »Du hast uns das Leben gerettet.«

Mona lachte. »Jetzt übertreibt mal nicht. Ich freue mich über euren Besuch, außerdem gehört diese Wohnung eurer Familie. Ich habe sie nur gemietet. Bleibt hier, ich koche euch einen Tee.«

Lili drehte ihre Hände um, damit auch die Handrücken warm wurden. Mona hatte natürlich recht, trotzdem war sie der Freundin unendlich dankbar.

Nachdem Leo seinen Drogenentzug durchgestanden hatte, war er wieder zu Hause in die Mansarde gezogen. Er hatte Lili verraten, dass er fürchtete, in alte Muster zurückzufallen, wenn er in der Wohngemeinschaft blieb. Obwohl die Jungs dort in Ordnung seien, wüsste er, dass ihm zu viel Freiheit nicht guttat. Außerdem zermürbe es ihn, in Johns Zimmer zu leben, während sein bester Freund …

An dem Punkt hatte er abgebrochen und nach einem Moment nur hinzugefügt, er hoffe, Mona nehme es ihm nicht übel, wenn er sein Zimmer zurückwolle.

Mona hatte daraufhin von Margarethe die Wohnung über dem Salon zu einem niedrigen Mietpreis angeboten bekommen. Erleichtert war sie auf das Angebot eingegangen. Sie hatte Lili schon gestanden, sie befürchte, bald in der Turnhalle kampieren zu müssen, nachdem der verlorene Sohn heimgekehrt war.

So waren alle Beteiligten zufrieden gewesen, und für Leo hatte sich die Entscheidung als genau die richtige herausgestellt.

Seit er wieder zu Hause wohnte, war er ruhiger geworden, hatte an Gewicht zugelegt und war seinem Vater wieder ein zuverlässiger Mitarbeiter geworden.

Selbstverständlich hatten sie noch immer ihre Meinungsverschiedenheiten, aber Lili glaubte, das geschah eher aus alter Gewohnheit als aus echtem Zorn aufeinander. Und vielleicht genossen sie ihre Zankereien sogar. Benno schien jedenfalls froh darüber zu sein, sich mit seinem so gesund wirkenden Sohn streiten zu können, und Leo gab seine Widerworte ebenfalls mit offensichtlichem Spaß zurück. Ob die Eltern ihm verraten hatten, dass sie gleich Margarethe nach Hilfe für ihn gesucht hatten, wusste Lili nicht. Möglicherweise ahnte Leo es, aber vielleicht war das auch nicht mehr wichtig.

Das Thema, die Tischlerei vom Stintmarkt woandershin zu verlegen, war allerdings erledigt. Erst vor ein paar Wochen hatte Leo seiner Zwillingsschwester erzählt, er glaube mittlerweile eigentlich nicht mehr, dass dort im Wasserviertel mal so etwas wie eine Kneipenszene entstehen werde. Selbst wenn, würde er dann jedenfalls einen großen Bogen darum machen.

Lili hatte verstanden. Zwar war Leo von den Drogen losgekommen, aber er würde sein Leben lang mit seiner Suchtneigung zu kämpfen haben. Das galt auch für Alkohol.

Ihr Wissen stammte von Doktor Kryzowski. Ohne es jemandem zu verraten, hatte Lili noch oft mit dem Arzt telefoniert. Er hatte ihr stets geduldig zugehört und ihr Ratschläge für den Umgang mit Leo gegeben. Er müsse ganz normal behandelt werden, hatte er oft betont, aber Lili sollte auch auf Anzeichen achten, die auf einen Rückfall deuten könnten. Abwesender Blick, vergrößerte Pupillen, Gewichtsverlust …

Monatelang hatte Lili ihren Bruder scharf beobachtet, aber inzwischen war sie sicher, dass es Leo wirklich fast wieder so gut ging wie früher.

Der stand jetzt auf und stellte sich mit dem Rücken zum Heizkörper. »Mein Hintern ist auf dem kurzen Weg hierher auch abgefroren«, erklärte er grinsend.

»Das kommt davon, weil du bei dieser Kälte bloß eine Lederjacke anziehst«, tadelte ihn Lili, die sich selbst in einen dicken Wollmantel gehüllt hatte, bevor sie aus dem Haus in der Papenstraße gegangen waren. Ihr *Poncho* versagte bei der norddeutschen Kälte.

Hier, in Margarethes ehemaligem Wohnzimmer, wurde ihr im Mantel aber langsam zu warm, und sie überlegte, ob ihre Finger schon wieder gelenkig genug waren, um ihn aufzuknöpfen.

Leos Grinsen wurde breiter. »Hin und wieder muss ich dir ja einen Grund geben, mich auszuschimpfen.«

»Ich schimpfe überhaupt nie mit dir«, protestierte sie empört.

»Von wegen! Wahrscheinlich merkst du es nur nicht mehr, wenn du sagst, ich soll nicht so lange schlafen, ich soll mein Zimmer aufräumen, ich soll mehr Gemüse essen, ich soll es mit dem Sport nicht übertreiben.«

Leo spielte neuerdings Fußball. Mona hatte versucht, ihm *Aerobic* schmackhaft zu machen, um wieder ganz zu Kräften zu kommen, aber er hatte gemeint, das sei Weiberkram und nichts für ihn.

Lili wollte etwas erwidern, doch Leo kam ihr zuvor. »Ist schon in Ordnung, kleine Schwester. Ich weiß, dass ich's der Familie nicht leicht gemacht habe.«

Er war jetzt ernst geworden, und sein Blick zeigte ihr, dass er es ehrlich meinte.

Sie zwinkerte ihm zu. Wenn er sie »kleine Schwester« nannte, dann war wirklich alles in Ordnung.

»Außerdem«, fuhr er fort, und seine Mundwinkel zuckten schon wieder, »bin ich heilfroh, dass du inzwischen nicht mehr wie ein Stasispitzel hinter mir her bist.«

»Das stimmt doch überhaupt nicht!«

Es hatte erst jüngst Presseberichte über die Geheime Staatspolizei drüben in der DDR gegeben, und in der Familie Jensen war man sich einig gewesen, dass es furchtbar sein musste, in einem Überwachungsstaat zu leben.

»Und ob. Du hast mich ständig verfolgt und mich sogar beim Schlafen angestarrt.«

»Das …«, sie musste kräftig schlucken, »das hast du gemerkt?«

»Natürlich, was denkst du denn? Außerdem warst du mit deinem Verfolgungswahn nicht allein. Papa war genauso. Habt ihr euch etwa abgesprochen?«

»Nein«, erwiderte Lili überrascht. Im Nachhinein war sie jedoch froh, dass ihr Vater sich ebenso um Leo gekümmert hatte.

»Na, Gott sei Dank habt ihr beide so langsam damit aufgehört. Ich fühle mich schon fast wieder wie ein freier Mensch.«

»Aber nicht zu frei«, mahnte Lili.

Leo verdrehte in gespielter Verzweiflung die Augen. »Fang nicht wieder von vorne an!«

Sie kicherte und entschied dann, dass sie ihre Hände lange genug aufgewärmt hatte.

Als sie sich aus ihrem Mantel schälte, kam Mona aus der Küche. Sie trug ein Tablett mit Teekanne, Tassen und Zuckerdose vor sich her und stellte es auf dem niedrigen Couchtisch ab. Obwohl sie schon seit Monaten in Margarethes Wohnung lebte, hatte sie, abgesehen von ein paar Postern von San Francisco an den Wänden, nichts an der Einrichtung geändert. Sogar die Küche strahlte noch ihren kitschigen italienischen Charme aus.

Sie wisse, hatte Mona einmal zu Lili gesagt, dass sie hier nicht bleiben werde.

Was genau sie damit meinte, hatte sie allerdings nicht verraten. Es sei nur so ein Gefühl, dass die Dinge sich noch einmal verändern würden.

»Ich hätte ja auch einen Schuss Rum reingegeben«, meinte sie nun und deutete auf die Teekanne. »Aber das wäre wohl keine gute Idee gewesen.«

Ihr Blick streifte Leo, bevor sie Lili den Mantel abnahm, um ihn im Flur an die Garderobe zu hängen.

»Stasispitzel Nummer drei«, flüsterte er.

»Sei still!«, zischte Lili.

Mona kehrte zurück, schaute von einem zum anderen und schlug lachend vor: »Wenn ihr euch mal setzen würdet, könnte der Heizkörper auch wieder das ganze Wohnzimmer wärmen.«

»Entschuldige«, sagte Lili schnell und gesellte sich zu ihrer Freundin auf das Sofa.

»Ich meinte eher deinen Koloss von Bruder.«

Lili musste schon wieder kichern. Ein Koloss war Leo zwar nicht, aber sein Körper war inzwischen sogar noch kräftiger als früher.

Er selbst schien die Bezeichnung als Kompliment aufzufassen, denn er machte sich noch ein bisschen breiter.

»Gib nicht so an«, sagte Mona freundlich. »Und hol dir einen Stuhl aus der Küche. Das Sofa ist zu schmal für uns drei, und ihren schönen bequemen Sessel hat eure Großmutter mit nach Egestorf genommen.«

Leo tat wie ihm geheißen und setzte sich dann rittlings auf den Stuhl.

»Er hält sich für Little Joe«, verriet Lili ihrer Freundin.

Die Angewohnheit der Jensens, samstagnachmittags gemeinsam »Bonanza« zu schauen, war seit einiger Zeit wieder aufgenommen worden. Inzwischen durfte auch Mia dabei sein, nachdem sie behauptet hatte, alle ihre Schulfreundinnen würden die Serie kennen, nur sie sei eine Ausgestoßene, weil sie nicht mitreden könne.

Mona lachte erneut, Leo zog das Gesicht eines Mannes, der tief in seiner Ehre gekränkt worden war. Allerdings konnte er Lili nicht lange böse sein, und so grinste er gleich darauf wieder.

Sie tranken ihren Tee in einvernehmlichem Schweigen. Auch Mona und Leo waren inzwischen gute Freunde geworden. Eine Zeit lang hatte Lili gehofft, die zwei würden sich ineinander verlieben, aber das war nicht geschehen. Wahrscheinlich war der Altersunterschied von sieben Jahren zu groß, und Mona empfand für Leo eher wie für einen kleinen Bruder.

Aber als Freunde verstanden sie sich prima.

Es ist fast wie früher, schoss es Lili durch den Kopf. *Nur dass wir jetzt mit Mona statt mit John ein Trio bilden.*

Sie stellte ihre Tasse ab und senkte den Kopf.

»Was ist los?«, fragte Mona. »Ist er nicht stark genug?«

»Sie ist traurig«, antwortete Leo an Lilis Stelle. Er hatte auch seine Fähigkeit zurückgewonnen, ihre Stimmungen aufzufangen. Darin war er schon als Kind gut gewesen.

Mona verstand und legte Lili einen Arm fest um die Schultern.

»Weihnachten ist bestimmt besonders schwer für dich.«

Lili wischte eine Träne fort, die sich über ihre Wange schlich.

»Heiligabend gestern war eigentlich ganz in Ordnung«, erwiderte sie. Ganz ehrlich war sie allerdings nicht, wie so oft in letzter Zeit.

»Stimmt«, sagte Leo. »Wir haben Bescherung gefeiert und

sind dann alle zur Christvesper in die St. Johanniskirche gegangen.«

Lili nickte und verriet nicht, wie sehr sie während der langen Stunden im Kreis ihrer Familie an John hatte denken müssen. Oft glaubte sie, alle Menschen um sie herum würden nur darauf warten, dass sie endlich losließ, damit jeder wieder seinem normalen Leben nachgehen konnte.

Sie wandte sich an Mona. »Du hättest mitkommen sollen.«

Die Freundin schüttelte den Kopf. »Weihnachten ist Familienzeit. Außerdem war ich bei einem Freund eingeladen, und wir haben den Gottesdienst später im ZDF gesehen. Das war vielleicht ein Ereignis! Lüneburg im bundesweiten Fernsehen!«

»Unsere Eltern waren ganz aus dem Häuschen«, stimmte Leo zu. »Sie haben sich die Übertragung auch noch mal in der Glotze angesehen, und Papa hat behauptet, wir würden jetzt berühmt. Dabei saßen wir ganz weit hinten und waren kein einziges Mal auf der Mattscheibe zu sehen.«

Sein Tonfall ließ Lili vermuten, dass auch Leo auf ein paar Sekunden Fernsehruhm gehofft hatte.

»Ich fand es trotzdem sehr schön«, sagte Mona augenzwinkernd.

Lili fiel auf, dass Mona nicht verraten hatte, wer der Freund war, bei dem sie Heiligabend verbracht hatte.

Paul?, fragte sich Lili. *Sind Paul und Mona jetzt zusammen?*

Sie glaubte es nicht, denn dann hätte sie doch etwas merken müssen. Allerdings war Mona sehr verschwiegen, was ihr Liebesleben betraf. Und Paul …

Lili stutzte. Erst jetzt fiel ihr auf, dass sie nur noch selten mit Paul sprach. Und wenn, dann ging es nur um *Aerobic*, um neue Kurse, um Finanzierungen, um den Einbau einer besseren Heizungsanlage. Ein privates Wort hatten sie seit der Nacht der Mondlandung nicht mehr miteinander gewechselt – und zu einer Umarmung war es auch nicht mehr gekommen. Nicht einmal zu einem Handschlag.

Lili war so sehr mit Leo beschäftigt gewesen, dass sie kaum mitbekommen hatte, wie ihr Verhältnis zu Paul sich abgekühlt hatte.

Nun, es ist vielleicht am besten so, überlegte sie und wunderte sich, weil ein Teil von ihr darüber nicht sonderlich glücklich war.

»Meine Eltern in Bremen haben die Sendung auch gesehen«, fuhr Mona fort. »Sie fanden es schade, dass ich nicht nach Hause gekommen bin, aber so hatten sie das Gefühl, wenigstens ein bisschen mit mir zusammen zu sein.«

»Du hattest ja vor, hinzufahren«, sagte Lili. »Aber bei dem Wetter war es klüger, hierzubleiben.«

»Stimmt. Es hat mir trotzdem leidgetan für sie. Wenigstens habe ich ihnen versprochen, den Besuch bald nachzuholen.«

Leo goss sich noch einmal Tee ein. »Dürfen wir bei dir wohnen, Mona? Nur bis es wieder wärmer wird? In der Mansarde erfrieren wir, und in der Papenstraße gibt es keine Ausweichmöglichkeiten für uns.«

Lili schaute Mona hoffnungsvoll an. Allein der Gedanke, zurück auf den Dachboden zu müssen, ließ sie schaudern. Im Notfall könnten Leo und sie vielleicht zu Hause im Wohnzimmer schlafen, doch da würden sie natürlich ständig im Weg sein.

»Wir wissen, dass es hier auch nicht besonders geräumig ist. Aber ich könnte bei dir schlafen, Margarethe hat ja dieses große Ehebett dagelassen. Und Leo macht sich ein Lager hier auf dem Fußboden.«

Das Sofa war um einiges zu kurz für ihren Bruder.

Mona zögerte keine Sekunde. »Klar, warum nicht? Das wird lustig. Erinnert mich an meine Hippiezeiten.«

»Es ist bestimmt nur für ein paar Tage«, versprach Lili. »Ewig kann es ja nicht so kalt bleiben.«

»Optimistin«, knurrte Leo.

Kurz vor den Feiertagen hatte klirrender Frost von bis zu minus siebzehn Grad geherrscht. Die Elbe war zugefroren gewesen, Binnenschiffer hatten in ihren Häfen festgesessen. Die »Landeszeitung« hatte ausführlich darüber berichtet. Mit dem Schnee war es ein wenig milder geworden, aber im Dachgeschoss war davon nicht viel zu merken.

»Darauf, dass Papa etwas unternimmt, können wir lange warten«, sagte Leo. »Im Frühjahr werde ich mich selbst darum kümmern, dass wir da oben eine Heizung bekommen.«

»Und du glaubst, das lässt er zu?«, fragte Lili zweifelnd.

»Entweder das, oder wir ziehen aus. Alle beide. Und zwar für immer.«

»Na, auf jeden Fall habt ihr dann wieder ein schönes Thema für eure Streitereien.«

»Ich meine es ernst, kleine Schwester. Wir sind auch nicht mehr die Jüngsten. Eines Tages erfrieren wir da oben, und keiner merkt es, bis wir irgendwann als Eisblöcke aufgefunden werden.«

Alle lachten, und dann tranken sie in inniger Eintracht ihren Tee aus.

»Gebäck habe ich leider keins«, sagte Mona entschuldigend.

»Umso besser«, erwiderte Leo. »Mama hält mich immer noch für zu dünn und hat mich gestern mit Lebkuchen und Spekulatius nur so vollgestopft.«

»Mich auch«, fügte Lili lachend hinzu. »Und Papa. Und Mia sowieso.«

Ein Schatten flog über Monas Gesicht, und Lili schalt sich selbst im Stillen eine Idiotin. Sie hätte darauf bestehen sollen, dass die Freundin Heiligabend zu ihnen kam. Ominöser Freund hin oder her. Mona gehörte quasi zur Familie Jensen, und sie hätte dort sein sollen.

Das Gleiche galt für das Weihnachtsessen mit Gänsebraten, Kartoffeln und Rotkohl, das Lili auch jetzt, am späten Nachmittag, noch im Magen lag.

Benno, Anne, Lili, Leo und Mia hatten am Ecktisch in der Küche gesessen, wo es gemütlich warm war, und die gute Mahlzeit genossen.

Bloß als die Eltern später mit Mia zur Aufführung des Weihnachtsmärchens »Der gestiefelte Kater« aufgebrochen waren, hatte Benno die Heizung auch in den unteren Räumen abgedreht. Sie müssten sparen, hatte er behauptet, und wenn sie zurückkämen, würden sie mit der Lütten so lange in der Küche bleiben, bis es wieder mollig warm wäre.

Von Anne hatte er sich einen strafenden Blick eingefangen, ihn aber ignoriert. Lili hatte sich Sorgen gemacht, wusste aber, dass ihre Mutter so ihre Tricks hatte. Sie würde einfach Backofen und Gasherd anstellen, damit Mia nicht frieren müsste.

Gegen Bennos Manie, im Winter so wenig wie möglich zu heizen, war nur schwer anzukommen.

»Warum ist euer Vater eigentlich so streng?«, wollte Mona wissen.

Leo zuckte mit den Schultern. »Er hat einen russischen Kriegswinter überlebt. Deswegen denkt er, seine Familie muss abgehärtet werden. Meistens ist er vernünftig, allein schon wegen Mia. Aber manchmal geht es eben immer noch mit ihm durch.«

Mona nickte. »Das verstehe ich. Mein Vater war an der Westfront. Und obwohl er nur ein einfacher Gefreiter war und gar keine andere Wahl gehabt hat, mag er bis heute nicht nach Frankreich fahren. Dabei möchte meine Mutter für ihr Leben gern mal Paris sehen. Er aber sagt, er würde sich zu sehr schämen.«

»Wir können froh sein«, meinte Leo, »dass wir keinen Krieg erleben. Jedenfalls bis jetzt nicht.«

Lili fühlte einen Stich im Herzen, und wieder lief eine einzelne Träne über ihre Wange.

Leo schlug sich mit der flachen Hand gegen die Stirn. »Ich bin genauso ein Holzkopp wie Papa. Verzeih mir, Lili! Ich habe nicht an John gedacht.«

»Schon gut.«

So wird es jetzt immer öfter sein, dachte sie unglücklich. *Die Leute werden John vergessen. Sogar seine einst besten Freunde.*

Sie drehte an ihrem Armreif. Es war, als greife sie nach einem Rettungsanker.

Seit sieben Monaten galt John nun schon als vermisst. So lange lag die blutige Schlacht am Hamburger Hill bereits zurück. Der einzige Mensch, der außer Lili noch zwischen Hoffnung und Trauer schwankte, war Franziska. Sie kam manchmal im Salon vorbei, oder Lili besuchte sie bei sich zu Hause. Wann immer sie zusammentrafen, gab es keinerlei Neuigkeiten zu berichten. Zwar schrieb Johns Vater Gary weiterhin Briefe, aber er hatte nie etwas Konkretes zu sagen.

»Seine Gewissensbisse bringen ihn noch um«, sagte Franziska bei einer dieser Gelegenheiten. »Er kann es sich nicht verzeihen, dass er unseren Sohn nach Amerika gelockt hat, von wo aus er dann in den Krieg ziehen musste.«

Lili sah sich außerstande, Mitgefühl mit Gary Davies zu empfinden. Manchmal glaubte sie sogar, den Mann zu hassen. In anderen Momenten war sie viel zu ausgelaugt für irgendwelche Gefühle, die sich nicht einzig und allein um John drehten.

Sie wusste, Franziska las inzwischen auch amerikanische Zeitungen und ließ sich schwierige Passagen übersetzen. Als Mutter eines vermissten Vietnamsoldaten schrieb sie sogar an den amerikanischen Botschafter in Bonn, doch sie erreichte damit nichts.

Die jüngere und die ältere Frau sprachen einander weiterhin Mut zu, obwohl ihren Stimmen inzwischen die Kraft fehlte, die sie im Sommer noch gehabt hatten. Lili betonte, es gäbe Hoffnung, solange die Erkennungsmarke fehlte. Franziska behauptete, sie hätte es in ihrem Herzen gespürt, wenn ihr einziges Kind gestorben wäre. Manchmal schauten sie einander nur an.

Stumm.

Und nur in der Stille stellten sie sich zitternd der möglichen Wahrheit.

»War Margarethe eigentlich auch da?«, fragte Mona, offenbar in dem Bemühen, Lili über den schwierigen Moment hinwegzuhelfen.

»Nein. Sie sagte, die Fahrt sei ihr und Wilfried zu anstrengend. Sie hätten Angst vor Glatteis.«

»Aber zwischen ihr und euren Eltern herrscht wieder Frieden?«

Lili fuhr sich kurz über die Wange, die wieder trocken war.

»Doch, schon. Es hat eine Weile gedauert. Am Anfang waren Mama und Papa wirklich sehr wütend auf sie. Aber schließlich haben sie eingesehen, dass die Entführung die einzige Möglichkeit war, Leo zu helfen.«

Ihr Bruder knetete die Hände. Es beschämte ihn immer noch, an seinen Drogenentzug erinnert zu werden.

»Oma war unglaublich«, gestand er trotzdem. »Ich glaube, ohne sie und diesen kleinen dicken Arzt hätte ich es nicht geschafft.«

»Das haben unsere Eltern schließlich auch erkannt«, sagte Lili, wieder an Mona gewandt. »Aber manchmal denke ich, dass sich zwischen Mama und Großmutter etwas verändert hat.«

»Das wird schon wieder«, sagte Mona. »Wenn ein Vertrauensverhältnis einmal zerstört wurde, braucht es lange, um es wieder aufzubauen. Und eure andere Großmutter? Luise, richtig?«

»Sie war gestern da«, erzählte Leo. »Und ich habe sie nach dem Gottesdienst heimgefahren. Sie hat mich immer wieder angeschaut und dabei losgeheult. Das war ein bisschen peinlich, aber sonst geht es ihr gut.«

»Du erinnerst sie an ihren verstorbenen Sohn Fritz«, sagte Lili. »Mama hat uns das doch einmal erklärt, weißt du nicht mehr? Unser Onkel ist jung im Krieg gefallen, und du siehst ihm ähnlich. Besonders jetzt, wo du wieder so gut in Form bist.«

Lili verstummte. Schon wieder der Krieg! Es schien, als würde an diesem Weihnachtstag jedes Gespräch unweigerlich auf ihn zurückkommen.

Als plötzlich energisch gegen die Wohnungstür gehämmert wurde, stieß Lili einen kleinen erschrockenen Laut aus. Leo fluchte, und Mona wurde kreideweiß.

21. KAPITEL

Ein paar Sekunden lang rührte sich niemand.

»Ist dein Freund eifersüchtig?«, fragte Leo dann Mona. »Vielleicht hat er mich reingehen sehen und will mich jetzt umbringen.«

»Rede keinen Stuss!«, kam es zurück. »Mein Freund würde mich niemals so überfallen. Vielleicht ist es euer Vater? Und es gibt einen Notfall mit Mia?«

»Glaube ich nicht«, sagte Leo. »Wir haben einen Zettel hinterlassen, wo wir sind. Unsere Eltern würden hier anrufen.«

Lili beteiligte sich nicht am Rätselraten. Sie hatte Mühe, ihr rasendes Herz wieder unter Kontrolle zu bringen.

Das ist nicht John, der da vor der Tür steht, sagte sie sich. *Das kann nicht John sein.*

Sie hatte sich eine Million Mal vorgestellt, wie es wäre, wenn ihr Freund plötzlich wieder vor ihr stünde. Alle möglichen Szenen hatte sie sich ausgemalt: Einmal platzte er in den Kosmetiksalon, während sie gerade einer Kundin die Augenbrauen färbte. Vor Schreck malte sie der armen Frau einen dicken schwarzen Strich quer über das Gesicht, aber ihr wurde augenblicklich verziehen, weil dieser strahlend gut aussehende Mann sämtliche anwesenden Damen für sich einnahm.

Bei anderer Gelegenheit saß sie auf der Holzbank am Alten Kran, und der junge Soldat, der mit federnden Schritten auf sie zustürmte, war kein Geringerer als ihr geliebter John.

Dann wieder begegneten sie sich im »Strawberry« Auf dem Kauf, obwohl sie beide nie zusammen in dieser Diskothek gewesen waren. Weder Lili noch John hatten sich je viel aus solchen Tanzabenden gemacht.

Sie schrie erneut auf, als nun wieder gegen die Tür gehämmert wurde. Lauter noch als vorher.

»Soll ich öffnen?«, fragte Leo Mona. »Wenn es doch ein wild gewordener Verehrer von dir ist, werde ich schon mit ihm fertig. Aber wieso ist er überhaupt schon hier oben und klingelt nicht unten an der Haustür wie jeder normale Mensch?«

Mona stand auf. Lili wollte sie zurückhalten, aber die Freundin schüttelte ihre Hand ab.

»Wer immer das ist, er wird mir eine gute Erklärung liefern müssen.«

Mona ging in den Flur, Leo folgte ihr in kampfbereiter Körperhaltung, Lili erhob sich ebenfalls und schlich zögernd hinterher.

Als Mona mit einem zornigen Ruck die Wohnungstür aufriss, stolperte Paul herein – mit erhobener Faust, nachdem er gerade erneut laut hatte klopfen wollen. Doch er fing sich gerade noch, bevor er der Länge nach stürzte, und schaffte es auch, seinen Arm zu senken, ohne jemanden ernstlich zu verletzen. Rasch erfasste er die Situation.

»Ausgezeichnet«, sagte er dann zu den Zwillingen, »ihr seid auch hier. Umso besser.«

»Was soll das heißen?«, fragte Mona. »Was machst du hier? Und wie bist du überhaupt ins Haus gekommen?«

Sie setzte eine strenge Miene auf, aber Lili bemerkte, wie sie schnell prüfend in den Garderobenspiegel schaute und sich eine rotblonde Strähne aus dem Gesicht strich.

Sie mochte ja einen Freund haben, aber sie hatte eindeutig noch immer eine Schwäche für Paul.

Dieser schien das aber nicht zu bemerken. Er hatte noch nicht einmal für Lili einen zweiten Blick übrig, sondern erklärte: »Eine Nachbarin hat mich reingelassen. Sie kennt mich. Ihr Sohn ist einer meiner Schüler. Bei ›Kunst und Krempel‹ ist es eiskalt. Ich befürchte, dass die Rohre einfrieren und platzen.«

Es dauerte einen Moment, bis Lili begriff, was er da sagte. Sie war noch damit beschäftigt gewesen, Pauls Gleichgültigkeit ihr gegenüber zu verdauen. Erst jetzt wurde ihr klar, was seine Worte bedeuteten.

»Das wäre das Aus für unsere Turnhalle!«, rief sie erschrocken.

Ihr gemeinsames Unternehmen stand finanziell noch immer auf wackeligen Beinen. Hohe Reparaturkosten würden sie nicht aufbringen können.

»Himmel noch mal«, sagte Mona, die ebenfalls den Ernst der Lage verstanden hatte. »Wie konnte das passieren?«

Leo war plötzlich verschwunden. Lili achtete nicht weiter darauf.

»Weil ›Kunst und Krempel‹ über die Weihnachtstage geschlossen ist, wurde die Ölheizung abgedreht«, entgegnete sie. »Ich schätze mal, von meinem Vater. Er gehört ja zu den Pächtern und besitzt auch sämtliche Schlüssel. Die anderen Handwerker, die Künstler und die Händler sind froh, dass er sich um das Gebäude kümmert. Und er tut es gern, weil er sich nach wie vor dafür verantwortlich fühlt. Schließlich war da mal sein Möbelhaus drin.«

Sie wandte sich an Paul. »Papa ist – ähm – ein bisschen eigen, wenn es um Wärme geht. Wir haben vorhin erst darüber geredet. Ich kann dir das jetzt nicht genauer erklären. Es hat was mit dem Krieg zu tun.«

Sie merkte selbst, dass sie zu viel und zu hektisch redete, konnte aber nicht anders.

Erst als Leo wieder auftauchte, verstummte sie verblüfft.

Er hielt einen Föhn und eine uralte Trockenhaube hoch. »Mehr habe ich im Badezimmer nicht gefunden, aber unten im Salon ist bestimmt noch mehr von dem Zeug.«

Lili kratzte sich am Kopf. »Lass den Quatsch. Wir haben keine Zeit für … Du bist genial!«

»Danke, kleine Schwester.«

An Paul gewandt, fragte er: »Hast du den Kessel schon wieder angekriegt?«

»Ja, zum Glück. Aber es wird Stunden dauern, bis der genügend einheizt. Vielleicht sogar die ganze Nacht. Bis dahin könnte es zu spät sein.«

Lili schlüpfte bereits in ihren Wollmantel, Mona zögerte noch.

»Kommst du nicht mit und hilfst uns?«, fragte Lili.

»Fahrt ihr schon vor. Mir kommt da nämlich noch eine andere Idee.«

»Okay.«

Zusammen mit Leo und Paul lief Lili hinunter in den Salon und schnappte sich dort sämtliche Föhne und zwei weitere von Margarethes zurückgelassenen Trockenhauben.

»Viel bringen die aber nicht«, sagte sie.

»Ganz gleich«, erwiderte Paul. »Jedes bisschen Wärme zählt.«

»Bis die Sicherungen rausspringen«, orakelte Leo düster und fing sich dafür einen bitterbösen Blick von seiner Schwester ein.

Sie verstauten die Geräte im Kofferraum von Pauls Kombi, einem Opel Kadett Caravan, und auf der kurzen Fahrt zur Dahlenburger Landstraße erzählte er, dass er in Uelzen bei seiner Familie gewesen sei.

»Eigentlich wollte ich bis morgen bleiben, aber nach dem Mittagessen wurde ich unruhig. Mutter hat behauptet, ich hätte ein Mädchen in Lüneburg, zu dem ich unbedingt zurückwollte. Das ist natürlich Quatsch. Ich hatte bloß die Sticheleien satt. Meine beiden jüngeren Brüder sind schon verheiratet und haben Kinder. Ich gelte in der Familie als übrig geblieben.«

Er verzog gequält das Gesicht, während er auf der Altenbrückertorstraße die Ilmenau überquerte und dann links in die Schießgrabenstraße einbog. »Keiner kann verstehen, dass ich mit meinem Dasein als Junggeselle zufrieden bin. Wir leben in neuen Zeiten. Wer will sich denn schon noch fest binden?«

Lili spürte, wie sie rot wurde, und war heilfroh über das schummerige Licht im Auto. Leo, der vorn neben Paul saß, schaute kurz über die Schulter zu ihr zurück. Sie konnte den Ausdruck in seinen Augen nicht erkennen, aber sie ahnte, dass ein Hauch Mitleid darin lag. Offenbar wusste er sehr genau um Lilis zwiespältige Gefühle für Paul.

Seit er wieder klar im Kopf ist, kriegt er viel zu viel mit, dachte sie und schämte sich sogleich.

Kurz schüttelte sie den Kopf, um ihrem Bruder zu signalisieren, dass alles in Ordnung sei, und er drehte sich wieder um.

Sie fuhren nun am Bahnhof vorbei und hielten kurz darauf vor dem schmucklosen grauen Gebäude.

»Wir konzentrieren uns erst einmal auf die Turnhalle«, bestimmte Paul.

»Die Rohrleitungen nehmen darauf vielleicht keine Rücksicht«, wandte Lili ein. Sie klang bissiger als beabsichtigt, und Paul hob kurz die Brauen, während er ihr die Föhne reichte.

»Schon möglich, aber vorne, wo die Verkaufsstände sind, kommt die Heizung schneller hin. Die Turnhalle wurde ja mit einer stabilen Holzwand abgetrennt und verfügt überhaupt nur über drei Radiatoren.«

Lili senkte beschämt den Blick. Daran hatte sie nicht gedacht.

Paul gab Leo eine Trockenhaube, schulterte selbst die anderen beiden und erklärte weiter: »Das ist schon unter normalen Umständen wenig, und ein paar Kundinnen haben sich bereits beklagt, dass ihnen zu kalt ist. Wir haben ein paar zusätzliche Heizstrahler aufgestellt. Die laufen bereits. Aber ich schätze mal, die Temperatur liegt noch weit unter null Grad.«

Tatsächlich schien es im Innern kälter zu sein als draußen, und Lili sehnte sich kurz nach Monas mollig warmer Wohnung zurück.

Je näher sie der Turnhalle kamen, desto eisiger wurde es, und als sie den Raum betraten, sank Lili das Herz.

Leo sprach aus, was sie dachte: »Das wird knapp, Leute. Ist ja wie am Nordpol hier.«

»Beeil dich lieber«, wies Paul ihn an, aber seinem Gesichtsausdruck konnte Lili entnehmen, dass er ebenfalls keine großen Hoffnungen hegte.

Sie suchten sich sämtliche Steckdosen, die sie finden konnten, stellten die Geräte an und fühlten sich wohl alle ein bisschen wie Don Quichotte in seinem sinnlosen Kampf gegen die Windmühlenflügel.

Lili erwartete jeden Moment eine Katastrophe. Die Rohrleitungen konnten platzen und das Gebäude unter Wasser setzen, der Stromkreis überlastet werden, worauf es zu einem Kurzschluss kam und »Kunst und Krempel« samt Turnhalle abbrannte.

Während sie an einer Wand stand und zwei Föhne hochhielt, fühlte sie sich so hilflos wie selten in ihrem Leben. Paul und Leo machten auch keinen wesentlich glücklicheren Eindruck.

Auf einmal jedoch merkten sie alle drei auf. Da hörten sie laute, fröhliche Stimmen. Es klang, als würde sich eine ziemlich große Menschengruppe durch die Ausstellungshalle auf sie zu bewegen.

Am lautesten war Mona zu hören: »Ich verspreche euch, Leute, das wird die Party des Jahres! Wir machen es wie in Amerika. Am ersten Weihnachtstag wird gefeiert, was das Zeug hält!«

Lili, Leo und Paul tauschten verwirrte Blicke und fühlten sich ziemlich dämlich mit ihren Trockenhauben und Föhnen, als plötzlich fünfzig oder mehr junge Leute in die Turnhalle platzten.

Erst herrschte plötzliches Schweigen, dann brach lautes Gelächter los.

»Ich werde von einem Föhn erschossen!«, rief eine junge Frau.

»Achtung, Angriff der Killer-Trockenhauben!«, kreischte eine andere.

»Klappe, Leute!«, befahl Mona, zwinkerte ihren Freunden zu und wandte sich dann an einen Mann, der einen Plattenspieler schleppte. »Den kannst du beim Spiegel aufbauen, Tommy. Da schließe ich auch immer meinen Kassettenrekorder für die Kurse an.«

»Bisschen zu viel Stromverbrauch hier«, gab der Mann zweifelnd zurück.

»Schaltet die Geräte aus!«, rief Mona daraufhin ihren drei Freunden zu.

»Aber …«, wollte Paul protestieren, wurde jedoch von Mona zum Schweigen gebracht.

»Vertraut mir!«

Lili ahnte bereits, was ihre Freundin vorhatte. Schon jetzt spürte sie, dass es im Raum allein durch die Anwesenheit der vielen Leute deutlich wärmer wurde.

Auch Leo und Paul begriffen, folgten Monas Aufforderung und versteckten Föhne und Hauben dann in der Umkleidekabine.

Getränke wurden gebracht – Wein, Bier und Hochprozentiges. Lili schaute besorgt ihren Bruder an.

»Keine Sorge. Ich trinke 'ne Cola.«

Sie nickte, nahm sich aber vor, ihn im Auge zu behalten.

Laute Rockmusik ertönte, Lili glaubte, ein Stück von Jimi Hendrix zu erkennen, war sich aber nicht sicher.

Die Turnhalle wurde zur Tanzfläche umfunktioniert, und die vielen herumwirbelnden Körper erhitzten den Raum schneller, als sie es für möglich gehalten hatte.

Immer mehr und mehr Partygäste kamen hinzu und verteilten sich auch im Ausstellungsraum.

Jemand brachte Brote mit, jemand anderes hatte offenbar das Weihnachtsgebäck seiner Familie eingesteckt.

An allen Ecken gab es zu trinken und zu essen, und die Stimmung war herrlich ausgelassen.

»Ich glaube, es wirkt«, sagte Paul.

Er war so plötzlich neben Lili aufgetaucht, dass ihr kurz die Knie weich wurden. Erst jetzt fiel ihr auf, dass er überraschend normal gekleidet war. Gestreiftes Hemd und eine dunkelblaue Wollhose.

Natürlich, überlegte sie. *Er war ja in Uelzen bei seiner Familie. Da kann er wohl nicht so ausgefallene Sachen tragen.*

Er schien noch etwas hinzufügen zu wollen, aber jemand rief ihn fort, und er entfernte sich mit einem Lächeln. Lili sah ihm nachdenklich hinterher, während er in der Menge verschwand.

Als sie Mona neben ein paar Bierkisten entdeckte, ging sie zu ihr.

»Das war eine tolle Idee. Wie hast du so schnell so viele Leute zusammengetrommelt?«

»Ganz einfach. Ich habe nur drei, vier Freunde angerufen, und die haben es weitergegeben.«

Mona schaute sich um und lachte. »Die meisten hier kenne ich selbst nicht. Aber alle waren anscheinend froh, der zwanghaft besinnlichen Stimmung zu Hause entkommen zu können.«

Lili hoffte insgeheim, dass die Party nicht aus dem Ruder laufen würde. Die Verkaufsstände waren zwar allesamt abgeschlossen, und die meisten Waren wurden auch nicht hier gelagert, trotzdem konnte so manches in die Brüche gehen. Dann aber schaute sie sich genauer um und stellte fest, dass die Leute zwar fröhlich, aber nicht übermäßig ausgelassen waren. So ganz konnte wohl niemand die deutsche Weihnachtstradition abstreifen.

Auch die Musik hatte inzwischen gewechselt. Jane Birkin und Serge Gainsbourg hauchten und sangen ihr sinnliches »Je t'aime … moi non plus«, und viele Paare drehten sich eng umschlungen auf der improvisierten Tanzfläche.

»Die glücklich Liebenden«, sagte Mona mit einem traurigen Ton in der Stimme. Bevor Lili darauf eingehen konnte, lachte sie jedoch schon wieder und ließ sich von einem großen, blonden Mann auf die Tanzfläche ziehen.

Lili sah sich um. Sie entdeckte Leo in der Nähe des Plattenspielers. Er unterhielt sich mit einem zierlichen, sehr jung wirkenden Mädchen. Aber das konnte täuschen. Lili und ihre Mutter Anne wurden seit jeher aufgrund ihrer schmalen Statur für jünger gehalten, als sie waren. Leo und das Mädchen hatten Colaflaschen in der Hand und schienen ein ernstes Gespräch zu führen, doch Lili bemerkte, wie ihr Bruder unbewusst die Brust vorstreckte und sich mehrmals durchs Haar fuhr. Er fand eindeutig Gefallen an seiner neuen Bekanntschaft.

Lächelnd wandte sie sich ab, ging zu einem Getränkestand und besorgte sich eine Zitronenlimo. Dann schlenderte sie durch den Ausstellungsraum auf der Suche nach einem ruhigen Fleckchen. Dank der vielen Leute herrschte inzwischen eine angenehme Temperatur – auch vorn am Eingang, wo ihr Vater eine der größeren Verkaufsflächen gepachtet hatte. Er brauche für seine Möbel schließlich mehr Platz als ein Kunstmaler oder Schmuckhersteller, hatte er argumentiert. Die wertvollsten Stücke hatte er hier nicht ausgestellt, denn er fürchtete um seine kostbaren, in mühevoller Arbeit restaurierten antiken Sekretäre und Frisierkommoden. Aber da er trotzdem zeigen musste, was er konnte, standen neben mehreren Tischen mit gedrechselten Beinen auch wunderschöne hölzerne Gitterbettchen und sogar ein Biedermeiersofa, das über die Feiertage mit einem großen Laken abgedeckt worden war.

Vorsichtig setzte sich Lili hin und spürte, wie Müdigkeit sie zu überwältigen drohte. Die Aufregung forderte ihren Tribut.

»Darf ich dir Gesellschaft leisten?«

Vor ihr stand Paul.

Lili runzelte die Stirn. »Verfolgst du mich?«

Er hielt ihren Wollmantel hoch. »Ich dachte, du wolltest gehen. Draußen ist es nach wie vor kalt.«

»Ich laufe bestimmt nicht zu Fuß«, gab sie knapp zurück und stand auf, weil sie lieber nicht riskieren wollte, dass er es sich neben ihr auf dem Sofa gemütlich machte.

Er nickte dazu, als durchschaue er ihre Absicht, und bot an: »Wenn du möchtest, fahre ich dich.«

»Nicht nötig.«

Sie merkte, wie unfreundlich sie klang, und setzte ein halbes Lächeln auf. »Ein Glück, dass du die Gefahr hier sofort bemerkt hast. Und danke, dass du uns geholt hast.«

Paul hob kurz die Schultern. »Wie gesagt, ich war in Uelzen plötzlich unruhig geworden. Es fühlte sich an, als würde mich etwas mit großer Dringlichkeit zurück nach Lüneburg rufen.«

Er meinte nicht die Turnhalle, das sah sie in seinen Augen. Er meinte Lili.

Rasch senkte sie den Blick. »Paul, bitte …«

»Ich weiß, du liebst mich nicht.«

Er stand viel zu dicht vor ihr, und sie konnte nicht zurückweichen. Sonst wäre sie auf das Sofa zurückgefallen. Aber vielleicht wollte sie auch gar keinen Abstand zwischen sich und ihn bringen. Es war, als würde sich die Luft zwischen ihnen elektrisch aufladen – ganz so als hätte es doch noch irgendwo einen Kurzschluss gegeben.

Lili schluckte, Paul streckte die Hand nach ihr aus.

»Ich weiß, du liebst mich nicht«, wiederholte er mit einschmeichelnder Stimme. »Aber ein bisschen magst du mich, oder?«

»Natürlich. Du bist ein feiner Kerl.«

»Bloß das? Ein feiner Kerl?«

Zärtlich strich er ihr über die Wange, während seine tiefblauen Augen sie eindringlich musterten. Die Berührung ging ihr durch und durch. Sie dachte daran, dass er ihr seit Monaten aus dem Weg gegangen war. Offenbar hatte er versucht, über seine Gefühle für sie hinwegzukommen. Ohne Erfolg, wie sie nun begriff.

»Lili, bitte. Ich muss dir endlich einmal sagen, wie sehr ich dich …«

»Nein!«, rief sie schnell. »Sprich es nicht aus. Ich … wir … können nicht …«

Er schwieg, zog sie aber sachte an sich.

Sie ruhte sich aus, dort an seiner Brust. Streifte für einen Moment alle Sorgen und allen Kummer ab und fand die Leichtigkeit wieder, die eine Frau ihres Alters jeden Tag erleben sollte.

Paul streichelte ihr Haar, flüsterte Worte, die sie nicht verstand – nicht verstehen wollte.

Ihre Augen waren geschlossen.

Es ist falsch, flüsterte eine Stimme in ihrem Innern.

Es fühlt sich gut an, gab sie zurück.

Doch der kurze Disput in Gedanken veränderte etwas. Lili hob den Kopf, dann löste sie sich von Paul.

»Ich … bin noch nicht so weit.«

Sie sah, wie seine Kiefermuskeln zuckten. »Wirst du das jemals sein? Oder willst du für den Rest deines Lebens …« Er brach ab.

»Sprich es aus!«, forderte sie ihn auf. »Was wolltest du sagen?«

»Ist schon gut, Lili.«

»Nein! Ich will es wissen.«

Paul straffte die Schultern. »Manchmal frage ich mich, ob du immer so leben wirst. Traurig und nur der Vergangenheit zugewandt.«

»Nein«, erwiderte sie leise. »Das will ich nicht. Aber noch schaffe ich nichts anderes.«

Seine Stimme wurde zärtlich, als er antwortete: »Dann werde ich warten.«

»Aber vorhin im Auto hast du gesagt, dass du dich sowieso nicht fest binden willst.«

Er lachte leise. »Das war gelogen.«

Sie wollte in sein Lachen einstimmen, doch ihr schwirrte der Kopf.

»Bitte«, sagte sie. »Lass mich eine Weile allein.«

»Natürlich.« Er reichte ihr den Mantel, den er immer noch über dem Arm trug.

»Nur für den Fall, dass du kurz rauswillst.«

»Danke.«

Sie sah ihm nach, als er durch den Ausstellungsraum zurück zur Party ging. Dann entdeckte sie Mona ganz in der Nähe. Die Freundin schaute erst Lili an und folgte dann mit den Augen Paul.

Ach, verflixt!, dachte Lili. *Können die Dinge nicht ein einziges Mal einfach sein?*

Sie ließ sich wieder auf das Biedermeiersofa sinken und beschloss, dortzubleiben, bis sie wieder in der Lage wäre, das Leben neu anzupacken. Oder bis die Party irgendwann vorbei war.

Drei Stunden später gingen die letzten Gäste. Alle waren so anständig gewesen, beim Aufräumen zu helfen, und nun standen Lili, Leo, Mona und Paul in einer einigermaßen warmen Turnhalle und grinsten sich triumphierend an.

»Mission erfüllt«, nuschelte Mona. Sie war offensichtlich nicht mehr ganz nüchtern, denn sie lehnte sich schwer an Paul. Der ließ es sich gutmütig gefallen.

Leo wirkte gedankenverloren. Lili hatte ihn noch ein paar Mal zusammen mit dem Mädchen gesehen. Sie fragte ihn nicht danach. Wenn er über seine neue Bekanntschaft reden wollte, würde er das tun. Sie war nur froh, dass er rundum zufrieden aussah.

Lili und Leo ließen sich an der Papenstraße absetzen. Sie wollten schnell ein paar Sachen zusammenpacken, bevor sie zu Mona umzogen.

»Oder glaubst du, wir stören die beiden, wenn wir gleich da auftauchen?«, fragte Leo und wies mit dem Kinn auf Pauls wegfahrenden Kombi.

»Quatsch«, erwiderte Lili unerwartet heftig. »Zwischen Paul und Mona ist nichts.«

»Bist du sicher?«

»Ja. Lass uns lieber reingehen, bevor wir hier draußen erfrieren.«

Zu ihrer Überraschung empfing sie schon im Flur eine wohlige Wärme.

Sie sahen sich an und schüttelten ungläubig die Köpfe.

»Seid ihr das?«, rief Anne aus der Küche. »Kommt rein, wir haben euch etwas zu sagen.«

»Da bin ich ja mal gespannt«, raunte Leo.

Lili zuckte mit den Achseln und ging voran. Am Küchentisch saßen ihre Eltern dicht nebeneinander und lächelten ihnen entgegen.

Lili wollte sich gar nicht erst einlullen lassen. »Damit ihr es gleich wisst. Wir ziehen zu Mona. Wir haben keine Lust mehr, in Sibirien zu wohnen.«

Benno hob die Brauen, Anne hingegen lächelte verständnisvoll.

»Wo ist die Lütte?«, fragte Leo. »Sie ist doch hoffentlich nicht krank?«

»Nein«, erwiderte Anne. »Sie schläft längst. Als wir vom Weihnachtsmärchen nach Hause gekommen sind, war es so kalt im Haus, dass ich hier in der Küche erst mal Herd und Backofen einschalten musste, damit die Lütte nicht zu sehr friert. Danach habe ich eurem Vater die Leviten gelesen.«

»Und wie!«, brummte er.

Leo rutschte auf die Eckbank, aber Lili blieb stehen.

»Ich habe ihm erklärt«, fuhr Anne fort, »dass er die Gesundheit unserer Jüngsten nicht mehr aufs Spiel setzen darf, nur weil er selbst einen eisigen Kriegswinter überstanden hat und unsere Familie deshalb gegen Kälte abhärten will.«

»Das war anscheinend nötig«, sagte Lili und kreuzte die Arme vor der Brust. Warum sie so gereizt war, wusste sie selbst nicht. Nur aus Sorge um ihre kleine Schwester? Oder weil ihr die Sache mit Paul nicht aus dem Kopf ging?

»Stimmt«, gab Benno zu. »In den vergangenen Jahren habe ich immer aufgepasst, dass es der Lütten gut geht. Aber dieses Mal sind die ollen Gespenster stärker gewesen.«

»Welche Gespenster?«, fragte Leo.

»Die russischen.«

»Ach so.«

»Wie dem auch sei«, kürzte Anne das Gespräch ab. »Ihr könnt sicher sein, dass dieses Haus ab sofort anständig geheizt sein wird. Für die Mansarde besorgt euer Vater gleich nach den Feiertagen genügend Wärmestrahler.«

»Das mache ich«, stimmte Benno zu. »Und im Frühjahr verlegen wir die Heizungsrohre bis ganz nach oben.«

»Klingt zu schön, um wahr zu sein«, stellte Leo fest.

Lili nickte. »In ein paar Tagen überlegst du es dir anders.«

»Nein. Das schwöre ich. Eure Mutter hat damit gedroht, mich sonst zu verlassen.«

Er wirkte auf einmal sehr klein und verletzlich, während Anne vor Lilis Augen zu wachsen schien. Mutter und Tochter zwinkerten einander zu.

So muss man mit den Männern umgehen, schien Anne zu sagen.

Lili wünschte, sie wäre so stark und durchsetzungsfähig wie ihre Mutter. Dann dachte sie, dass sie in den vergangenen anderthalb Jahren schon sehr viel selbstbewusster geworden war, und gab sich damit zufrieden.

»Wir ziehen trotzdem zu Mona«, erklärte sie. »Wenigstens für ein paar Tage. Bis es auch auf dem Dachboden warm ist.«

Leo schien wenig Lust zu haben, die gemütliche Küche zu verlassen, aber sie gab ihm mit einem Wink zu verstehen, dass sie gehen sollten.

»Wir verstehen das«, sagte Anne. »Und es ist auch eine gute Idee. Dann hat Mona ein wenig Gesellschaft.«

Auf dem Weg nach oben schaute Lili nach Mia. Ihre kleine Schwester schlief friedlich in ihrer Kammer und sah aus wie ein Engel.

In der Mansarde empfingen sie die gewohnten eisigen Temperaturen, und die Zwillinge packten in Windeseile zwei Reisetaschen. Dann verabschiedeten sie sich von ihren Eltern und liefen die kurze Strecke zum Sande.

»Wir haben ihnen gar nicht erzählt, was bei ›Kunst und Krempel‹ passiert ist«, stellte Leo fest, während sie die Treppe zu Monas Wohnung hochstiegen.

Lili klingelte bei ihrer Freundin. »Das hat Zeit. Ich glaube, für heute hat Papa schon genug zu hören bekommen. Und wir werden dafür sorgen, dass er auch dort nie mehr die Heizung abdreht.«

Als Mona ihnen öffnete, glaubte Lili ein, zwei Sekunden lang, Tränen in ihren Augen glitzern zu sehen, aber dann lächelte die Freundin sie strahlend an und bat sie hinein.

22. KAPITEL

April 1970

Die helle barocke Fassade des Lüneburger Rathauses thronte über dem fröhlichen Markttreiben auf dem großen Platz zu ihren Füßen. Es war der zweite Sonnabend im April, ein ungewöhnlich milder Frühlingstag, und es schien, als seien die Einwohner des halben Landkreises in die Stadt geströmt, um dort ihre Waren anzubieten oder welche einzukaufen. Die Städter wiederum genossen es, ohne Eile ihre Wochenendeinkäufe tätigen zu können.

Es gab Stände mit neuen Heidekartoffeln und Forellen aus den Zuchtteichen der Gegend. Heidschnuckenfleisch wurde ebenso angeboten wie goldgelber Honig und Plätzchen aus Buchweizen. An den Obstständen stapelten sich gut eingelagerte Äpfel und Birnen. So manch ein Händler ging mit der Zeit und verkaufte erste Erdbeeren aus Südspanien, die jedoch nach dem langen Transport nicht sonderlich appetitlich aussahen. Nebenan pries eine Gemüsefrau ihre verschiedenen Kohlsorten und dazu Pastinaken und Schwarzwurzeln an. Selbstverständlich fehlten auch nicht die jungen Möhren aus Bardowick. Es duftete nach frischem Schwarzbrot und Kuchen, nach herzhaftem Heideschinken und gut gereiftem Käse. So viele Besucher waren auf den Wochenmarkt gekommen, dass es auf den schmalen Wegen zwischen den Ständen eng zuging.

Lili hakte sich bei Franziska ein, damit sie in dem Gedränge nicht getrennt wurden.

»Ich habe den Eindruck, es wird jede Woche voller auf dem Markt.«

»Das liegt an den Touristen«, erwiderte Franziska.

»Touristen?«

»Ja. Ist es dir noch nicht aufgefallen? Lüneburg wird langsam bekannt. Eine so schöne und im Krieg kaum zerstörte Stadt ist selten geworden in Deutschland. Die Leute strömen von überallher, um die einzigartigen Treppengiebel zu bewundern. Besonders natürlich an den Wochenenden. Sie staunen über die Holzschnitzereien in der großen Ratsstube, besichtigen die Saline oder sehen sich im Wasserviertel die Lüner Mühle und den Alten Kran an. Viele bleiben sogar zwei Tage, damit sie auch noch einen Ausflug in die Heide dranhängen können.«

Lili war beeindruckt. »Woher weißt du das alles?«

»Ein paar meiner Kundinnen vermieten jetzt Zimmer. Sie hoffen, eines Tages ganz vom Fremdenverkehr leben zu können. Sie machen lieber Gästen aus Berlin oder Frankfurt morgens die Betten und richten ihnen ein Frühstück her, anstatt bei Sonnenauf- und -untergang die Kühe zu melken.«

Franziska wies zum Rathausturm. »Das Glockenspiel hat es den Besuchern ganz besonders angetan.«

»Kein Wunder.«

Lili nahm ein Honigglas in die Hand, drehte und wendete es und stellte es schließlich wieder zurück.

Zum tausendjährigen Jubiläum der Stadt Lüneburg waren die einundvierzig Glocken aus Meißener Porzellan vor nunmehr vierzehn Jahren installiert worden. Morgens, mittags und abends schwebten deren helle, klare Töne über die Dächer der Stadt. Lili erinnerte sich daran, wie sie früher hier mit ihrer Familie gestanden hatte. Gemeinsam hatten sie das »Abendlied« von Matthias Claudius gesungen.

Auch mit John war sie manchmal hergekommen. Allerdings war er furchtbar unmusikalisch, weshalb sie auch nie gesungen, sondern auf Lilis Vorschlag hin einfach nur den Klängen gelauscht hatten.

John.

Unwillkürlich drückte Lili die Schultern durch. Sie erlaubte es sich nicht mehr, bei jedem Gedanken an ihn traurig zu werden. Sie hatte für sich beschlossen, dass sie dankbar sein musste für die Jahre, die sie mit ihm gehabt hatte, und dass sie ihr Leben weiterführen musste. Mochte ihr Herz auch erloschen sein – sie konnte nicht länger einem Mann nachtrauern, der seit bald einem Jahr verschollen war.

Natürlich wusste Lili, dass sie sich selbst etwas vormachte. Sie träumte noch immer von John, sie wachte an manchen Morgen mit tränennassen Wangen auf. Doch dann wischte sie sich das Gesicht ab und nahm den neuen Tag in Angriff.

»Alles in Ordnung?«, fragte Franziska. »Du bist auf einmal so still.«

»Ich habe an John gedacht.«

Franziskas Blick verdunkelte sich. »Mein Sohn fehlt mir so sehr. Da ist ein Loch in meinem Herzen, das sich niemals schließen wird.«

Lili bereute es bereits, überhaupt etwas gesagt zu haben. Sie gab sich einen Ruck und zwang sich dazu, ein halbwegs frohes Gesicht zu machen. »Ich finde es furchtbar voll hier. Lass uns irgendwohin gehen, wo es ruhiger ist.«

Franziska verstand den Wink. Auch sie versuchte sich an einem Lächeln, doch es kam nur ein gequältes Grinsen dabei heraus. »Aber wir wollten doch ein Geburtstagsgeschenk für dich finden. Weiter vorn gibt es die Stände mit Kleidung und Accessoires. Hast du dir nicht eine neue Handtasche gewünscht?«

»Ist nicht so wichtig.«

Lili und Leo waren am Tag zuvor vierundzwanzig Jahre alt

geworden. Früher hatte es immer ein großes Fest gegeben, aber in diesem Jahr war Lili nicht nach Feiern zumute gewesen. Erleichtert hatte Leo daraufhin verkündet, er werde Daniela, das Mädchen, das er an Weihnachten kennengelernt hatte, zum Essen ins »Schallander« am Stintmarkt ausführen.

Lili war es recht gewesen, nur Anne hatte enttäuscht gewirkt. Ihre Zwillinge waren nun endgültig erwachsen, und die einzigen Geburtstagsfeiern, die sie als Mutter noch ausrichten durfte, waren jene für Mia.

Sie bogen vom Marktplatz ab in die Straße An der Münze und fanden einen freien Tisch in einem Café. Franziska bestellte zwei Kännchen Kaffee und einen Teller mit Heidesand, den typischen Plätzchen aus Butter, Zucker, Vanille und Mehl.

»Du hast dich verändert«, stellte Franziska fest, nachdem sie beide einen Schluck Kaffee getrunken hatten.

Lili wappnete sich innerlich gegen eine mögliche Kritik. »Du meinst, weil ich nicht mehr bei jeder Gelegenheit losheule, bin ich ein gefühlloser Klotz geworden?«

Franziska hob die perfekt gezupften Augenbrauen. »Nein, meine Liebe. Das meine ich keineswegs.«

»Sondern?«, fragte Lili, noch immer auf alles gefasst. In Wahrheit hatte sie ein schlechtes Gewissen, weil sie Johns Mutter nur noch selten sah. Mal redete sie sich mit zu viel Arbeit raus, mal blieb sie einer vereinbarten Verabredung einfach fern, ohne sich zu entschuldigen.

»Ich finde, du bist stärker geworden«, sagte Franziska ruhig. »Eine starke und zielstrebige junge Frau.«

»Danke«, erwiderte Lili überrascht, und ihre Schuldgefühle wurden noch ein bisschen größer. Johns Mutter war ein herzensguter Mensch. Sie hatte es nicht verdient, links liegen gelassen zu werden.

»Manchmal fühle ich mich im Vergleich zu dir richtig alt«, gestand Franziska.

»So ein Unsinn. Du bist doch erst Mitte vierzig, und du siehst toll aus.« Das war kein leeres Kompliment. Genau wie Anne hatte sich Franziska ihre jugendliche Figur bewahrt und pflegte ihr Haut sorgfältig, um der Faltenbildung vorzubeugen.

Nun jedoch winkte sie bescheiden ab. »Trotzdem. Ich bewundere die Generation von jungen Frauen, der du angehörst. Ihr befreit euch aus der Abhängigkeit der Männer. Für euch ist es eine Selbstverständlichkeit, berufstätig zu sein. Und du bist allen ein leuchtendes Vorbild.«

Lili spürte, dass sie vor lauter Verlegenheit rot wurde. Mochte sie auch ein neues Selbstbewusstsein besitzen, diese Veranlagung würde sie wohl ihr Leben lang nicht mehr loswerden.

Sie nahm sich ein Plätzchen und knabberte daran.

»Ich bin doch nichts Besonderes.«

»Und ob du das bist.«

Franziska musterte sie ausgiebig. »Manchmal frage ich mich, ob du dir selbst überhaupt im Klaren darüber bist, was du alles leistest. Du führst nicht nur einen eigenen Kosmetiksalon und hast großen Erfolg mit deinem ›Tag der Schönheit‹. Du hast auch herausgefunden, dass Sport schön macht und neben alldem noch eine Turnhalle mit Kursen in *Aerobic* zum Erfolg geführt.«

Franziska war inzwischen selbst eine Anhängerin dieses Sports und verpasste keine Lektion mit Mona.

»Das war ich nicht allein«, wiegelte Lili ab. »Ohne Monas Fachwissen und Pauls Organisationstalent wäre ich nie so weit gekommen.«

»Du bist viel zu bescheiden.« Franziska wirkte auf einmal fast wütend. »Das ist eine dumme Eigenschaft, die seit Generationen von Müttern an ihre Töchter weitergegeben wird. Immer brav den Kopf einziehen und nie stolz auf eine Leistung sein. Anne war da zwar eine rühmliche Ausnahme, dennoch hat es sich bei dir irgendwie festgesetzt.«

»Aber …«

»Lass mich bitte ausreden. Du warst es, die die Idee zu diesem Projekt hatte, richtig?«

»Schon, aber …«

Franziska brachte sie mit erhobener Hand zum Schweigen.

»Ohne dich hätten also weder Mona noch Paul eine Zukunft in diesem Geschäft, oder?«

Lili nickte stumm.

»Und hast du mir nicht vorhin erzählt, dass ihr bereits daran denkt, euch zu vergrößern?«

»Ja. Die Turnhalle im Gebäude von ›Kunst und Krempel‹ reicht nicht mehr aus. Wir brauchen Räumlichkeiten, in denen wir mindestens zwei Kurse gleichzeitig abhalten können. Wir werden auch weitere Trainer einstellen, und Paul denkt über ein spezielles Sportprogramm für Männer nach. Etwas mit Hanteln und ein paar Geräten.«

Sie musste kichern, als sie daran dachte, was Paul noch gesagt hatte: Es gebe bereits ein paar Interessenten, darunter einen Kollegen am Johanneum namens David. Der unterrichte Geschichte und sei nicht nur ziemlich breit in den Hüften, sondern auch außerordentlich klein geraten. Der Mann erhoffe sich von dem Training tatsächlich ein gewisses Größenwachstum.

»Was ist so lustig?«, wollte Franziska wissen.

Lili erzählte es ihr.

»Tja«, meinte Franziska. »Nicht nur Frauen, auch Männer erhoffen sich manchmal eben Wunder. Wie dem auch sei. Das klingt alles großartig. Und all das nur, weil du den Zusammenhang zwischen Schönheit und Bewegung hergestellt hast.«

Lili lächelte. Franziska hatte recht. Es war tatsächlich an der Zeit, stolz auf das zu sein, was sie erreicht hatte.

»Die Kinderkurse sind gut belegt«, erzählte sie und goss sich Kaffee nach. »Mia gilt in der Stadt als bestes Beispiel dafür, wie gut das Programm auch den jüngeren Teilnehmern tut. Vor allem den Kindern, die ein paar gesundheitliche Probleme mitbringen.«

»Das überrascht mich nicht«, entgegnete Franziska. »Mias gesundheitlicher Zustand kommt einem Wunder gleich. Übrigens ist auch das dein Verdienst. Ohne dich wäre niemand auf den Gedanken gekommen, dass ein gezieltes Sportprogramm ihre Lunge stärken und ihre Muskulatur kräftigen könnte. Die Kleine ist ja so gut wie gar nicht mehr krank.«

Nachdenklich zog Lili die Stirn kraus. »Stimmt. Wir machen uns alle immer noch große Sorgen, aber Oma Margarethe behauptet, das wäre bloß eine alte Gewohnheit, die wir endlich ablegen müssten. Mia sei kerngesund, und wenn nicht der kürzere Arm wäre, käme kein Mensch darauf, dass sie zu den Conterganopfern gehört.«

Franziska lächelte, und diesmal war es ein echtes Lächeln. »Ich freue mich sehr, besonders für Anne. Sie hat es lange schwer gehabt. Gut, dass es dich gibt, Lili.«

Sie griff über den Tisch nach ihrer Hand und drückte sie kurz.

»Du hast es auch nicht leicht gehabt«, sagte Lili leise. »Und deine Generation verdient viel mehr Bewunderung als die meine. Ihr habt den Krieg überstanden und dann eine Welt wieder aufgebaut, die in Trümmern lag. Und du hast auch noch allein ein Kind großgezogen.«

Sie biss sich auf die Lippen. Jetzt hatte sie schon wieder von John angefangen. Dabei hatte sie sich fest vorgenommen, es heute nicht zu tun. Sie wollte nur ein paar angenehme Stunden mit einer Frau verbringen, die für sie wie eine zweite Mutter und ihr zugleich eine ältere Schwester war. Sie wusste doch, wie sehr Franziska litt, und hatte diesen Vormittag deshalb nicht mit Trostlosigkeit füllen wollen.

»Tut mir leid«, murmelte sie.

Franziska stellte die Tasse ab, aus der sie eben hatte trinken wollen. »Das muss es nicht. Ich bin froh, wenn jemand überhaupt noch von meinem Sohn spricht. Die meisten Leute vermeiden das Thema, weil sie glauben, ich würde dann nur traurig werden.«

Nun war es Lili, die über den Tisch nach ihrer Hand griff und sie festhielt. »Das kenne ich. Um Weihnachten rum habe ich furchtbar darunter gelitten, dass John von allen totgeschwiegen wurde.«

Herrgott!

Sie hätte sich selbst ohrfeigen können. Wie konnte sie nur so herzlos sein und das Wort Tod in Verbindung mit John gebrauchen! Bestimmt würde Franziska jetzt endgültig in Tränen ausbrechen.

Im nächsten Moment stellte Lili zu ihrem Entsetzen fest, dass ihre eigenen Augen feucht wurden. Sie schluckte schwer und bemühte sich mit aller Kraft, nicht die Fassung zu verlieren.

»Du bist eine starke, junge Frau«, sagte Franziska sanft. »Aber das bedeutet nicht, dass du nicht auch manchmal schwach sein darfst.«

»Ich … habe Angst, die Kontrolle zu verlieren, wenn ich meinen Gefühlen nachgebe«, gestand Lili.

»Das verstehe ich sehr gut. Aber wenn du dich wirklich wieder dem Leben öffnen willst, darfst du innerlich nicht versteinern.«

Versteinern. Welch ein seltsames Wort. Aber es traf ziemlich genau Lilis Seelenzustand.

»Wie machst du es denn?«, fragte sie Franziska. »Wie schaffst du es, weiterzuleben?«

»Ich habe meinen Piet. Er ist mir ein großer Trost und eine echte Stütze. Aber weißt du, was ich am schlimmsten finde?«

»Was?«, wollte Lili wissen und bereute gleich darauf, die Frage gestellt zu haben.

Franziskas Stimme zitterte, als sie fortfuhr: »Am schlimmsten ist für mich, dass ich meinen Sohn nicht beerdigen konnte. Ich wünschte, es gäbe ein Grab, zu dem ich gehen und an dem ich trauern könnte.«

Für einen Augenblick fürchtete Lili, ihr würden die Sinne schwinden. Woher sie die Kraft nahm, im Hier und Jetzt zu bleiben, war ihr selbst nicht klar.

»Du hast also die Hoffnung aufgegeben, dass er noch lebt und irgendwann zurückkommen könnte?«, fragte sie und hörte, wie vorwurfsvoll ihre Stimme klang. Erst jetzt merkte sie, dass sie trotz aller guten Vorsätze noch immer glaubte, John würde eines Tages wieder vor ihr stehen. Dieser geheime Traum hielt sie aufrecht und hinderte sie zugleich daran, sich eine Zukunft mit einem anderen Mann aufzubauen. Mit Paul, zum Beispiel. Paul, der noch immer wartete, Paul, der sie manchmal so seltsam ansah, dass sich ein schweres Gewicht auf ihre Schultern legte.

Ich kann ihn nicht länger hinhalten, dachte sie auf einmal. *Das hat er nicht verdient.*

So tief war sie in ihre Gedanken versunken, dass sie Franziskas Antwort überhört hatte.

»Wie bitte?«

»Ich sagte, dass ich die Hoffnung wohl niemals ganz aufgeben kann. Aber das ist nicht gut.«

Lili stellte fest, dass sie noch immer Franziskas Hand hielt, und ließ sie los.

»Das verstehe ich nicht. Was ist schlecht daran, Hoffnung zu haben?«

»Sie nährt die Ungewissheit, und die ist am schlimmsten. Sie raubt mir den Schlaf, sie lässt mich niemals Frieden finden.«

Lili begriff, dass es ihr ganz genauso ging.

»Was sollen wir bloß tun?«, fragte sie leise.

Franziskas Schultern sackten herab. »Ich fürchte, wir können gar nichts tun. Nur warten.«

»Und worauf?«

»Vielleicht darauf, dass es in ein paar Jahren besser wird.« Franziska seufzte. »Es heißt doch, die Zeit heilt alle Wunden.«

»Nicht alle«, entgegnete Lili, und sie wussten beide, dass es stimmte.

Am Nachmittag traf sich Lili mit Mona und Paul vor einem modernen Gebäude an der Barckhausenstraße.

»Es wurde gerade erst fertiggestellt«, erklärte Paul begeistert. »Und es wäre absolut perfekt für unsere Zwecke.«

Lili bemerkte, dass Mona nicht aufhören konnte, Paul anzustarren.

Ihr selbst erging es auch nicht viel besser. Ihr Freund und Geschäftspartner hatte sich bei der Wahl seiner Kleidung heute selbst übertroffen. Zu einem knallroten Pulli trug er eine sonnengelbe Schlaghose, die an den Hüften hauteng saß und sich von den Knien aus abwärts trompetenhaft weitete.

Sie fragte sich, was sein Schuldirektor zu seiner Aufmachung wohl sagen mochte, aber wahrscheinlich war dies nur Pauls Freizeitlook.

»Ihr werdet gleich sehen, ich habe nicht zu viel versprochen.«

»Glaube ich auch so«, murmelte Mona, deren Blick hauptsächlich auf seine Körpermitte gerichtet war.

Neugierig folgte Lili ihrem Beispiel – und sah schnell wieder weg, als sie merkte, dass ihr die Hitze ins Gesicht stieg.

Diese Hosenmode verbarg wirklich nicht viel.

»Sollen wir reingehen?«, fragte Paul.

»Wohin du willst«, murmelte Mona.

»Wie meinst du das? Ich dachte, wir wollen das Gebäude besichtigen.«

Lili kicherte. »Das hat Mona auch gemeint.«

»Ich kann schon noch für mich selbst sprechen«, erwiderte die Freundin und ließ ihren Blick immer noch auf der Stelle ruhen, wo er lag.

Paul bemerkte es, und irgendetwas tat sich dort, worauf Lili lieber nicht mehr hinschaute.

»Phänomenal!«, stieß Mona aus.

Paul grinste stolz, während Lili einen Stich verspürte. Nicht aus Eifersucht. Da war sie sich sicher. Vielleicht war sie einfach neidisch auf die Lebenslust ihrer Freunde.

Sie wollte ihnen den Spaß nicht verderben, sagte aber dennoch: »Warten wir einen Moment. Es kommt noch jemand.«

»Wer denn?«, fragten Mona und Paul wie aus einem Mund.

»Unser Investor. Allein können wir vielleicht die Miete aufbringen, aber nicht die Ausstattung bezahlen. Das hast du doch neulich selbst gesagt, Paul.«

»Schon, aber ich habe nächste Woche einen Termin bei der Bank. Bestimmt kann ich einen Kredit zu günstigen Bedingungen aushandeln. Inzwischen sind wir ja nicht mehr irgendwer, sondern haben bewiesen, dass wir ein Unternehmen erfolgreich führen können.«

»In meiner Familie halten wir nicht viel von Bankschulden«, entgegnete Lili.

»Warum nicht?«

»Ist eine lange Geschichte. Mein Vater hätte mal fast unser

Haus in der Papenstraße und die Tischlerei am Stintmarkt als Sicherheit für sein Möbelhaus eingesetzt. Zum Glück ist es nicht so weit gekommen, denn das Möbelhaus ging vorher pleite.«

Paul hob in einer hilflosen Geste die Arme, was Bewegung in seine Körpermitte brachte. Lili sah es an Monas weit aufgerissenen Augen.

»Das ist zwar bedauerlich«, sagte er, »hat aber nichts mit uns zu tun. Ich habe bereits einen detaillierten Finanzplan ausgearbeitet.«

Lili gab sich unbeeindruckt. »Den kannst du ja unserem Investor zeigen.«

»Wer auch immer das sein soll.«

In diesem Moment wurde laut gehupt, und alle drei sprangen zur Seite.

Margarethe parkte den Käfer, der mal ihrer Schwiegertochter gehört hatte, und stieg aus. Sie hatte den Wagen übernommen, als Anne zu Beginn dieses Jahres einen schnittigen Ford Capri aus zweiter Hand gekauft hatte.

»Bitte nicht«, murmelte Paul mit Grabesstimme.

Lili drohte ihm spielerisch mit dem Zeigefinger. »Was hast du gegen meine Großmutter? Ihr Wilfried verkauft neuerdings massenhaft Aquarelle an die Touristen, und die beiden wissen bald nicht mehr, wohin mit den ganzen Einnahmen. Da ist es doch besser, wenn das Geschäft in der Familie bleibt.«

Paul warf ihr einen langen wissenden Blick zu.

Meine Familie wird das niemals sein, sagte dieser stumm.

Mona wirkte inzwischen enttäuscht. Offenbar war bei Paul beim Anblick Margarethes etwas geschrumpft.

Die ältere Frau blieb neben ihrem Käfer stehen.

»Kommst du nicht her?«, fragte Lili leicht irritiert.

Margarethe deutete auf den rot und gelb gekleideten Paul. »Ich warte, dass die Ampel grün wird.«

Dann brach sie in lautes Gelächter aus.

»Jungchen, wann werden Sie sich jemals vernünftig anziehen?«

»Wenn Sie in der Hölle schmoren«, raunte Paul so leise, dass nur Lili und Mona es hören konnten.

»Er verändert seine Farbe nicht mehr«, sagte Lili zu Margarethe. »Jetzt lasst uns endlich reingehen und die Räumlichkeiten besichtigen.«

Paul zog einen Schlüssel aus der Tasche, drehte sich um und öffnete die Eingangstür.

»Wir sollten das gesamte Erdgeschoss anmieten«, erklärte er, während er die Frauen herumführte. »Hier ist Platz für zwei große Turnhallen und einen kleineren Kursraum. Außerdem werden wir Umkleidekabinen und Duschen brauchen. Vorne soll der Empfangsbereich hinkommen. Vielleicht mit einer Saftbar, damit sich die Sportler und Sportlerinnen nach ihrer Stunde erfrischen können. Nun, was haltet ihr davon?«

Lili und Mona nickten begeistert. Das Projekt würde noch einmal Geld und Zeit kosten, aber sie konnten sich beide schon vorstellen, wie es hier einmal aussehen würde. Modern, jung und erfolgreich.

Margarethe hingegen bombardierte Paul mit Fragen zur Finanzierung und Ausstattung. Sie wirkte erst zufrieden, nachdem er sie ihr ausführlich beantwortet hatte.

Er selbst jedoch hatte ihr die »Ampel« nicht verziehen und gab sich kurz angebunden.

Lilis Großmutter schien davon allerdings nichts zu merken. »Das Gebäude hat drei Stockwerke«, gab sie zu bedenken. »Werden sich die Mieter oben nicht über laute Musik und die Hampelmänner beschweren?«

Sie sprach immer noch gern abfällig von *Aerobic*, obwohl sie längst ein festes Mitglied der Ladys-Gruppe war.

»Unwahrscheinlich«, gab Paul zurück. »Da kommen verschiedene Verwaltungsbüros der Stadt rein. Die werden alle schon geschlossen haben, wenn wir am Nachmittag anfangen.«

»Ausgezeichnet«, lobte Margarethe. Sie drehte sich einmal im Kreis und erklärte dann: »Ich glaube an die Sache. Ihr drei seid eine tolle Mannschaft. Schade, dass … Nun, nicht so wichtig.«

Lili ahnte, was Margarethe fast von sich gegeben hätte, und war ihr dankbar dafür, dass sie es unterließ.

»Was ich eigentlich sagen wollte: Ihr habt den richtigen Riecher. Wir leben jetzt in den Siebzigerjahren. Die Leute werden immer mehr Sport treiben wollen. Das hat meine Enkelin ja schon erkannt. Ich bin auf jeden Fall dabei. Besser könnte ich unser Geld gar nicht anlegen. Also, wie wollen wir das Baby nennen?«

Lili, Mona und Paul tauschten überraschte Blicke aus.

Dann begriff Lili.

»Natürlich!«, rief sie aus. »Wir können ja nicht einfach Turn- oder Trainingshalle sagen. Das klingt so altmodisch.«

»Und *Aerobic* können viele gar nicht aussprechen«, warf Mona ein.

»Wie wär's mit ›Bella Margarethe‹?«, schlug natürlich Margarethe vor, erntete jedoch keinerlei Zustimmung.

»Wir sind ja kein italienisches Reisebüro«, meinte Paul bissig. »Und auch kein Restaurant.«

»Jungelchen. Jetzt hör auf, böse auf mich zu sein. Mach lieber einen eigenen Vorschlag.«

Paul wandte sich an Lili und Mona. »Das Wort ›Sport‹ muss darin vorkommen. Vielleicht ›Sportparadies‹?«

»Amen!«, stieß Margarethe aus.

Lili und Mona grinsten sich an.

»Wie wär's mit ›Sportstudio‹?«, fragte dann Mona.

»Klingt perfekt«, fand Lili. »Aber das allein ist langweilig. Vielleicht gibt es eines Tages ja viele solcher Studios. Lasst uns noch einen Eigennamen hinzufügen.«

Sie krauste die Stirn, während sie nachdachte. Dann hatte sie es. Es kam nur ein Name infrage.

»Sportstudio ›San Francisco‹. Dort hat alles angefangen.«

Ihre Gedanken flogen zu John, wo immer er auch sein mochte, und das Herz wurde ihr schwer. Trotzdem lächelte sie.

Mona und Paul nickten zustimmend, nur Margarethe meckerte: »Da wäre was Italienisches aber weniger exotisch.«

Sie wurde jedoch glatt überstimmt und gab sich geschlagen.

»Nun, wenn damit alles geklärt ist, werden Mona und ich mal wieder fahren«, entschied sie dann.

»Wieso ich auch?«, fragte Mona.

Margarethe verdrehte die Augen, als hätte sie es mit einem bockigen Kleinkind zu tun. »Es ist bald Zeit für die Ladys-Gruppe. Außerdem hat Lili mit Paul was zu besprechen. Was Privates.«

»Und wer bin ich?«, empörte sich Mona. »Etwa eine Wildfremde?«

»Unsinn. Aber die zwei müssen mal einen Moment allein sein.« Sie packte die Trainerin einfach am Arm und zog sie mit sich fort.

Mona warf noch einen letzten bedauernden Blick auf Pauls Körpermitte, wo sich aber ohnehin nichts mehr regte.

Dann war Lili mit ihm allein. Sie wusste dem Inhalt nach zwar, was sie sagen musste, suchte aber hilflos nach den richtigen Worten.

»Ist nicht nötig«, meinte Paul.

»Wie bitte?«

»Du brauchst mir nichts zu erklären. Selbst deine Großmutter hat gemerkt, dass du niemals Gefühle für mich entwickeln wirst. Deswegen hat sie uns doch allein gelassen, oder? Damit wir uns endlich aussprechen.«

»Ich glaube schon, ja.«

»Na dann.« Er lächelte gequält. »Lassen wir es einfach gut sein.«

»Aber ich möchte erklären ...«

»Was? Dass du noch immer John liebst? Dass du wahrscheinlich dein Leben lang diesem Mann nachtrauern wirst? Überflüssig.«

»Nein«, widersprach sie ihm leise und sah ihm in die Augen. »Ich habe wirklich eine Zeit lang geglaubt, dass es möglich sein könnte, mich in dich zu verlieben. Vielleicht unter anderen Umständen ...«

»Nicht.« Wieder unterbrach er sie. »Erspare mir bitte weitere Erklärungen. Es ist, wie es ist. Niemand kann etwas für seine Gefühle.«

Lili fühlte eine Welle der Erleichterung über sich hinwegrollen. Er hatte es ihr leicht gemacht – das war mehr, als sie verdient hatte.

»Danke. Es tut mir leid, dass ich dich so lange im Ungewissen gelassen habe.«

Paul trat nahe an sie heran und schaute ihr in die Augen.

»Es war nicht deine Schuld. Ich habe genauso lange an diesem unmöglichen Traum festgehalten.«

Sein Blick wurde weich. »Weißt du, ich glaube, dass ich über dich hinwegkommen werde. Vielleicht nicht sofort. Aber mit der Zeit hoffentlich.«

»Dann können wir Freunde bleiben?«

Paul nickte. »Natürlich. Mehr war uns anscheinend nie bestimmt.«

»Du glaubst an Bestimmung?«, fragte sie ungläubig.

Paul grinste. »Das ist Monas Einfluss. Manchmal hängt ihr noch ihr Hippieleben nach, und dann gibt sie mir eine Lektion.

»Mona ist toll«, bemerkte Lili.

»Ja, das ist sie.« Pauls Stimme klang neutral und nachdenklich zugleich.

23. KAPITEL

Juni 1970

Sanft klopfte Lili eine rückfettende Creme in die Gesichtshaut ihrer Kundin ein. Sie hieß Verena Michaelis und war an diesem Sonnabend im Juni zum ersten Mal in den Salon gekommen. Lili schätzte sie auf Anfang fünfzig, obwohl ihre Stimme vor ein paar Tagen am Telefon, als sie einen Termin vereinbarte, jünger geklungen hatte. Das mochte an einigen überzähligen Pfunden liegen, die Verena Michaelis mit sich herumschleppte, oder auch an der tiefdunklen Bräune.

Noch vor ein paar Jahren hatte vornehme Blässe als schick gegolten, inzwischen wollte sich alle Welt offenbar in ein Grillhähnchen verwandeln – mit entsprechend schrumpeliger Haut.

»Sie legen sich wohl gern in die Sonne?«, fragte Lili vorsichtig.

»Oh ja! Mein Mann und ich haben auf Gran Canaria überwintert. Und weil es dort so herrlich war, sind wir sogar bis Mitte Mai geblieben.«

Stolz schwang in ihrer Stimme mit. »Jetzt kann ich nur hoffen, dass der Sommer schön wird, damit ich meine Bräune behalte. Zur Not fliegen wir wieder in den Süden. Vielleicht nach Griechenland. Korfu soll ja ganz zauberhaft sein. Mein Mann ist Privatier, müssen Sie wissen. Dank einer großen Erbschaft braucht er nicht mehr zu arbeiten.«

Ihre Lider waren unter zwei Wattebäuschen mit Gurkenextrakt geschlossen, sodass Lili unbemerkt die Augen verdrehen konnte. Aber natürlich sagte sie nichts. Es stand ihr nicht zu, ihre Kundinnen zu kritisieren, auch dann nicht, wenn diese mit extrem langen Sonnenbädern ihrer Haut großen Schaden zufügten.

Birthe Lüttmann war da weniger zurückhaltend. Sie saß zusammen mit ihrer Freundin Hilde Overbeck rechts und links von der neuen Kundin. Birthe wartete darauf, dass der pfirsichfarbene Lack an ihren Fingernägeln trocknete, Hilde wollte sich von Lili Augenbrauen und Wimpern färben lassen, war aber noch nicht an der Reihe.

Birthe lachte: »Schätzchen, Sie sehen aus wie eine von uns.«

Lili biss sich auf die Lippen.

»Wer sind Sie, und wie kommen Sie dazu, mich so zu nennen?«

Da die Kundin sich in einer halb liegenden Position befand und Lili weiterhin mit den Fingerspitzen die Creme einklopfte, fühlte sie sich dem verbalen Angriff vermutlich hilflos ausgeliefert.

»Wir sind Bäuerinnen«, gab Birthe Lüttmann freudig Auskunft. »Also, meine Freundin Hilde hier und ich sind auch ziemlich braun, weil wir viel draußen arbeiten. Aber wir passen meistens auf, dass unsere Haut nicht verbrennt, denn Lili und ihre Mutter haben uns beigebracht, dass wir davon frühzeitig Falten kriegen. Also tragen wir Hüte mit breiten Krempen und schmieren uns abends mit guten Nährcremes das Gesicht ein, damit wir nicht bald wie runzelige alte Weiblein aussehen.«

»Falten?«, fragte Verena Michaelis empört. »Das ist vielleicht Ihr Problem, nicht meins. Ich bin ja keine Bäuerin.«

Da lag ziemlich viel Verachtung in ihrer Stimme, fand Lili, was Birthe Lüttmann sicher nur noch mehr reizen würde.

Schon erfolgte der Gegenschlag: »Sie werden aber sehr bald ein runzliges altes Weiblein sein, wenn Sie so weitermachen. Fragen Sie die Fachfrau. Nun, Lili, was sagst du dazu?«

Die Kundin nahm die Wattebäusche von den Augen, richtete

sich auf und funkelte böse nach rechts und links. Dann sah sie Lili an. »Ist es normal, dass man in Ihrem Salon beleidigt wird? Wenn ja, dann bin ich zum ersten und letzten Mal hier gewesen.«

Lili suchte noch nach einer diplomatischen Antwort, als Birthe schon wieder loslegte: »Nun seien Sie mal nicht so empfindlich, Schätzchen. Ihrem hochgeschätzten Privatier-Gatten mag das ja wurscht sein, aber Sie wollen mit nur fünfzig doch nicht schon aussehen wie sechzig, oder? Dazu noch mit diesen zwanzig Pfund Übergewicht. Da sollten Sie mal lieber mit uns *Aerobic* machen.«

»Ich bin dreiundvierzig!«, stieß Verena Michaelis aus. »Hören Sie sofort auf mit Ihrer Tirade!«

Birthe zuckte ungerührt mit den Schultern. »Wie Sie wollen. Aber ich mein's nur gut. Nicht dass der gute Gatte sich demnächst ein jüngeres Modell sucht. Schlank und braun gebrannt, was mit zwanzig oder dreißig ja noch hübsch anzusehen ist.«

»Es reicht!«, rief Lili. »Du bist jetzt still, Birthe, sonst muss ich dich bitten, den Salon zu verlassen.«

»Hoppla! Sag mal, Hilde, seit wann ist unsere Lili denn so energisch?«

»Seit sie eine erfolgreiche Geschäftsfrau ist«, gab die Freundin zurück. »Hast du das etwa noch nicht mitgekriegt? Unsere Lili ist eine starke, junge Frau, die sogar dir die Stirn bietet.«

»Alle Achtung«, meinte Birthe. »Vielleicht ist es aber auch der große Kummer, der sie schneller ungeduldig werden lässt.«

»Glaube ich nicht«, meinte Hilde nachdenklich. »Sie ist über den Jungen hinweg. Sie sieht doch ganz zufrieden aus, oder?«

»Das täuscht. Sie verbirgt bloß ihr gebrochenes Herz hinter einem professionellen Lächeln.«

»Ich kann euch hören, wisst ihr?«, sagte Lili. »Ich stehe direkt vor euch.«

Beide hoben nur die Schultern. Sie kannten Lili, seit sie ein junges Mädchen gewesen war, und fühlten sich deshalb offensichtlich dazu berechtigt, über ihr Leben zu urteilen.

Verena Michaelis saß auf ihrer Massageliege und blickte aufmerksam von einer zur anderen. Das hier war vermutlich spannender, als jeden Tag in der Sonne von Gran Canaria zu braten.

»Wer ist denn der junge Mann, der ihr das Herz gebrochen hat?«, fragte sie.

Birthe starrte sie an, als hätte sie ihre Anwesenheit vollkommen vergessen gehabt. »Das geht Sie gar nichts an, Schätzchen. Kümmern Sie sich lieber um Ihren Gatten und seine eventuelle Geliebte.«

Lili wollte erneut eingreifen, doch offensichtlich hatte Birthe einen Nerv getroffen, denn Verena Michaelis antwortete: »Mein Harald ist nicht so. Wir lieben uns wirklich. Aber eines stimmt: Ich müsste unbedingt abnehmen. Was ist denn dieses ›Ärrobs‹? Und ich wusste auch nicht, dass Sonne Falten macht. Danke, dass Sie mich aufgeklärt haben. In Zukunft werde ich vorsichtiger sein.«

Birthe winkte ab. »Unser Wissen haben wir, wie gesagt, von Lili und ihrer Mutter Anne. Und Lili hat auch die *Aerobic* aus Amerika nach Lüneburg gebracht.«

»Das war ich nicht allein«, warf Lili ein.

Lob war ihr stets unangenehm.

Birthe überhörte sie glatt und sprach weiter mit Verena Michaelis. »Lili kann Ihnen alles im Detail erklären. Und dann kommen Sie zu einer Probestunde ins Sportstudio. Sie werden sehen, es wirkt wahre Wunder. Nehmen Sie mich und meine Freundin Hilde. Wir haben inzwischen beide locker zehn Pfund abgenommen, eine gut durchblutete Haut und fühlen uns herrlich in Form.«

»Das klingt wundervoll. Sportstudio, sagen Sie? Von so etwas habe ich ja noch nie gehört.«

Birthe lächelte jetzt beinahe freundlich.

»Ja, unsere Lili ...« Sie brach ab und starrte überrascht in den Spiegel. »Wer ist das denn? Lili, hast du jetzt doch noch einen Männersalon eröffnet?«

»Quatsch«, entgegnete die und hob den Blick zur Eingangstür. »Das ist bestimmt Leo. Er hat in Hamburg neues Färbemittel für mich abgeholt und ...«

Die nächsten Worte blieben ihr im Hals stecken, als sie feststellte, dass es sich bei dem Mann in der Tür unmöglich um ihren Zwillingsbruder handeln konnte. Leo war breitschultrig und kräftig. Die Silhouette, die sich gegen das Sonnenlicht draußen abzeichnete, wirkte viel zu schmal.

Ihr stockte der Atem.

Als der Mann näher trat, schlug Lili eine Hand vor den Mund und stieß einen leisen Schrei aus.

Birthe und Hilde sprangen hoch und bauten sich wie zwei lebende Schutzschilder vor ihr auf. Verena Michaelis begriff nicht, was vor sich ging, stellte sich aber tapfer hinter die Kosmetikerin. Der heutige Salonbesuch lieferte ihr Gesprächsstoff für Wochen.

Lili fühlte sich einer Ohnmacht nahe. Nur die geballte weibliche Kraft um sie herum verhinderte, dass ihr wirklich die Sinne schwanden.

Nur zwei Stunden zuvor hatte Lili gedacht, dass Mona für die größte Aufregung des Tages gesorgt hätte. Die Freundin war in der Papenstraße aufgetaucht, als Lili noch mit ihren Eltern und Mia in der Küche beim Frühstück gesessen hatte.

»Ist etwas passiert?«, hatte sie alarmiert ausgerufen, denn Besuche von Mona waren selten geworden.

Anne hingegen hatte nur ein weiteres Gedeck aufgelegt und die junge Frau gebeten, sich zu ihnen zu gesellen.

»Es ist schön, dich mal wieder hier zu sehen, Mona.«

»Danke.«

»Da sind noch Brötchen übrig. Und Butter, Heidehonig und Mettwurst. Leo hat wieder bei seiner Freundin übernachtet. Ich muss endlich damit aufhören, für das Wochenende so viel einzukaufen.«

Leo und Daniela waren jetzt ein festes Paar. Daniela arbeitete als Sekretärin bei der »Landeszeitung« und konnte sich eine eigene kleine Wohnung leisten. In der Familie Jensen war sie gern gesehen, denn sie war eine tüchtige und bodenständige junge Frau. Und Leo war glücklich mit ihr – das war das Wichtigste.

»Mir reicht ein Kaffee.«

Lili blickte die Freundin beunruhigt an. So wortkarg kannte sie Mona gar nicht. Normalerweise war sie die reinste Plaudertasche, und besonders mit Anne konnte sie stundenlang über Wichtiges und Unwichtiges reden.

Lilis Mutter merkte nun wohl auch, dass etwas nicht in Ordnung war.

»Willst du allein mit Lili sprechen?«

»Ja, bitte. Wir könnten nach oben gehen.«

»Nicht nötig. Bleibt ihr nur hier und trinkt in Ruhe euren Kaffee. Benno, Mia und ich wollen sowieso in die Stadt gehen. Die Lütte braucht ein paar neue Sommerkleider. Sie ist aus allem rausgewachsen.«

»Wann hört ihr endlich auf, mich Lütte zu nennen?«, fragte Mia empört. »Oder Kindchen, wie Omi. Ich bin einen Meter und fünfzehneinhalb Zentimeter groß. Das ist ziemlich groß für mein Alter.«

Anne strich ihr liebevoll über den Kopf. »Du hast recht, Süße. Wir müssen uns alle den Spitznamen abgewöhnen.«

Dabei strahlte sie vor Glück. Seit es ihrer Jüngsten so gut ging, hatte sie sich endlich von den schrecklichen Schuldgefühlen befreien können, die sie seit Jahren geplagt hatten. Sie sprach nicht mehr von der einzigen Contergantablette, die sie während ihrer Schwangerschaft genommen hatte, sondern ließ die Vergangenheit ruhen.

Lili wusste, dass Mias Größe für ein achtjähriges Mädchen noch immer an der unteren Schwelle lag. Dennoch kam ihre Entwicklung einem Wunder gleich.

Mia tippte Mona an. »Sag Ihnen, dass ich die Beste in der Gruppe bin. Sie sollen mich nicht mehr wie ein zartes Pflänzchen behandeln.«

»Sie ist die Beste der Gruppe«, erklärte Mona der Runde, klang dabei aber seltsam hölzern.

Lili wechselte einen Blick mit ihren Eltern, die daraufhin mit Mia die Küche verließen.

Als sie allein waren, goss sie ihrer Freundin Kaffee ein. »Ist nur noch lauwarm. Soll ich frischen aufbrühen?«

»Nicht nötig.«

»Na, dann: Raus mit der Sprache. Worüber willst du reden?«

Sie schaute zur Küchenuhr. Viel Zeit hatte sie nicht mehr. Normalerweise hielt Lili sich die Samstage frei, um mit ihrer Familie zusammen zu sein. Wenn sich aber gern gesehene Frauen wie Birthe Lüttmann und Hilde Overbeck für eine Behandlung angekündigt hatten und sogar noch eine neue Kundin kommen wollte, öffnete sie selbstverständlich ihren Kosmetiksalon.

Ein Blick in Monas düstere Miene riet ihr jedoch zur Geduld. Offensichtlich hatte die Freundin etwas auf dem Herzen und wusste nicht so recht, wie sie anfangen sollte.

Lili dachte fieberhaft nach.

Im Sportstudio war alles in Ordnung, soweit sie wusste. Das

»San Francisco« hatte vor zwei Wochen eröffnet und lief prächtig an. Lili, Mona und Paul konnten sich vor neuen Anmeldungen kaum retten und rieben sich schon ungläubig die Augen. Im Leben hätten sie nicht damit gerechnet, dass ihre neue Idee so schnell Anklang finden würde.

Mona schwieg immer noch und kaute auf ihrer Unterlippe herum.

Lili pickte Brotkrümel von ihrem Teller auf.

Zehn Minuten gebe ich ihr noch, überlegte sie. *Dann muss ich wirklich los.*

Endlich sagte Mona: »Gestern Abend ist etwas vorgefallen.«

»Im Sportstudio?«, fragte Lili. Als Mona nicht gleich antwortete, dachte sie kurz nach. Freitags fand der Kurs der Ladys-Gruppe statt. »Hat meine Großmutter sich mal wieder bei Paul danebenbenommen?«

»Sie nicht.«

»Was?«

Mona holte tief Luft. »Nicht Margarethe hat sich danebenbenommen, sondern ich.«

»Verstehe ich nicht«, entgegnete Lili, obwohl sie auf einmal doch verstand.

»Ich … habe ihn geküsst«, gestand Mona.

»Na so was!«

Etwas Klügeres fiel ihr nicht ein.

»Bist du jetzt schockiert?«

»Ich, ach Quatsch. Nur vielleicht – ähm – überrascht.«

»Das war Paul auch«, sagte Mona und kicherte leise. »Er hat anscheinend nie gemerkt, dass ich ihn mag. Wahrscheinlich, weil er immer nur Augen für dich hatte.«

Lili sah ihre Freundin an. »Ich habe ihm im April gesagt, dass aus uns nichts werden kann. Endgültig.«

»Das habe ich mir schon gedacht. Na, ich habe noch ein paar

Monate gewartet, und gestern dachte ich, jetzt versuche ich einfach mal mein Glück.«

»Und?«

»Er hat mich zurückgeküsst.« Monas Gesicht strahlte auf einmal. »Es hat richtig geknistert zwischen uns. Ich musste ihn sogar bremsen. Aber … vielleicht war das auch nur körperliche Anziehungskraft.«

»Mona …«

»Lass es gut sein, Lili. Ich weiß, dass ich für Paul nur der Trostpreis bin. Aber ich liebe ihn wirklich aus ganzem Herzen.«

»Und was ist mit diesem Freund, von dem du Weihnachten erzählt hast?« Wenn schon, dann sollten sie vollkommen ehrlich zueinander sein, fand Lili.

Mona winkte ab. »Ach, der. Das war schon nach den Feiertagen wieder vorbei. Ich habe einfach gemerkt, dass ich keinen anderen will als Paul.«

Beide schwiegen einen Moment, und Lili verstand, dass es ihrer Freundin genauso ging wie ihr selbst. Für sie gab es keinen anderen als John.

Mona zog die Mundwinkel nach unten. »Ich hoffe nur, dass er irgendwann meine Gefühle erwidern kann, sonst wird das eine ziemlich einseitige Liebe.«

»Das wird er«, sagte Lili mit fester Stimme, obwohl sie keine Ahnung hatte, woher sie diese Gewissheit nahm.

»Du bist mir nicht böse?«, fragte Mona zaghaft. »Du hast nicht vorgehabt, mit ihm eines Tages doch noch was anzufangen?«

»Nein. Meine Entscheidung war endgültig. Und es war auch höchste Zeit dafür. Ich fand es nicht in Ordnung, ihn noch länger hinzuhalten.«

»Stimmt. Das wäre wirklich nicht fair gewesen.«

Die Freundinnen lächelten einander zu.

»Danke, dass du es mir gesagt hast«, meinte Lili. »Ich wünsche dir alles Glück dieser Welt.«

Mona öffnete den Mund. Vielleicht wollte sie etwas Ähnliches sagen. Aber dann schloss sie ihn wieder. Alle Menschen, die Lili nahestanden, wussten schließlich, dass es für sie so etwas wie Glück nicht mehr geben würde.

Sie trennten sich in bestem Einvernehmen, und auf dem kurzen Weg zum Salon lauschte Lili tief in ihr Inneres hinein. Sie fand weder Missgunst noch Bedauern darin. Sie freute sich einfach und hoffte, dass Mona und Paul es schaffen würden.

24. KAPITEL

Nun stand ein Gespenst vor ihr.

Hoch aufgeschossen und dünn, schrecklich dünn. Es hatte dunkle, streng nach hinten gekämmte Haare, und über der Stirn war eine kahle Stelle. Dort begann eine hässliche, gezackte und wulstige Narbe, die sich bis zum linken Ohr zog.

Das Gespenst trat zögernd näher, so konnte Lili die Narbe deutlich sehen. Tränen des Mitgefühls rannen ihr über die Wangen.

»Keinen Schritt weiter!«, befahl Birthe Lüttmann. »Wer zum Teufel sind Sie, und warum bringen Sie unsere Lili zum Weinen?«

Keine Antwort. Nur ein fragender Blick aus braunen Augen. Es waren Johns Augen. Und auch wieder nicht. Lili las Schmerz und Entsetzen darin – etwas, was früher nie in ihnen gestanden hatte. Sein schmales Gesicht hatte seine kantigen Konturen verloren, die kräftige Nase wirkte zwischen den eingefallenen Wangen größer als früher.

John schwankte und hielt sich an der Lehne eines alten Friseurstuhles fest.

»Sind Sie etwa betrunken, junger Mann?«, fragte Hilde Overbeck.

Leichtes Kopfschütteln und ein Gesicht, das sich vor Schmerz verzerrte.

»Dem armen Kerl geht es nicht gut«, erklärte Verena Michaelis, die immer noch hinter Lili stand, aber offenbar mehr begriff als die beiden Bäuerinnen.

»Sehen Sie das denn nicht? Er ist leichenblass, und ihm steht der kalte Schweiß auf der Stirn.«

»Sind Sie Ärztin, oder was?«, fragte Birthe.

»Krankenschwester. Früher einmal.« Sie drängte sich an Lili und den Bäuerinnen vorbei und ging auf John zu.

Lili wusste jetzt ganz sicher, dass es John war.

»Kommen Sie, setzen Sie sich«, sagte Verena Michaelis im typischen Ton einer Pflegerin. Streng und behutsam zugleich.

John sackte auf dem Friseurstuhl zusammen, legte den Kopf in den Nacken und starrte an die Decke.

»Ein Glas Wasser!«, befahl Verena Michaelis.

Hilde rührte sich als Erste, lief zu einem der Waschbecken, ließ Wasser in einen Becher laufen und brachte ihn der Krankenschwester.

»Ich habe nie verstanden, was das helfen soll«, sagte sie dabei.

»Reden Sie kein dummes Zeug. Hier, junger Mann, trinken Sie einen Schluck.« Aber Johns Kopf blieb zurückgelehnt, und er schloss jetzt die Augen.

»Was ist mit ihm?«, fragte Birthe. »Der wird doch nicht hier vor unseren Augen …«

»Halten Sie den Mund!« Verena Michaelis winkte Lili zu sich heran.

»Ich habe den Eindruck, er ist wegen Ihnen hier. Kennen Sie ihn?«

»Ich … ja … ich kannte ihn mal.«

»Gut. Stellen Sie sich hier neben ihn, und passen Sie gut auf ihn auf. Wo ist das Telefon? Ich rufe einen Krankenwagen.«

Lilis Hand zitterte, als sie zu dem Vorhang wies, hinter dem sich ein winziger Pausenraum und der Telefonapparat befanden.

John rührte sich nicht.

Sein Atem ging flach, aber regelmäßig. Das beruhigte Lili. Sie trat an ihn heran und folgte mit den Fingerspitzen sacht dem Lauf der gezackten Narbe. Von der kahlen Stelle am Kopf über die Schläfe bis hinter das Ohr. Es schien ihr, als würde sie während dieser Erkundung zusammen mit John in Vietnam sein.

Bilder, die im Fernsehen gezeigt worden waren, verfolgten sie. Hubschrauber, die über den Dschungel flogen, Soldaten, denen die Hitze und Erschöpfung ins Gesicht geschrieben stand, einheimische Familien, die vor den Panzern flohen, ein vom Napalm verbranntes Mädchen, das schreiend eine Straße hinunterlief und keinen Fetzen Kleidung mehr am Leib trug.

Dies alles und noch viel mehr hatte John erlebt – nicht mit dem Abstand einer Mattscheibe dazwischen, sondern ganz nah dran.

Schmerzen durchfuhren Lili. Sie fühlte seine Qual.

Als der Krankenwagen eintraf und John wenig später hinausgebracht wurde, blieb Lili ratlos zurück. Hatte sie das alles nur geträumt? War John nur Einbildung gewesen? Aber dann spürte sie wieder die Narbe unter ihren Fingerspitzen und wusste, er war wirklich zurückgekehrt.

Verena Michaelis schaute sie mitleidig an. »Das sah nicht gut aus. Machen Sie sich darauf gefasst, dass Ihr Freund nicht mehr ganz bei Sinnen ist. Er ist doch Ihr Freund, oder?«

Lili konnte nur schwach nicken.

Birthe Lüttmann trat vor. »Was wissen Sie schon!«

Die neue Kundin hob leicht die Schultern. »Den armen Jungen hat es übel erwischt. Hatte er einen Unfall?«

»Er … war in Vietnam«, murmelte Lili.

Bevor sie zu einer weiteren Erklärung ansetzen musste, kam Anne hereingelaufen und nahm sie fest in die Arme. Birthe oder Hilde hatten sie offenbar angerufen.

Anne schickte die drei Kundinnen fort, jedoch nicht ohne vorher abgerechnet zu haben. Geschäft war schließlich Geschäft.

Dann fuhr sie Lili ins städtische Krankenhaus und blieb mit ihr im Wartesaal, bis es Stunden später hieß, alle Untersuchungen seien abgeschlossen und das Fräulein Verlobte dürfe nun zu dem Patienten.

»Ich verstehe«, erwiderte Lili mit bangem Herzen.

»Nur Mut«, sagte Schwester Christa. »Das wird schon werden.«

Die Worte klangen abgenutzt, so oft waren sie schon an andere Angehörige gerichtet worden, dennoch schöpfte Lili Hoffnung daraus.

Irgendwann in der Nacht kam Franziska ins Schwesternzimmer und wurde ebenfalls mit Tee und Plätzchen versorgt.

»Der Neurologe hat gerade nach ihm gesehen«, berichtete sie. »Er sagt, sein Zustand ist unverändert. Aber er liegt nicht im Koma, sondern schläft nur sehr tief.«

Lili schauderte. Das Wort »Koma« hatte sie bisher nicht einmal zu denken gewagt.

Franziska wandte sich an die Nachtschwester: »Wo finde ich ein Telefon? Ich muss seinem Vater Bescheid geben.«

»In der Eingangshalle, direkt neben der Cafeteria.«

Als Franziska zurückkehrte, berichtete sie, was Gary ihr erzählt hatte.

»Er ist selbst erst vor ein paar Stunden benachrichtigt worden. John wurde bei der Schlacht furchtbar schwer verletzt.« Sie fuhr sich über die Stirn, als könnte sie den Schmerz ihres Sohnes nachempfinden – ganz ähnlich, wie Lili es am Vormittag im Salon getan hatte. Vielleicht machte sie sich auch Vorwürfe, weil sie den ganzen Tag nicht zu erreichen gewesen war. Sie hatte einen Ausflug mit Piet nach Hamburg unternommen und war erst am Abend von Anne benachrichtigt worden.

»Die Kameraden hielten John zunächst für tot«, berichtete sie nun. »Deshalb wurde er von den Sanitätern nicht sofort geborgen. Erst nach dem Ende der Schlacht wurde er entdeckt und ins Lazarett gebracht. Seine Überlebenschancen waren ge-

Bilder, die im Fernsehen gezeigt worden waren, verfolgten sie. Hubschrauber, die über den Dschungel flogen, Soldaten, denen die Hitze und Erschöpfung ins Gesicht geschrieben stand, einheimische Familien, die vor den Panzern flohen, ein vom Napalm verbranntes Mädchen, das schreiend eine Straße hinunterlief und keinen Fetzen Kleidung mehr am Leib trug.

Dies alles und noch viel mehr hatte John erlebt – nicht mit dem Abstand einer Mattscheibe dazwischen, sondern ganz nah dran.

Schmerzen durchfuhren Lili. Sie fühlte seine Qual.

Als der Krankenwagen eintraf und John wenig später hinausgebracht wurde, blieb Lili ratlos zurück. Hatte sie das alles nur geträumt? War John nur Einbildung gewesen? Aber dann spürte sie wieder die Narbe unter ihren Fingerspitzen und wusste, er war wirklich zurückgekehrt.

Verena Michaelis schaute sie mitleidig an. »Das sah nicht gut aus. Machen Sie sich darauf gefasst, dass Ihr Freund nicht mehr ganz bei Sinnen ist. Er ist doch Ihr Freund, oder?«

Lili konnte nur schwach nicken.

Birthe Lüttmann trat vor. »Was wissen Sie schon!«

Die neue Kundin hob leicht die Schultern. »Den armen Jungen hat es übel erwischt. Hatte er einen Unfall?«

»Er … war in Vietnam«, murmelte Lili.

Bevor sie zu einer weiteren Erklärung ansetzen musste, kam Anne hereingelaufen und nahm sie fest in die Arme. Birthe oder Hilde hatten sie offenbar angerufen.

Anne schickte die drei Kundinnen fort, jedoch nicht ohne vorher abgerechnet zu haben. Geschäft war schließlich Geschäft.

Dann fuhr sie Lili ins städtische Krankenhaus und blieb mit ihr im Wartesaal, bis es Stunden später hieß, alle Untersuchungen seien abgeschlossen und das Fräulein Verlobte dürfe nun zu dem Patienten.

»Hast du angegeben, ich wäre mit John verlobt?«, fragte Lili ihre Mutter.

»Ja. Sonst hätte man dich nicht zu ihm gelassen.«

Mit klopfendem Herzen öffnete sie die Tür zu seinem Krankenzimmer. Die Worte von Verena Michaelis schwirrten ihr im Kopf herum, und sie war auf alles gefasst.

Aber dann geschah gar nichts. John schlief. In seinem Arm steckte eine Kanüle, aus einem Tropf sickerte helle Flüssigkeit in seinen Körper.

In diesem weißen Krankenzimmer mit der weißen Bettwäsche sah er noch einmal mehr wie ein Gespenst aus als am Vormittag im Salon.

Leblos, schoss es Lili durch den Kopf. *Er wirkt so leblos.*

Aber er war hier. Er war nicht tot. Er war zu ihr gekommen. Dieses Wissen musste ihr für den Moment genügen.

Am liebsten wäre sie zu ihm ins Bett gekrabbelt und hätte sich ganz dicht neben ihn gelegt. Doch sie traute sich nicht. Was, wenn er aufwachte und sich vor ihr erschreckte? Was, wenn er sie nicht erkannte? Gut, er war im Salon gewesen, aber das konnte alles Mögliche bedeuten. Vielleicht war er schon stundenlang durch Lüneburg geirrt und war in jeden Laden hineingegangen, der ihm vage bekannt vorkam.

Stopp!, befahl Lili sich im Stillen.

Sie machte sich nur verrückt. Leise zog sie einen Stuhl heran, setzte sich und legte ihre Hand sanft auf seine.

So wurde sie von Franziska gefunden. Eine leichte Berührung an ihrer Schulter ließ Lili aufschrecken.

»Psst«, machte Franziska und wandte sich dann ihrem Sohn zu, der noch immer fest schlief. Sie weinte lautlos, rührte sich nicht, wischte sich nicht einmal die Tränen vom Gesicht.

Lili stand auf, um ihr Platz zu machen, und Franziska sackte auf den Stuhl. Auf Zehenspitzen verließ Lili das Krankenzimmer und wartete draußen auf dem Flur. Die Besuchszeiten waren längst vorüber, aber für diesen besonderen Patienten wurde eine Ausnahme gemacht. Irgendjemand hatte der Stationsleiterin offensichtlich erzählt, was es mit dem jungen Mann auf sich hatte, denn Lili wurde ins Schwesternzimmer gebracht und mit Tee und Plätzchen versorgt.

Sie trank nur den heißen, süßen Tee, um bei Kräften zu bleiben. Als eine Schwester hinausging, um den Tropf zu wechseln, erfuhr sie, dass die physiologische Kochsalzlösung mit einem starken Schmerzmittel und Vitaminen angereichert worden war.

»Ihr Schatz ist eine Kämpfernatur«, erklärte ihr die Stationsschwester, eine resolute Frau um die vierzig, auf deren Namensschildchen Schwester Christa stand. »Sein Schädelbruch ist schon lange verheilt.«

»Schädelbruch«, stieß Lili erschrocken aus. »Oh Gott!«

Schwester Christa hatte Mitleid mit ihr. »Eigentlich darf ich Ihnen gar nichts sagen, das ist Sache der Ärzte. Aber es sieht so aus, als wäre der Junge vor mehr als einem Jahr schlimm verletzt worden.«

Lili berichtete stockend, dass John in Vietnam gekämpft und seit der Schlacht am Hamburger Hill als verschollen gegolten hatte.

Schwester Christa blätterte durch die schmale Patientenakte.

»Tja, dafür kann ich Ihnen auch keine Erklärung liefern. Das muss er schon selbst tun.«

»Wird er …« Lili musste sich räuspern. »Wird er denn wieder aufwachen?«

Schwester Christa las einen Moment konzentriert, bevor sie den Kopf hob und erklärte: »Doktor Pörzgen, unser Neurologe, schreibt, dass alles dafür spricht. Aber eine Garantie gäbe es nicht, solange der Patient nicht ansprechbar wäre.«

»Ich verstehe«, erwiderte Lili mit bangem Herzen.

»Nur Mut«, sagte Schwester Christa. »Das wird schon werden.«

Die Worte klangen abgenutzt, so oft waren sie schon an andere Angehörige gerichtet worden, dennoch schöpfte Lili Hoffnung daraus.

Irgendwann in der Nacht kam Franziska ins Schwesternzimmer und wurde ebenfalls mit Tee und Plätzchen versorgt.

»Der Neurologe hat gerade nach ihm gesehen«, berichtete sie. »Er sagt, sein Zustand ist unverändert. Aber er liegt nicht im Koma, sondern schläft nur sehr tief.«

Lili schauderte. Das Wort »Koma« hatte sie bisher nicht einmal zu denken gewagt.

Franziska wandte sich an die Nachtschwester: »Wo finde ich ein Telefon? Ich muss seinem Vater Bescheid geben.«

»In der Eingangshalle, direkt neben der Cafeteria.«

Als Franziska zurückkehrte, berichtete sie, was Gary ihr erzählt hatte.

»Er ist selbst erst vor ein paar Stunden benachrichtigt worden. John wurde bei der Schlacht furchtbar schwer verletzt.« Sie fuhr sich über die Stirn, als könnte sie den Schmerz ihres Sohnes nachempfinden – ganz ähnlich, wie Lili es am Vormittag im Salon getan hatte. Vielleicht machte sie sich auch Vorwürfe, weil sie den ganzen Tag nicht zu erreichen gewesen war. Sie hatte einen Ausflug mit Piet nach Hamburg unternommen und war erst am Abend von Anne benachrichtigt worden.

»Die Kameraden hielten John zunächst für tot«, berichtete sie nun. »Deshalb wurde er von den Sanitätern nicht sofort geborgen. Erst nach dem Ende der Schlacht wurde er entdeckt und ins Lazarett gebracht. Seine Überlebenschancen waren gering, aufgrund der großen Wunde an der Stirn hatte er viel Blut verloren. Aber die Ärzte taten, was sie konnten.«

Sie legte eine Pause ein, trank von ihrem Tee und fuhr dann fort: »Einige Wochen später, als er stabil genug für den langen Flug war, wurde er in ein Militärkrankenhaus in Maryland gebracht. Bis dahin war er nur selten und für wenige Minuten bei Bewusstsein gewesen. In dem Krankenhaus fand er dann langsam ins Leben zurück, aber er wusste nicht mehr, wer er war.«

Franziska schluchzte auf, und Lili ging zu ihr und nahm sie in die Arme.

»Wie furchtbar«, murmelte sie. Sie stellte sich vor, wie es wohl sein musste, eines Tages aufzuwachen, sich aber nicht mehr an sein bisheriges Leben erinnern zu können – so als wäre es ausgelöscht. Ein Schauder lief über ihren Rücken.

Franziska drückte sie kurz und löste sich dann von ihr. »Lass mich zu Ende erzählen, sonst schaffe ich es vielleicht nicht.«

Lili nickte verständnisvoll.

»Also, das Problem war, dass seine Erkennungsmarke verschwunden war. Ein kleines Stück von der Kette steckte noch in seinem Hemd, aber die Marke mit seinen persönlichen Daten fehlte. Vielleicht hatte sie ihm ein Kamerad abgenommen, der ihn für tot hielt, vielleicht war sie erst im Lazarett verloren gegangen. Man wusste es nicht. Tatsache war, dass da ein junger Vietnamveteran lag, der sich an nichts mehr erinnern konnte. Als er körperlich einigermaßen wiederhergestellt war, kam er in ein Pflegeheim, diesmal in Oregon.«

»Großer Gott!« Lili musste die Zähne aufeinanderbeißen, um nicht laut zu schreien. John, ihr lebensfroher, abenteuerlustiger John, in einem Pflegeheim! Das war grotesk.

»Ich weiß«, murmelte Franziska. »Ich kann es mir auch nicht vorstellen.« Sie trank noch etwas Tee. »Er hat sich dort gut eingelebt, blieb aber meistens für sich. Erst um Weihnachten herum freundete er sich mit einem Schicksalsgefährten an. Der Mann, ich glaube, er heißt Patrick, schaffte es irgendwie, Johns Panzer des Schweigens zu durchbrechen. Und ihm fiel auf, dass er hin und wieder ein deutsches Wort in seine Sätze einfließen ließ. Das war für diesen Patrick Grund genug, mit dem Psychologen des Heims zur reden. Und der Arzt schaffte es schließlich, mit John gemeinsam nach und nach ein paar Erinnerungen auszugraben.«

Franziska lachte leise auf. Es klang froh und traurig zugleich.

»Wir haben es den Treppengiebeln zu verdanken, dass John sich schließlich an Lüneburg erinnerte. Er konnte sie so lebhaft schildern, das der amerikanische Psychologe sich Fotos von deutschen Städten besorgte, in denen diese Giebel typisch sind. Unter anderem von Bremen und Lübeck, soweit ich das richtig verstanden habe. Es waren Vorkriegsfotos, aber der Arzt hoffte trotzdem, sein Patient könnte etwas wiedererkennen. Als John das Foto vom Sande mit dem schiefen Turm von St. Johannis sah, wusste er, woher er kam. Und nach und nach kehrte dann auch alles andere wieder zurück. Sein Leben mit mir, seine Auswanderung nach Amerika, das Zusammensein mit seinem Vater …«

»Und ich?«, fragte Lili zaghaft, als Franziska nicht weitersprach.

»Er hat nicht von dir gesprochen, aber das will nichts heißen. Immerhin ist er zu dir in den Salon gekommen.«

Lili schwieg, dachte aber erneut, dass das alles Mögliche bedeuten konnte. Dass er sich schwach gefühlt hatte und nur irgendwo ausruhen wollte oder dass er sich daran erinnert hatte, dass dies einmal Margarethes Friseursalon gewesen war.

Sie versuchte, sich nichts anmerken zu lassen, aber Franziska durchschaute sie. »Du brauchst nur noch ein bisschen Geduld. Nun hast du schon über ein Jahr gewartet, da schaffst du auch noch ein paar Stunden.«

Lili nickte. »Und wie ist es ihm gelungen, nach Lüneburg zu kommen?«

»Offenbar hat ihm sein Kumpel Patrick dabei geholfen. Als John um seine Entlassung bat, stimmten die Ärzte zu, weil sie dachten, er würde nach San Francisco zu seinem Vater fahren. Aber mithilfe von Patrick buchte er ein Flugticket nach Deutschland. Sein Sold war ihm ein Jahr lang weiterbezahlt worden, er hatte also genug Geld.«

»Er hat ganz allein die weite Reise gemacht?«

»Ja. Wenn er wieder ganz bei uns ist, werde ich ihm dafür die Ohren lang ziehen. So ein dummer Junge!«

»Aber er wollte unbedingt zu dir«, sagte Lili leise.

Franziska wirkte nachdenklich. »Bloß ist er nicht so weit gekommen. Ich schätze mal, er hat vom Bahnhof einen Bus zum Sande genommen, oder er ist in ein Taxi gestiegen. Und als er dann den Salon sah, ist er zuerst dort hineingegangen.«

Später sollte Lili erfahren, dass Franziskas Vermutung zutraf.

Die Nachtschwester kam von ihrer Runde durch die Station zurück.

»Der Patient ist wach. Er möchte seine Mutter sehen. Aber nur kurz. Er braucht Ruhe.«

Lili und Franziska fielen einander vor Freude in die Arme, dann blieb Lili zurück.

»Noch Tee?«, fragte die Nachtschwester.

»Nein danke. Darf ich noch etwas bleiben?«

»So lange Sie wollen. In diesem Fall machen wir eine Ausnahme. Das ist ja eine Geschichte wie im Kino.«

Die letzte Bemerkung überhörte Lili lieber. Sie hockte sich auf die Kante eines Schreibtisches, starrte den Dienstplan der Schwestern an und sah doch immer nur Johns geliebtes Gesicht vor sich.

Eine Ewigkeit schien vergangen zu sein, als Franziska zu-

ersten Mal wiedergesehen hatte – das war eine Woche nach seiner Entlassung aus dem Krankenhaus gewesen –, hatte sie ihn in ihren ehemaligen Salon beordert und ihm dort einen so geschickten Haarschnitt verpasst, dass von der Narbe kaum noch etwas zu sehen war. Ein langer schräger Pony fiel ihm jetzt in die Stirn und über die Schläfe. Zwar musste er ihn sich oft aus dem Gesicht streichen, aber Margarethe behauptete, das werde eines Tages noch bei allen jungen Männern ganz modern werden.

»Entschuldige.« Er griff nach Lilis Hand, die sie ihm bereitwillig überließ.

Leo machte immer noch ein böses Gesicht. »Wenn ich nur daran denke, wie ich hier gelegen habe, wird mir ganz anders.«

»Vergiss es«, sagte Lili mit einer gewissen Schärfe in der Stimme. »Die Vergangenheit ist vorbei.«

Sie spürte Johns Blick auf sich ruhen und ahnte, was in ihm vorging: Die neue energische Lili war ihm auch nach drei Monaten noch manchmal fremd. Er hatte sich nach seinem langen Gedächtnisschwund an ein Mädchen erinnert, das in ihm den Beschützer sah, das ihm nach Amerika hinterhergereist war und von einem eigenen Häuschen und Kindern träumte. Wiedergefunden hatte er stattdessen eine junge Frau, die erfolgreich einen Schönheitssalon betrieb und mit zwei Partnern ein Sportstudio gegründet hatte.

Das war ziemlich viel zu verarbeiten für ihn, aber Lili glaubte fest, dass er sich daran gewöhnen würde. Er selbst hatte sich ja auch verändert, war stiller geworden, nachdenklicher.

Manchmal wachte er nachts aus schlimmen Träumen auf, über die er nie reden wollte. Das hatte ihr Franziska erzählt. Manchmal litt er unter schrecklichen Kopfschmerzen.

Sie konnten beide nur hoffen, dass es mit der Zeit besser werden würde.

Erst vor ein paar Tagen hatte er sie gefragt, ob sie wirklich sicher sei, dass sie ihn überhaupt noch wolle. So anders, so beschädigt.

Sie hatte ihn kurzerhand einen Holzkopp genannt und ihn dann so lange geküsst, bis er nichts mehr zu fragen hatte.

Jetzt drückte sie seine Hand und zwinkerte ihm zu. Johns Grinsen verwandelte sich in ein zärtliches Lächeln.

»Hört auf, so rumzuturteln«, verlangte Leo. »Das ist Oma Margarethes großer Tag, nicht eurer.«

Kurz nachdem sich die Überraschung über Johns Heimkehr ein wenig gelegt hatte, war Margarethe mit der großen Neuigkeit herausgerückt: Sie habe keine Lust mehr, auf ihre alten Tage hin in wilder Ehe zu leben, und werde deshalb ihren Wilfried heiraten. Und zwar am zweiten Sonntag im September, und wehe dem, der nicht käme.

So war halb Lüneburg nach Egestorf gepilgert, und die malerische Fachwerkkirche St. Stephanus hatte nicht einmal einen Bruchteil der Gäste aufnehmen können. Also hatte sich die Gesellschaft draußen unter den Lindenbäumen und rund um den abseitsstehenden hölzernen Glockenturm verteilt. Auch in den Schafstall passte nur ein Teil der Gäste. Er war mit Blumengirlanden und Luftballons geschmückt und erinnerte kaum noch an den Ort, an den Leo von seiner Großmutter entführt worden war, um seine Drogensucht loszuwerden.

Leos Gesicht hellte sich erst auf, als seine Freundin Daniela sich zu ihnen durchdrangte, nachdem sie bei Margarethe ihr Geschenk abgeliefert hatte.

»Puh! Ganz schön heiß hier drinnen.«

»Sollen wir rausgehen?«, schlug Lili vor.

»Das wäre meine Rettung«, entgegnete Leo. »Aber wird Margarethe uns dann nicht vermissen?«

»Ach was, die ist gut beschäftigt.«

Die vier jungen Leute schauten zum hinteren Ende des Schafstalls, wo Margarethe auf einem Podium Hof hielt. Dieses Podium war eigentlich für die Musiker bestimmt, aber die mussten warten, bis die Braut fertig war. Und das konnte dauern. Eine lange Schlange von Leuten wartete darauf, an die Reihe zu kommen, und draußen standen wahrscheinlich noch einmal so viele Menschen.

Lili musste schon wieder kichern. Das war typisch Margarethe. Andere Brautleute ließen ihre Gäste die mitgebrachten Präsente einfach auf einem Tisch ablegen, aber ihre Großmutter musste natürlich eine große Show daraus machen. Links von ihr stand Mia, die jedes einzelne Geschenk entgegennahm und an Anne weiterreichte, die es endlich auf dem dafür vorgesehenen Tisch platzierte. Rechts von Margarethe stand ihr Bräutigam Wilfried, etwas unglücklich in einen Smoking gezwängt und mit einer großen Flasche Wacholderschnaps in der Hand. Neben ihm hielt sein neuer Schwiegersohn Benno ein Tablett mit Gläsern, und jeder Gast, der erfolgreich an Margarethe vorbei war, durfte sich von den beiden bedienen lassen.

Lili sah, dass gerade Paul und Mona an der Reihe waren. Beide kippten erleichtert einen Schnaps und verdrückten sich dann.

Es hatte eine Weile gedauert, bis Margarethe den armen Paul nicht mehr auf dem Kieker hatte. Sie verübelte es ihm, dass er ihre Enkelin verschmäht hatte. Weil Lili nun jedoch ihren John wiederhatte, blieb Margarethe nichts anderes übrig, als Paul in ihr großes Herz zu schließen. Aber bestimmt bedauerte sie es, dass er unter Monas Einfluss neuerdings zu einer eher langweiligen Kleidung neigte.

»Kommt«, sagte Lili zu den anderen. »Mona und Paul gehen auch raus. Leo, besorgst du uns ein paar Colas? Wir treffen uns bei den beiden Birken.«

Eine halbe Stunde später saßen die drei Paare einträchtig vor dem Schafstall, während drinnen nun die Musik einsetzte.

Keiner verspürte das Bedürfnis, bei der Party mitzufeiern. Sie unterhielten sich wie alte Freunde, was sie zum Teil ja auch waren. John erzählte, dass er seine Stellung in der Autowerkstatt an der Hamburger Straße wiederbekommen hätte. Vorerst werde er nur an drei Wochentagen arbeiten, aber er hoffe, dass er bald wieder voll einsatzfähig sei.

Leo verriet, dass er mit Daniela für eine Woche an die Ostsee fahren wollte, und Mona ließ durchblicken, dass sie demnächst zu Paul ziehen würde.

»Dann ist Margarethes Wohnung für euch frei«, sagte sie augenzwinkernd zu Lili.

Erschrocken blickte Lili zu John. Sie hatten bisher noch nicht darüber geredet, ob sie zusammenziehen sollten. War es zu früh? Zu schnell? John lebte seit seiner Rückkehr bei Franziska und Piet und schien diesen sicheren Ort zu brauchen.

Aber er überraschte sie, indem er zu Mona sagte: »Gute Idee. Es wird Zeit, dass ich mit meinem Darling zusammenlebe.«

»Dann wäre ja alles geklärt«, meinte Leo und hob seine Colaflasche. Sie stießen an und plauderten, bis Mia erschien und sagte, Omi Margarethe habe sie geschickt. Sie sollten alle gefälligst wieder reinkommen und mit ihr feiern, sonst könnten sie was erleben.

Lachend folgten sie dem Befehl.

John hielt Lili an der Hand, und als das Brautpaar mehr schlecht als recht seinen Hochzeitstanz absolvierte, zog er sie auf die Tanzfläche.

»Warte«, protestierte sie. »Dieser Moment gehört ganz allein Margarethe und Wilfried.«

John grinste sie an. »Die fallen nur über ihre eigenen Füße. Ich glaube, sie sind ganz froh, wenn wir von ihnen ablenken.«

Er zog sie an sich, und langsam drehten sie sich zur Musik.

»Du kannst auch nicht tanzen«, sagte Lili neckend.

»Ich weiß, aber ich kann dich festhalten.«

»Und ich dich.«

»Du hast mich durchschaut, Darling.«

Lili wusste, dass dies der glücklichste Moment in ihrem Leben war. Mochten noch weitere folgen – an diesen würde sie sich selbst dann noch erinnern, wenn sie so alt oder sogar weit älter als Margarethe war.

Kurz schaute sie zu ihrer Großmutter. Die war mitten im Tanz einfach stehen geblieben und knutschte nun ihren frischgebackenen Ehemann ab. Sie würde sich nie ändern. Lili fand das ausgesprochen beruhigend.